我在医学院教过的谎言

［美］罗伯特·勒夫金 著

丁亦 译

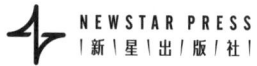

新经典文化股份有限公司
www.readinglife.com
出 品

我在医学院教过的谎言

本书献给所有无论生活方式如何变迁，都始终追求最佳健康状态的人。

最重要的是，献给珍妮、雷恩和伊登，她们是我的缪斯，赋予了我生命终极意义。

当然，还献给我们的狗"黄油"。

本书仅供信息参考,不可替代专业医疗建议。

作者与出版方明确声明,对于因使用本书信息直接或间接导致的任何后果,均不承担法律责任。

读者如有具体健康问题,请务必咨询专业医疗机构。

本书中提及的任何产品并不表示作者或出版方为其背书。

目 录

译者序 —— 001

推荐序 —— 008

前　言 —— 1

第一章　我什么都做对了，却差点死掉了 —— 5

第二章　代谢谎言：
　　　　"代谢仅仅是人体消化食物的方式" —— 30

第三章　肥胖谎言：
　　　　"要减肥，只需要少吃多动" —— 55

第四章　糖尿病谎言：
　　　　"糖是无害的，除了会让你长胖和蛀牙" —— 80

第五章　脂肪肝谎言：
　　　　"非酒精性脂肪性肝病没有治疗方法" —— 107

第六章　高血压谎言：
　　　　"高血压的最佳疗法是吃药" —— 128

第七章　心血管病谎言：
"他汀是预防心脏病的明智之选" —— 144

第八章　癌症谎言：
"大部分癌症是由 DNA 的累积损伤导致的" —— 162

第九章　阿尔茨海默病谎言：
"阿尔茨海默病是一种由 β 淀粉样蛋白积聚引起的渐进性、无法治愈的疾病" —— 181

第十章　心理问题谎言：
"代谢对心理健康作用甚微" —— 195

第十一章　衰老谎言：
"衰老是磨损累积的必然结果" —— 210

第十二章　计划：简单的生活方式改变可以预防和逆转由主流医学引起的疾病 —— 241

参考文献 —— 279

译者序

当代中国语境中的"医学谎言":本书的现实启发意义

中国是全球糖尿病负担最重的国家。超过1.18亿中国人患有糖尿病,约占全球糖尿病患者的22%。然而,中国的糖尿病患病率曾经极低,1980年仅1.0%,而在过去的40年间,尤其是2000年以后,急剧上升至12.4%(2018年)[1]。鲜少被学界提及和为公众所知的是,这一爆发式增长与我国经济的跃升态势一致,对比而言,美国的GDP和糖尿病患病率上升则相对平稳。这些重要数据事实给我们一个提示,中国社会正在经历一场隐秘却深远的代谢病危机,除糖尿病外还包括肥胖症、高血压、非酒精性脂肪性肝病等在内的更广泛的代谢相关疾病谱,并非由遗传主导,而更与社会经济发展和生活方式剧变息息相关。

与此同时,作为一名医学生,我常常困惑于临床实践、前沿学术和公共健康间存在的吊诡隔阂:由于对医教研一体的极致追求和超长的学习年限,国内医学生往往不得不经历专业知识(甚至落后于临床实践10年以上)科研训练临床实践的断档式培养周期;学界内生物医学领域顶尖期刊广受追捧，甚至与职称奖金挂钩，而真正能投入转化或改变临床实践的却是凤毛麟角；高墙之外，非医疗专业的普通人却被海量的关于健康的信息流裹挟，只能依赖良莠不齐、标题噱头满满的自媒体账号，几乎不可能主动查阅PubMed、Web of Science等专业检索系统上的高分文章，显然它们都是用英文撰写的，遑论看懂晦涩艰深的细胞、小鼠实验。

在这样的背景下，本书作者勒夫金博士无疑一针见血地指出了问题核心：关于健康，我们早已不受信息匮乏的桎梏，而是被滞后的、爆炸性的、难辨真伪的健康信息左右太久了。大众对健康与疾病的认知存在大量误区。很多患者甚至医务人员仍然笃信糖尿病等于血糖高、高血压是年龄上升的必然产物、脂肪肝是酒喝多了的唯一代价，而对防治手段的认知则更为武断，譬如认为少吃减肥、吃药降压、低脂预防心脏病等。当媒体以一种朝三暮四的方式鼓吹这些实践时，不会费心告诉读者其"所以然"；他们不会用历史和发展的角度剖析生活方式和社会变迁在这些疾病谱流行中的作用，不会通俗地解释它们如何共享着相通的病理生理机制，更不可能用《权力的游戏》作比娓娓道来TOR开关激活如何抑制自噬、促进炎症和能量储存，进而驱动包括肥胖、糖尿病、高血压、高甘油三酯和低HDL（高密度脂蛋白简称为HDL）在内的代谢综合征的产生。

而这正是勒夫金博士所做到的。虽然甫一打量本书的标题，你很难不产生一种危言耸听的疑虑，扫视目录中的"谎言列表"，也会多少觉得激进。然而试想，这些不正是我们常常在朋友圈读到和旁人口中听到的论调吗？它们到底为什么是"谎言"，为什么如此广为流传和根深蒂固，对我们的健康又有什么危害？勒夫金博士逐步拆解成因、抽丝剥茧、各个击破，破解的是当代人信息表层化的惯性。在这种看似激进和"反医学"的框架下，内容实则温和而务实。本书并非全然解构主流的批判，不执于艰深的疾病理论阐释，也不是对另类疗法的宣传，而更像是一系列对医学结构性盲点的揭示，一场关于如何理解疾病的观念重构。他力图建立一个以代谢健康为核心、以生活方式为基础、以患者认知和主动权为锚点的新框架。

从诊室到厨房：这本书为什么值得放在家庭的案头？

如果说传统医学书籍是医生之间的对话或居高临下的说教，那么《我在医学院教过的谎言》更像是一本写给所有普通人的"觉醒手册"。它不需要读者有医学背景，也不会让人陷入知识焦虑。很少有医生或者医学专家愿意以病人的身份暴露在读者面前，而勒夫金博士则一早坦陈，自己明明遵循所有教科书式的健康建议，却还是差点死于代谢病，他是以反思者和同行者的姿态陪伴读者逐一重新审视常见疾病观念并提供与之对抗的方案，打破信息差的壁垒，将高墙内的知识带到每个读者的起居室和餐桌。

勒夫金博士的高明之处在于，把抽象的代谢理论还原到每个家庭的日常中：血压是如何产生的？我们饮食中的酒精、果糖、盐分如何影响血压？降压药为什么治标不治本？我们以为的心脏健康饮食多大程度上受竞争利益和政企角力裹挟？每一个关于"谎言"的叙述中都不乏生动的案例和翔实的证据援引，引导读者像侦探一样去追踪疾病背后的真相，从而实现认知的主动权转移，从医生到自己，从被动治疗到主动预防。

医学文化视野下的中西对话

随着现代社会的发展，国内的医学实践存在一种典型的割裂：一方面，现代西医主导了医院管理与诊疗流程，强调分科、精细指标和对症治疗，但常因分科过细和"头痛医头、脚痛医脚"的碎片化逻辑饱受诟病；另一方面，中医强调整体观和辨证论治，劣势在于薄弱的证据体系。

而勒夫金博士的这本书更具有桥梁性的站位，通过对西方医学体系内部的结构性批判，呼吁对疾病的整体性理解和将人作为动态系统的尊重。他注重既不回避现代医学的成就，也不掩饰其盲区。他赞成发挥现代医学工具，尤其是血检和影像技术的强大效用，但也敏锐地指出了当代医学教育在疾病管理方面的武断性，尤其是过度依赖药物而忽略生活方式的管理模式。

但需要强调的一点是，勒夫金博士所推崇并实践的某些策略，比如生酮饮食、低碳饮食、间歇性禁食，未必适合所有中国人群。国人的遗传背景、文化传统、饮食习惯，以及代谢病的变迁规律和病理生理机制都与西方人群有所差别，因此本书理论不可简单照搬（作者本人也在每章中对此进行了提示，尤其是对患有特定疾患的人群）。例如，勒夫金博士对糖类责难颇多，论证了低脂、中高碳水、富含种籽油的饮食模式对健康益处不大，但在中国人群证据中，碳水化合物占五至六成的平衡膳食，如以全谷豆类、时蔬、淡水鱼和烹饪植物油为核心的传统江南饮食[2]和符合各地居民饮食习惯的中国心脏健康饮食[3]被证实具有良好的健康效果,与地中海饮食相当。与其将本书作为健康指南来遵奉,不如更多地把它作为跨文化反思的桥梁,为我们的生活方式选择和健康-疾病视角提供借鉴。

为谁而读,为何而读?

本书值得推荐给不同人群阅读——不论是对医学体系有所好奇的普通人、苦于当下健康现状的迷茫者,抑或本就是健身达人、养生爱好者甚至医学专业人士,都能从中获得裨益。对于大众而言,本书将是一次通透的认知升级,它将复杂的医学理论转译为可理解的常识和可实操的生活建议,降低了知识门槛,提升了行为动机。对于迷茫的职场人,生活长期被加班、外卖、睡眠剥夺所挤压,本书将为他们敲响警钟,无症状不等同于健康,无声的代谢紊乱早在疾病显现之前发生。也许有人能够为本书中提供的高效而新颖的生活策略所吸引,进而获得逆转这种失衡的机遇。对于本就具有健康诉求和基本知识却常被信息困扰的人,本书可能能为他们的实践困惑——为什么我少吃多动还是不能减肥、为什么我不喝酒还得了脂肪肝——提供解答,乃至促进个人之外整个家庭健康观的跨代沟通。对于医学工作者和医学生而言,本书更是一面镜子,我们也曾在课堂上听过和勒夫金博士在书中所指出的相似的谎言。耽于实验结果的高低错落和对论文字斟句酌的日夜,我们是否怀疑过临床试验的结果或权威指南的科学性其实受到利益相关方的左右?我们是否反思过临床实践在检查和开药以外理应更关注患者本人和生活方式？保持谦逊、保持自省、保持怀疑——正如勒夫金博士所强调，本书中所讲述的一切真理也可能在未来的某天被推翻，而这正是科学的意义。

结语

最后，作为医学生，也是本书的译者，我感谢作者勒夫金博士，不仅因为他曾身处医学体系的核心却敢于跳出条框，以理性反思和敏锐洞见为大众梳理出一套全新的健康认知坐标，更因信息爆炸背景下一切科普都需要高昂成本，而他则为此做出诸多努力——不仅关注事实论证，更关注一种思维方式的传递：健康不是医学界的专利，而是每个人通过知情学习、批判怀疑、主动选择能抵达的境界。正如作者所说，代谢障碍是主要慢性疾病的根源，甚至包括衰老和死亡本身，而我们每个人都比任何医生更有能力应对它们——从每一天、每一餐饭开始，你都可以选择过得更好、活得更长。

丁亦
2025 年 4 月

参考文献:

[1] Xu Y, Lu J, Li M, et al. Diabetes in China part 1: epidemiology and risk factors. *Lancet Public Health*. 2024;9:e1089-e1097.

[2] Luo Y, Wang J, Sun L, et al. Isocaloric-restricted Mediterranean diet and Chinese diets high or low in plants in adults with prediabetes. *J Clin Endocrinol Metab*. 2022;107:2216-2227.

[3] Wang Y, Feng L, Zeng G, et al. Effects of cuisine-based Chinese heart-healthy diet in lowering blood pressure among adults in China: multicenter, single-blind, randomized, parallel controlled feeding trial. *Circulation*. 2022;146:303-315.

推荐序

我的第三本书《癌症密码》出版后不久,我就收到了罗伯特·勒夫金博士的祝贺邮件。他还告诉我他做的两项有趣的新核磁共振成像(MRI)研究:一项使用大脑中的生物标志物,能比典型的临床诊断提前10年检测到阿尔茨海默病;另一项跟踪肝脏脂肪含量变化,以更好地监测代谢疾病和胰岛素抵抗,勒夫金博士将在本书接下来的内容中介绍这些研究。我们共同的同事夏琳·利希塔什博士正在免费为她的所有患者进行测试。

鉴于我对禁食的研究——这是改善人们代谢健康最有用的工具,我对勒夫金博士的研究非常着迷。梅根·拉莫斯是《纽约时报》畅销书《168间歇性断食》的合著者,和我一起创建了一个鼓励可持续、间歇性禁食以实现持久减肥的计划。我还撰写了3本书——《肥胖代码》《糖尿病密码》《癌症密码》,总销量超过100万本——这些书都是关于代谢健康和医学界对此的谬误。

我工作的一大标志性特点就是将代谢健康与糖尿病、肥胖症和癌症等慢性疾病联系起来。勒夫金博士提出了这些新研究、新技术，他知道这是我的专长。这也是他的专长。

事实上，对代谢和疾病的关系着迷并不是我们唯一的共同点。20世纪90年代末，我们在同一所大学——加州大学洛杉矶分校工作。勒夫金博士是放射学教授，我当时在研究肾脏病学。我还在洛杉矶西达赛奈医学中心和西洛杉矶退伍军人医疗中心工作过。在我的医疗实践中，我治疗过许多2型糖尿病患者，这种糖尿病很容易导致肾病，且大多数2型糖尿病患者还患有肥胖症。

虽然我和勒夫金博士专业道路不同，但我们殊途同归——代谢健康是开启持久健康和长寿的关键。我从肥胖症、糖尿病和癌症这三种疾病的角度来研究代谢健康，而勒夫金博士则站在另一个不同的视角。我一直在跟进由2型糖尿病和肥胖症引起的肾脏病例，并开始将这些慢性疾病与代谢健康联系起来。勒夫金博士则直指病因的根源——代谢，而此前，除了基础科学课上的几堂课外，代谢这一主题在研究机构环境中很少被研究。我们都以为代谢不过是营养师的事。

但我们大错特错了。现在，勒夫金博士正在纠正医学界走偏的路。这本书希望改变未来医生的学习内容以及公众对医学事实的认知。代谢是预防这些慢性疾病的最重要因素，勒夫金博士在本书中"展示了他的研究过程"，并证明了这一点。

勒夫金博士和我一样欣赏禁食这一简单但有效的工具。正如我曾在书中写道："摩西、耶稣、佛陀、穆罕默德和印度教的教义似乎都同意一件事：禁食是健康生活的一部分。"

我们也都同意生活方式和代谢因素在癌症、2型糖尿病和肥胖症中起着重要作用。调整饮食而非依赖药物，才是解决这些疾病的方法。正如我在《肥胖代码》中所说，肥胖症不是"卡路里失衡"的疾病，而是激素失衡的疾病。

"一卡路里就是一卡路里"这句话意味着关于食物的唯一重要之处就是能量摄入。然而，我们可以轻松监测到，一卡路里橄榄油和一卡路里糖会引起大相径庭的代谢反应。糖会升高血糖并增加胰岛素分泌，而橄榄油不会产生上述效果。激素反应是理解和治疗肥胖症的关键，这就是仅仅减少卡路里摄入和多运动实际上不起作用的原因。

勒夫金博士和我一致同意的最重要的一点，是所有这些慢性疾病源头上很大程度上都是由生长因子驱动的，而胰岛素在这一过程中尤为关键。

《我在医学院教过的谎言》用最新的研究、最新的发现和我不得不自己发现的有争议的结论，取代了我们所有人过去遵循的但徒劳无功的过时范式。

我强烈推荐这本书。

冯子新
医学博士、《肥胖代码》《糖尿病密码》《癌症密码》作者

前 言

我整个职业生涯都在给狭窄的学术受众面撰写科学论文和教科书，深入探讨并囊括大量的细节和参考文献已经成了一种习惯。但我逐渐意识到，在一本我希望能触及更广泛读者的书中，这可能并不必要，甚至令人望而却步，适得其反。

我想通过这本书传达的信息非常重要，不应被淹没在全篇技术性的行文中。该让大家掌握信息来为自己的健康和寿命做出决策了。我相信本书中的信息需要传达给更多的读者。在这个过程中，我尽力保证信息简洁易懂，但避免过度简化。我的合著者约书亚·利塞克则使这本书可读性更强，兼具趣味性和娱乐性。

他温和地引导我，避免将它写成一本教科书，帮我克制住试图囊括更多（可能往往是过多）细节的本能冲动。他帮我在过度简化和适度简化间谨慎地找到平衡，让普通读者能够理解。如果这本书在简化方面有所偏差、遗漏关键事实或出现全盘谬误，都是我的责任，因为本书中的故事、见解和观点都来自我本人，而约书亚善意地同意使用第一人称"我""我的"等代表我的视角，以单一作者的角度贯穿全书,这保证了整个阅读体验的连贯性。如果书中某个段落令人尤其印象深刻、产生共鸣或非常明晰地阐释了复杂的观点,这则是约书亚的功劳。我们一致希望,我们写出的这本书在提供愉悦阅读体验的同时,还能提供一些实用易行的建议,任何人都能用来改善健康、延长寿命。

本书中,我们描述的每一个"谎言"都能独立成书。实际上,在我们讨论的这些主题方面有很多更出色、更精深的书籍。我们意在追求解释的简明,如果我们认为额外增加复杂性无益于读者理解,甚至会省略一些技术性细节。需要强调的是,我所谈及的"谎言"和我视为真相的替代观点都仅仅是假设——都是试图解释改善健康的临床经验的不完美模型。

在本书中,我在医学院校教过的那些谎言,被我希望的经验证更精确的模型所替代。当然,遵循科学发展的逻辑和方式,这本书中所呈现的大部分(或全部)"真相",在未来作者的笔下,也将会成为他在21世纪的前四分之一所学到的"谎言"。

最后,即便我在这整个过程中一无所获,至少也领悟到了人类认知的傲慢本质。即便我们为解释世界而构建出完美的"谎言",也永远无法全然捕捉现实世界真实运作方式的复杂精妙。

我的过失

需要说明的是,在本书所涉及的大部分领域,我都没有发表过任何经过同行评议的研究，这点好坏参半。坏处在于我没有一个满是老鼠的实验室让我进行实验来获取第一手知识；但另一方面，好处在于我更像一个通才，能够将更广泛的概念整合并传达给更广泛的受众——这是一个专家可能无法做到的。

我提出的这些被称为"谎言"（或相反，"真相"）的假设几乎可以肯定在某种程度上都是"谎言"，因为任何假设都只是现实的近似或模拟，通常在未来的某天会被更加先进的、我们所能知道的更接近真理的版本所取代。

作为一个医学院的教授，我（大部分情况下）并没有特殊途径去了解不对大众开放的信息（幸好如此）。我们生活在网络时代，通过原始出版物形式来获取科学信息的手段是前所未有的。虽然对一些出版物来说付费高墙仍然存在，但通常仍可以通过亲自访问本地机构图书馆来获取，尽管这会更困难一些。

我所做的一切是尽我所能地阅读科学文献。这些观点并非我原创，而是源自比我研究更加深入的学者们。我试着将那些在我看来最接近真实的观点重新概括为某种整体连贯的叙事。我尽力恰当地引用每一个信息源，而又避免让读者感到压力，并尽力排除那些无法基于科学层面来论证的文章。

我几乎肯定犯了很多错误。如果我从前犯错、教授"谎言"，那么现在我所能教授的部分（甚至全部）内容同样存疑。我亟需你对我说出的每件事——以及别人说出的任何事——都抱有怀疑态度，批判地看待支持或反对某个假设的论据。

呈现信息的过程其实总是在信息和娱乐间寻求一种平衡。过去，我写的教科书以更专业的读者为受众，更侧重信息本身，而在这本书中，我更想把复杂的观点传达给更广泛的受众。我试着让这些内容更有趣。我的第一反应往往是挖掘每个主题的最基础细节，但我意识到这并非传达思想最好的办法。所以只要可能，我都试着把复杂的概念简化。

最后，不论好坏，我除了希望了解人们为了自己和所爱之人获取健康长寿的最佳方式，并没有个人利益牵涉其中。此前，我大量摄入加工食品，也尝试过素食、肉食、低脂饮食、低碳饮食等各种饮食模式。而如今，我尽可能少吃加工食品，因为我所读到的证据提示我这么做，这同时意味着少吃加工碳水化合物、糖类、加工脂肪和油脂（植物油和种籽油）以及谷物。但如果未来的证据提示只喝可口可乐是通往健康的最佳路径，我很愿意向可口可乐公司道歉并按箱订购。

我不再接受制药公司的任何资金。和所有事情一样，我提出的一些观点已经被政治化了。我并不反对大型制药公司、大型食品公司、政府机构或医疗机构，有些政策由大规模组织来执行可能更好，但我也意识到大型机构和单一个体一样，同样可能会被认知偏见或盲区蒙蔽。当涉及巨额资金和大量资源时，这些（公开或隐含的）偏倚就可能会对公共健康产生持久的影响，我们需要审慎研究这种影响。这正是《我在医学院教过的谎言》一书的目的。

第一章

我什么都做对了，却差点死掉了

你在医学院学到的知识有一半会在你毕业5年内被发现要么过时，要么完全错误。问题在于：没人能告诉你是哪一半，所以你必须自己去发现。

——大卫·萨克特

我们遵循科学，但仍然走向了疾病。

我妈妈是一名营养师。她在医院从事专职医学营养师工作，直到80岁。我在那种环境下长大，遵循食物金字塔、饮食建议和流行的营养学智慧，每顿饭都坚持低脂肪、高碳水，小心地将饱和脂肪替换成人造黄油、菜籽油和其他工业种籽油。为了尽量减少胆固醇摄入，我们吃的唯一一种煎蛋卷是"只含蛋清"的版本。

我以为我变健康了——我们都是这么以为的。

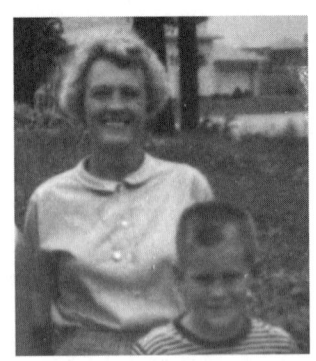

图1-1 母亲和我

同时，我妈妈在医院工作，我自然而然对医学产生了兴趣。我努力学习，很幸运考上了常春藤盟校，接着进入了医学院。我非常热爱那里，于是留校成为一名教授。这促使我既向其他医生传授也向其他医生学习那些我最初从妈妈那里、后来又在医学院再次学到的东西。我们都相信同一套营养和健康事实，信奉为一种既定的科学。

在医学院，我学习和教授放射学。放射学有时也被称为医学影像学，我需要与神经外科医生一对一交谈，还需要和心脏外科医生、妇产科医生等所有不同类型的专科医生交流；需要具备所有领域的通用专业知识，因为放射学会和人体的各个系统以及患者的各种疾病打交道。

放射学在几乎所有疾病中都发挥作用，所以作为放射科医生需要对它们都有一定的了解。

此外，我需要接诊、治疗患者、给他们开药。我完成了医生的所有基本工作，甚至更多。

我还做研究，非常大量的研究。作为医学器械的首席研究者，我的实验室从美国国立卫生研究院（NIH）获得了数百万美元资助，同时还获得了制药公司的资助（本书后文将对此进行批评）。

我曾经是一个百分之百的医学界人士。我完全赞成有组织的系统，我的背景也证明了这一点。我曾担任过重要国际医学协会的主席，在世界各地演讲，大学、制药公司和研究机构都付我酬劳。从过去到现在，我的履历一直清白漂亮。我曾是医学体制的非官方代言人。

但我患上了4种（我学过也教过别人的）疾病，与衰老和遗传因素有关：

- 高血压，需要服用降压药物；
- 痛风性关节炎，需要药物控制；
- 血脂异常，需要服用他汀类药物；
- 糖尿病前期（血糖水平处于糖尿病前期范围），需要另一种药物控制。

我父亲在80多岁的时候患上了这些疾病，并最终被它们夺走了生命。如今我也患上了同样的疾病，但我的女儿们还都不到10岁。我可能活不到她们上高中的那一刻！这让这件事对我的冲击格外巨大。

显而易见，我非常担心，但更多的是困惑。这怎么可能发生？所有"既定科学"都告诉我这种情况是不可能发生的。我由一位专业的营养专家、认证营养师带大，我的饮食完全按照健康组织和食物金字塔的推荐进行，从出生起我就在一个坚信这些疾病永远不会发生在我这个年纪的人身上的体系中成长。

我做对了一切，但我仍然面临死亡。

这种震撼在我脑海中敲响警钟。医疗体系中一定存在一些深层次的问题。我被灌输了谎言，而我需要知道真相。

我所相信的科学其实并不可信

即便死亡将过早来临，但我还是幸运的，原因有二。

首先，我碰巧有位著名的科学记者朋友，他因指出物理学和诺贝尔奖得主的科学错误而闻名。我们在圣莫尼卡的一家咖啡馆吃早餐时擦肩而过，当时他正在做他最新的调查，而我则去医学院向学生和其他医生讲授我认为的真相。结果证明他那时正把注意力转向医学营养学，将其作为科学谬误导致毁灭性的公共卫生问题的终极范例。他的名字叫加里·陶布斯，他撰写的一系列关于营养科学的畅销书彻底改变了一代医学专业人士的思维，也让我重新审视了我自己此前坚定不移的观念。

加里揭露的最大事实是低脂饮食并不能让我们保持健康，相反，它可能会以大多数人未曾察觉的方式让我们病得更厉害，即使我们以为自己正变得更健康。这个认识就像一颗炸弹在我脑海里爆炸，我一辈子被教育的都是相反的观点，那么还有什么是错的呢？

其次，我的医学专业领域是放射学，这一领域使我有机会处理很多不同种类的慢性疾病，而其他大部分专科医生比如神经外科、妇产科、心脏科、肾脏科、内分泌科、神经内科、眼科医生等，往往不能看清全貌，因为他们聚焦于更窄的专业领域。同时，作为一名放射科医生，我能够看到疾病的"实体"，比如冠状动脉狭窄、出血性脑卒中的出血、内脏脂肪、肝脏脂肪、恶性肿瘤、阿尔茨海默病患者的脑萎缩、糖尿病溃疡和其他并发症。因此，这些慢性病的直接表现是我日常工作的一部分。有了这些工具，我开始深耕文献、重新学习。我开始关注到，我曾被教授的那些东西如今被认为是错误的。

我的朋友加里提出的大量证据，与我对营养、健康和长寿的所有看法相悖，与我从我的营养师母亲和医学院那里学到的东西相悖，甚至与我在加州大学洛杉矶分校大卫格芬医学院担任放射学教授几十年来所教授的东西相悖。我看到了加里提出的新健康范式如何映射到我曾通过放射学熟知的人体系统中。

我怎么会错得这么离谱？医学界怎么会错得这么离谱、错得这么久？几十年来，阿尔茨海默病、心脏病、糖尿病和关节炎一直被认为是各自独立的疾病。但加里和其他后续书籍、论文、文章和研究声称的证据表明，所有这些都属于代谢疾病。事实上，美国每年十大死亡原因中有八种与代谢综合征直接相关。[1]

我们正处于一场比新型冠状病毒流行更严重的医疗危机中，而大多数人甚至没有意识到这一点。虽然慢性病发病率在过去几百年间一直在稳步上升，但在过去20年里，其增速大大加快。2000年—

2010年间，患有两种及以上慢性病的中年人的比例从16%跃升至21%，而仅仅4年后的2014年，这一比例就上升到了32%。[2,3]如今，美国有整整40%的成年人患有多种慢性病。[4]

因此，我们的健康预期寿命有史以来首次下降！[5]

我们将讨论为什么我会相信和教授有关疾病、健康、人体解剖学和生理学的谎言，以及它们如何成为医学界主导性的、不容置疑的世界观。

现在，我提出了一个许多人（无论是主流医学内部还是外部）可能认为非同寻常的主张——整个医学界和作为一名医学院教授的我都教了"谎言"。这需要巨量的证据，但让人阅读100页、50页或哪怕5页材料才能看到这些证据是不公平的。因此，本章节是你将在本书中深入了解到的内容的预告。

我说的"谎言"并不是指有意欺骗、操纵或让公众早早走向死亡的恶意的错误。一些"谎言"只是无心之失所致，另一些则是有意为之，其中一些有经济动机。例如，美国心脏协会（AHA）接受糖业公司资助的同时，仍然在提供建议，这些建议可能会伤害它声称想要拯救的那些人。

首先，我必须明确我的立场：我是医学体制的一部分。我不是叛徒、无视规则者、特立独行者或阴谋论者。当我列出欺诈、欺骗、无能和无知的证据时，你们务必要记住这一点。听起来我像是在走极端，但我仍然代表着体制。我的实验室从制药公司获得了数百万美元的资助。我撰写了药物评估报告，除非得出了积极的结论，否则制药公司不会让我发表。顺便一提，这是行业常态。我发表了数百篇经过同行评议的科学论文，用6种语言出版了十几本教科书；我当选为两个国际科学协会的主席；我曾经在两所世界顶尖医学院担任最高学术级别的教授，并至今仍保留这一头衔。但最重要的是，我是一名科学家。这意味着我必须追随科学，无论它引领我走向何方，即使它与我奉为真理的一切背道而驰。

我也接诊病人，帮助培训了数百名医学生、医生和其他卫生专业人员。我们可能一直在教他们错误的知识，这一想法虽令人不快，但在我们对知识的理解不断变化迭代的情况下，这也是无法改变的现实。然而，在有科学证据证明相反的情况下仍然教授谬误，才更令人深感不安。不幸的是，这两种情况都会发生，正因如此我们必须撕开表象，揭开深层的腐坏。

我在医学院相信过（并教过）的三个致命谎言

我们先从以下三个谎言开场。如果你觉得它们已经很令人不安，别急着担心，做好心理准备——更糟糕的还在后面。

1. 肥胖谎言："一卡路里就是一卡路里"

如今，我们正处于全球最糟糕的肥胖大流行中。

"超重"意味着一个人的体重超出了相应年龄或体形对应的正常或健康范围。而"肥胖"则更为严重，它代表着脂肪的过度蓄积状态，这不仅仅影响着老年人。数据显示，42.5%的20岁以上成年人处于肥胖状态，而超重的比例达到了73.6%。[6]如今，几乎有一半的美国人都肥胖，且绝大多数的美国人都超重！[7]肥胖状态并不健康，是代谢失调的标志，表现为高血压、糖尿病、心梗、脑卒中、阿尔茨海默病、癌症和其他慢性病等。

我们对肥胖大流行的成因和解决方案的理解基于这样一个简单的谎言："一卡路里就是一卡路里"，暗示肥胖仅仅是由摄入过多卡路里所致。然而，这存在两个谬误。首先，卡路里本身不足以导致肥胖，必然存在其他原因。其次，不同种类的卡路里对肥胖调控的影响也存在差异。

说肥胖是由摄入太多卡路里所致，就好比说酗酒是由饮酒过度所致、心梗是由心肌无法得到足够供氧所致一样，虽然严格来说这些表达都是正确的，但并不能让我们理解那些能够真正影响结局发生的终极原因。

卡路里是衡量食物所提供的能量的单位，我们都需要能量和卡路里来维持生命。这个谎言在于认为所有的卡路里都是相同的，提供它们的是哪种食物并不重要。因此，如果想减肥，只要减少卡路里摄入就行了。

这个谎言源于这样一个观点，即我们的所有能量都来自于我们所摄入食物的卡路里，这本身没有错。热力学第一定律，即能量守恒定律给这个谎言提供了支撑。比如，一篇近期论文辩称："热力学决定，无论饮食的宏量营养素构成如何，食物产生的卡路里就只是卡路里。"[8]这也被称为"肥胖的能量平衡理论"。

然而，卡路里摄入=卡路里消耗这一公式是一种过于简化的说法。正如任何一个和体重增加斗争过的人所清楚的那样，摄入的卡路里也会作为脂肪（和糖原）储存起来，而不是被直接消耗掉。因此，这个公式实际上应该是这样的：卡路里摄入 = 卡路里消耗 + 卡路里储存。

体重增加的关键调控点，在于我们摄入的卡路里中储存部分和消耗部分的比值。这个数字并不取决于总卡路里数，而取决于我们体内的一个生化信号。

这个信号是由一个叫作胰岛素的激素产生的。胰岛素使细胞主要以脂肪的形式储存卡路里。如果卡路里没有储存为脂肪，那么它们就会被燃烧掉，体重就不会上涨；而如果胰岛素分泌激活，发生脂肪储存，燃烧的卡路里便相应减少。

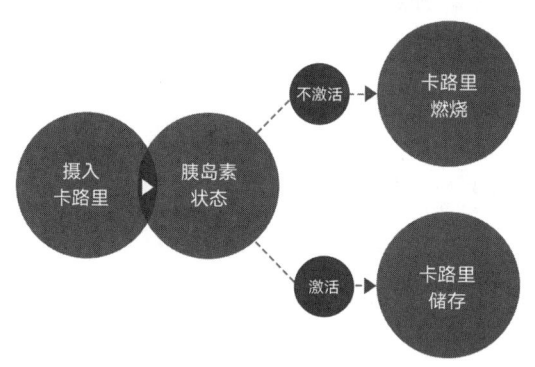

图 1-2　胰岛素状态决定卡路里用于脂肪储存还是燃烧供能

此外，如果胰岛素没有被激活，那么一个人无论摄入多少卡路里，都不会将它们储存为脂肪，因此不会增重，而会燃烧所有卡路里。

下图的这个孩子是个实例。由于 1 型糖尿病，他的胰腺不能产生足够的胰岛素。[9] 不论摄入多少卡路里,他都不会增加体重(左图)。用胰岛素治疗 8 周后,他的体重增加了(右图)。除非 1 型糖尿病患者接受外源性胰岛素治疗,否则无论摄入多少卡路里,他们的体脂都很少。

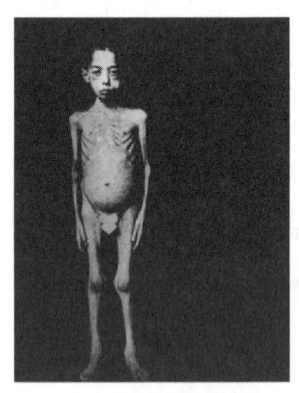 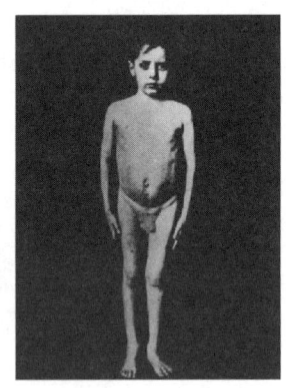

图 1-3　1922 年,费德里克·班廷和查尔斯·贝斯特对一个患有糖尿病的孩子进行胰岛素治疗前后的对比,右图展示了两个月治疗后的情况 [10]

作为一名医生,个人经验也告诉我,只要我给一个人施用额外的胰岛素,他的体重或体脂就会增加。对于 1 型和 2 型糖尿病患者都同样如此,只要他们开始接受外源性胰岛素治疗,体重就会增加。

换句话说,对肥胖而言,卡路里无疑是必要条件,但并不充分,胰岛素同样不可或缺。肥胖不仅仅是卡路里的问题,也是胰岛素的问题。

如果所有食物都同等地刺激胰岛素分泌,那么卡路里的确仅仅是卡路里,这并非谎言。但实际上所有食物并不是以完全相同的方式触发胰岛素分泌的。

在膳食三大营养素（我们稍后会详细展开）中，碳水化合物刺激胰岛素的能力最强，蛋白质次之，而脂肪几乎不刺激胰岛素分泌（见下图）。[11]

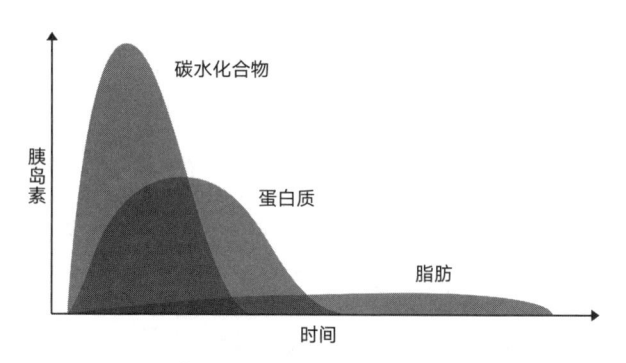

图1-4 三大营养素对血液胰岛素水平随时间的影响

因此，碳水化合物来源的卡路里相比蛋白质来源的卡路里能驱动更多胰岛素产生（和更多体重上涨），而蛋白质来源的卡路里又超过脂肪来源的。不同来源的卡路里对体重增加的效应是不一致的，所以减肥不仅仅只是少摄入卡路里的问题。

真相在于，对减肥（或增重）最重要的不是摄入卡路里的数量，而是影响胰岛素水平和致使身体将能量储存为脂肪的卡路里的种类。

每个农场主都知道，要让牲畜增重，只要喂足量的精制碳水化合物，它们就会启动胰岛素分泌并将能量储存为脂肪，而喂脂肪类食物则收效不佳。

我们肥胖率持续上升的原因究竟是什么呢？主流观点和医学建议都告诉我们，要减重和预防肥胖，需要管住嘴迈开腿。然而这一观点其实推定你吃什么食物并不重要，重要的是你吃了多少卡路里。肥胖的原因被视为人无法控制进食冲动的某种意志缺陷。

这种观点基于全世界对"肥胖能量平衡模型"的接受，这一模型在全球各地的医学院校广泛传播。但是，正如珍妮·克雷格、慧优体、营养系统公司和其他各种减肥公司的"成功"所展示的，这个观点并不奏效。只要看看这些公司的回头客就知道了。

我们是如何走到这一步的？20世纪70年代，健康视角集中于心脏病，肥胖率稍有上升，美国政界人士召开听证会，将饮食问题作为一项国家健康政策，讨论如何向公众提供最佳饮食建议。

1977年，科学家团队发布了第一版美国膳食指南，之后由美国卫生与公众服务部（HHS）和美国农业部（USDA）约每五年更新一次。他们敦促美国居民将碳水化合物摄入提高到每日总能量摄入的55%~60%，而将脂肪摄入减少到30%~35%。这一建议主要是为了降低他们所考虑的心脏病风险（同样也是一个谎言）。

这一指南意味着人们应摄入更多糖类和碳水，减少来自肉、蛋、黄油和全脂奶的饱和脂肪摄入。相较于摄入他们所说的"坏"饱和脂肪，我们被建议吃低脂食品（如脱脂奶），并把动物来源的饱和脂肪替换为来自促炎植物油（如大豆油）的多不饱和脂肪酸和反式脂肪。有趣的是，过去10年间，美国膳食指南咨询委员会中95%的成员都与食品行业存在利益冲突。[12]

1992年，这些本就有缺陷的指南被更糟糕的建议取代了——食物金字塔。[13]在金字塔的底部是碳水化合物，尤其是面包、意大利面、大米和谷物等精制碳水，我们竟然被建议每天要吃6~11份！

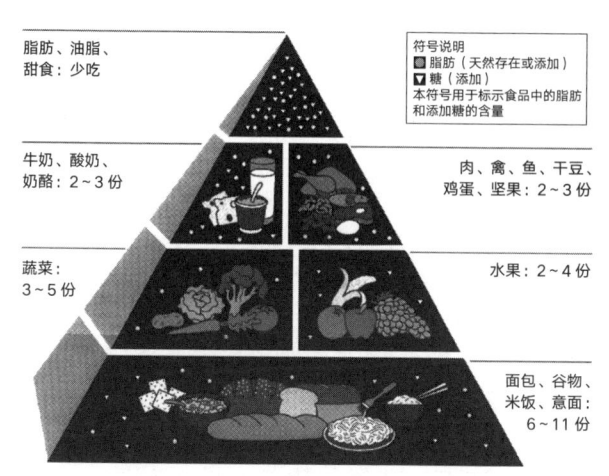

图1-5　1992年美国农业部的官方食物金字塔，建议每天吃6~11份碳水化合物，并减少脂肪和油摄入

通过以碳水化合物（强烈刺激胰岛素分泌）代替脂肪（对胰岛素影响很小）摄入，大多数遵循该建议的美国人的代谢特征都从燃烧卡路里转变为将其储存为脂肪。

1971—2000年，美国健康与营养调查（NHANES）中20~74岁男性三大宏量营养素的摄入百分比，按调查年份分列

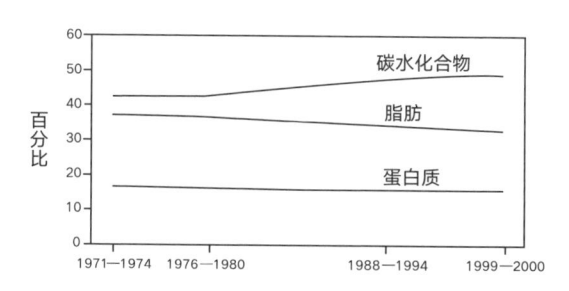

* 根据2000年美国人口普查数据对年龄进行直接标准化，采用20~39岁、40~59岁、60~74岁三个年龄组

图1-6　从20世纪90年代开始，美国人饮食中的碳水摄入取代了脂肪摄入

脂肪来源的卡路里减少，而碳水化合物来源的卡路里增加了。碳水来源卡路里替代脂肪来源卡路里的后果是我们的胰岛素分泌增加，进而对身体发出储存脂肪的信号。

我们的确因此储存了大量脂肪。随着我们将饮食中的脂肪替换为碳水化合物，肥胖率同时飙升，且势头从未减缓。

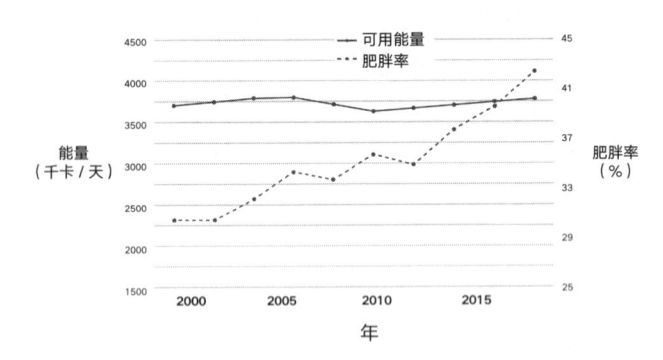

图 1-7 美国成人总能量摄入恒定，而肥胖率大幅增加 [14]

医疗系统对于肥胖的真正成因和遏制方法并没有达成一致，然而肥胖问题仍在日益加剧，甚至致人死亡。[15]

2. 糖尿病谎言："2 型糖尿病的最佳治疗手段是胰岛素"

糖尿病是胰岛素功能异常导致的血糖水平升高。

在 1 型糖尿病中，产生胰岛素的器官——胰腺受损，因此胰岛素水平异常低。过去这是最常见的糖尿病类型，但此后被另一种糖尿病类型（2 型糖尿病）所取代，如今 2 型糖尿病已占据糖尿病病例的九成以上。

2 型糖尿病是由膳食中刺激胰岛素分泌的碳水化合物导致的。

长期高胰岛素水平将导致胰岛素抵抗，使细胞对给定剂量胰岛素的敏感性降低。这反过来使得身体需要更高水平的胰岛素，继而导致胰岛素抵抗进一步恶化，形成恶性循环。

根据疾控中心数据，三个美国成人中就有一个处于糖尿病前期或患糖尿病，而他们中 80% 的人对此并不知情。[16]

如今，2 型糖尿病在糖尿病人中占 90% 以上。[17] 这种疾病导致血糖和胰岛素水平异常升高，并进而影响全身健康，如失明、肾衰、心脏病、脑卒中、癌症和阿尔茨海默病的发病率增加等。

我们同样也处于有史以来最严重的全球糖尿病大流行的开端。10% 的美国成人患有 2 型糖尿病，38% 处于糖尿病前期。[18] 这意味着有史以来第一次 48%（接近半数）的人口都患有同一种代谢病！

还记得过去几十年间关于饮食的建议对碳水化合物摄入和继发的胰岛素水平升高、肥胖的影响吗？这些因素同样也驱动了糖尿病的流行，虽然慢性胰岛素水平升高和胰岛素抵抗进展至糖尿病需要更长的时间。

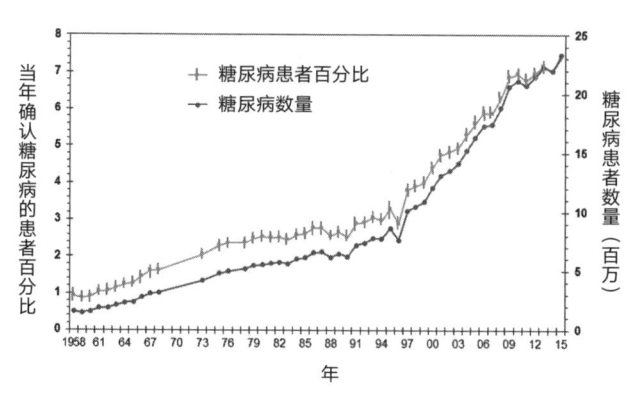

图 1-8　1958—2015 年，美国人口中的糖尿病发病状况[19]

注意，上图与前文中关于肥胖的图表相似，因为这两种疾病有许多共同的驱动因素。我们将看到，常见的代谢功能障碍（包括胰岛素抵抗）是肥胖症、糖尿病以及我们面临的大多数慢性病的根本原因。

糖尿病谎言宣称"治疗 2 型糖尿病的最佳方法是使用胰岛素"。注射胰岛素有助于控制血液中过多葡萄糖的直接影响，它将告诉我们的细胞清除血糖并将其储存为脂肪，但这么做也会升高体内整体胰岛素水平，从而加剧胰岛素抵抗——这正是 2 型糖尿病的根本原因。此外，胰岛素水平升高还会导致其他慢性疾病。

如果 2 型糖尿病和慢性胰岛素升高是由饮食中摄入过多产生胰岛素的精制碳水化合物和糖类引起的，那么简单地改成低碳水化合物饮食就能逆转 2 型糖尿病吗？

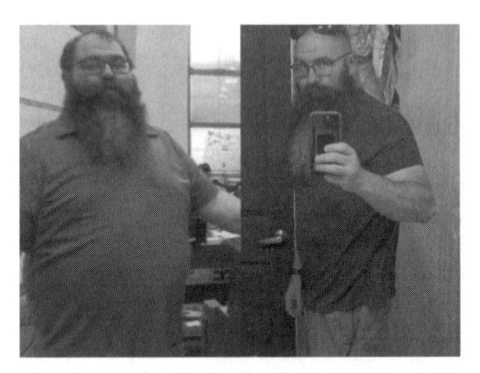

图 1-9　一名男子从饮食中去掉精制碳水化合物并进行间歇性禁食前后的照片对比

图中的这个人肥胖并且患有 2 型糖尿病。他的糖化血红蛋白（HbA1c，反映了过去 2~3 个月的平均血糖水平）达到了 9.6%。根据标准医疗建议，他本应马上启用胰岛素注射。然而，他决定尝试间歇性禁食，并去掉饮食中的精制碳水化合物和糖类，即进行生酮饮食。他瘦了大约 100 磅，糖化血红蛋白降到了 5.2%，进入正常范围。他的糖尿病症状得到了缓解，且不再需要任何药物治疗。

了解到胰岛素对体重的影响后，你觉得如果这名男子遵循了标准的 2 型糖尿病治疗方案并开始注射胰岛素，会发生什么呢？

遗憾的是，我们的医疗保健系统更倾向于提供胰岛素和其他药物来控制 2 型糖尿病，而不是指导患者如何通过改变营养从病因层面来逆转它。公平地说，许多人宁愿吃药或打针，也不愿改变生活方式，但大多数人不知道生活方式的选择是多么强大和有效。此外，有证据表明，仅仅通过胰岛素或抗糖尿病药物来改善患者的血糖控制，可能无法预防他们将面临的长期并发症。

经济动因也在其中推波助澜。药物市场研究公司 IMS Health 的数据显示，2013 年，胰岛素和其他糖尿病药物的销售额达到 230 亿美元，这甚至超过了美国国家橄榄球联盟、美国职业棒球大联盟和美国职业篮球联盟的总收入。[20] 即使是建议使用胰岛素和其他药物而非首先限制摄入碳水化合物的美国糖尿病协会（ADA），2022 年也从其五大制药公司赞助商各获得了超过 100 万美元资金。[21]

从 2008 年起，美国糖尿病协会经常给出这样的建议："膳食中含蔗糖的食物（含糖的食物）可以替代为其他碳水化合物；如果膳食中加入了含蔗糖食物，则可以用胰岛素或其他降糖药物覆盖其影响。"[22]

我们将在本书后续内容深入探讨胰岛素和更多糖尿病谎言。

3. 心脏病谎言:"饮食中的饱和脂肪和胆固醇导致了心脏病"

心脏病是美国人的头号杀手。相比之下,糖尿病、新型冠状病毒和几乎所有其他疾病都显得微不足道。心脏病也被称为冠状动脉疾病,因为冠状动脉是为我们的心脏供血的动脉,当它变狭窄时,就会导致心脏病发作。

从一开始,医学专家就知道,导致大多数心脏病的动脉粥样硬化(或狭窄)含有一种叫作胆固醇的脂肪。两者之间存在相关性,但不一定是因果关系。就像许多肺癌患者因吸烟而手指发黄一样,虽然手指发黄与肺癌有关,但手指发黄不会导致肺癌;反之亦然。

1913 年,俄罗斯病理学家尼古拉·阿尼奇科夫博士给兔子喂食高胆固醇饮食,发现兔子的血液胆固醇水平升高,并出现典型的动脉粥样硬化脂肪斑块。这个实验是专门为证明因果关系而设计的,而不仅仅是关联或相关性。

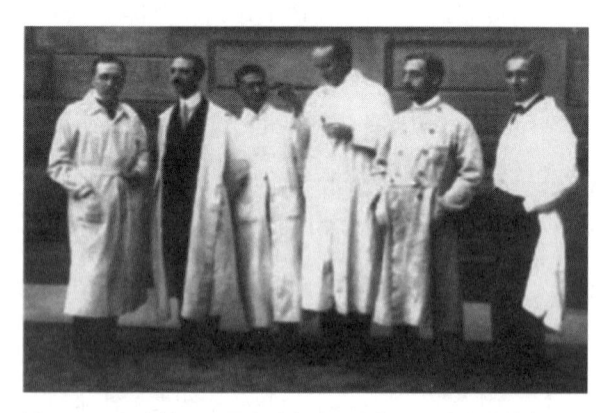

图 1-10 尼古拉·阿尼奇科夫(最左)和同事在他的实验室前,约 1913 年[23]

阿尼奇科夫的工作后来被公认为医学十大发现之一。另一位作者称其为"20世纪心脏病学十大发现"之一。1958年，时任斯坦福大学医学院病理学系主任的威廉·多克博士在一篇社论中写道："阿尼奇科夫的早期工作可以与哈维在血液循环方面的工作以及拉瓦锡在氧气和二氧化碳的呼吸交换方面的工作相媲美。"

虽然这些赞誉令人印象深刻，但这项工作建立在错误的基础上。这些作者忽略了一个事实，即兔子是食草动物（或食用植物者），胆固醇是它们饮食中的外来物质，胆固醇只来自动物。当研究者试图在狗（和人类）等以胆固醇为正常饮食一部分的杂食动物身上重复这项实验时，结果却好坏参半（我们将在后文讨论）。

接着，1953年，安塞尔·基斯在一项具有里程碑意义的研究中报告称，在6个国家中，源自饮食中脂肪的热量与中年男性冠状动脉疾病死亡率有关。[24]

心脏病死亡率与饮食脂肪摄入（6个国家）

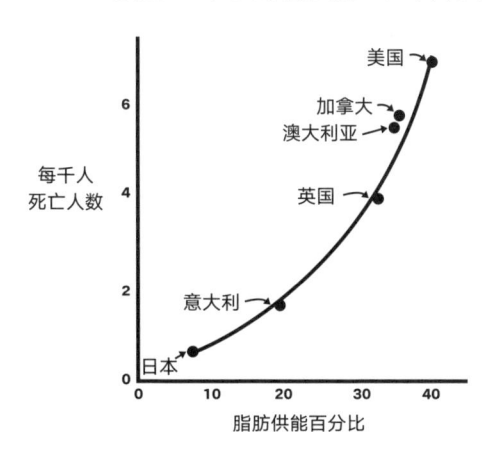

图1-11　脂肪供能百分比与死亡率的曲线图

数据完美地展现了饮食脂肪和心脏病死亡率之间存在着惊人的、近乎完美的相关性：饮食中脂肪供能比低于10%的日本人的心脏病死亡率不到1‰，而饮食中脂肪供能比约为40%的美国人的死亡率超过7‰，意大利、英国、澳大利亚和加拿大人的死亡率则恰好分布于两者之间的曲线。

这项研究成果在基斯后来的出版物中一再重复，并成为基斯饮食－心脏假说的基础："饮食中的脂肪会增加血液中的胆固醇，胆固醇升高会导致心脏病；因此，饮食中的脂肪会导致心脏病。"这一模型持续影响了自它发布后70年关于饮食和心脏病的医学思维和公共卫生政策。

这一推理看上去清晰明了、合情合理，然而所用数据其实是错误的，导致结论也并不正确。后来的研究发现，当时有22个国家和地区数据可用，然而基斯只选择了其中6个来佐证他的观点。当把所有22个数据都包括在内时，饮食脂肪和心脏病死亡率的相关性变得很低，而如果他选择了另外6个不同的国家和地区，甚至可能会得出相反的结论。[25] 如果纳入所有可用数据，该研究的结论显然是错误的。

1967年，哈佛大学公共卫生学院营养学系主任、医学博士弗雷德·斯塔尔及其同事在著名的《新英格兰医学杂志》上发表了一篇全面综述，题为"膳食脂肪、碳水化合物和动脉粥样硬化疾病"。该综述总结道：预防冠状动脉疾病所需的唯一饮食干预"毫无疑问"是降低膳食胆固醇，并用多不饱和脂肪替代美国饮食中的饱和脂肪。[26]

心脏病死亡率与饮食脂肪摄入（22个国家）

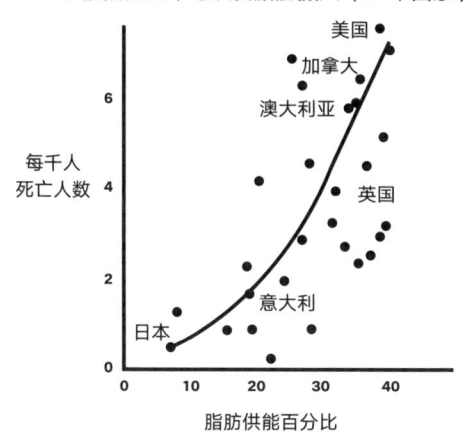

图 1-12　脂肪供能百分比与死亡率的曲线图（加入额外数据）

直到 2016 年，人们才发现斯塔尔和他的团队曾秘密收受了一家糖业贸易集团的巨额贿赂，并错误地将心脏病的罪责从糖转移到脂肪上，而这项研究的作者没有披露这一点。这显然是利益冲突和学术不端行为。[27] 当时，人们越来越怀疑糖类和精制碳水化合物是心脏病的真正原因，而糖业贸易集团有意阻止了这一信息的传播。

出于所有这些原因，世界迅速转向低脂肪、高碳水化合物饮食来预防心脏病。饮食中的饱和脂肪被反式脂肪、种籽油、淀粉、谷物和糖类所取代。到了 20 世纪 80 年代，很少有医生相信添加糖类在冠心病 (CHD) 中起着重要作用。第一版美国膳食指南同样强调减少总脂肪、饱和脂肪和膳食胆固醇以预防冠心病。

但这一切都是错误的。我们将详细阐述这种理念为何有缺陷，以及真相如何挽救你的生命。

大约在同一时间，有史以来最赚钱的处方药——他汀类药物问世。如今，基于饮食脂肪和低密度脂蛋白胆固醇（简称为 LDL-C，或称"坏"胆固醇）升高是心脏病因这一理念，已有价值万亿美元的制药和食品行业应运而生。

根据疾控中心数据，三分之一的美国人处于糖尿病前期，而 80% 的糖尿病患者死于心脏病。心脏病已成为头号杀手。但现在疾控中心估计，2000 年后出生的人患糖尿病的数量将比前几代人更多，意味着心脏病的致死率将进一步上升，并已是医疗保险的最高支出项。

那么疾控中心又在采取哪些措施来预防这种缩短寿命、史无前例的非传染性流行病呢？答案是治标不治本。

治标至少带来了一些效果。与肥胖症和糖尿病不同，心血管疾病的死亡率已有下降，尽管未来可能会再次上升。一些人将这种暂时的下降归因于低脂饮食、他汀类药物和冠状动脉支架术的影响。而我们认为，戒烟、高血压治疗和急性冠心病监护室的改善是造成这种下降的主要原因。然而，即使心血管病患者的死亡率有所下降，但总体发病率（患病人数）没有变化，仍然是超过新型冠状病毒、癌症、脑卒中和所有其他疾病的头号杀手。

许多人相信冠状动脉支架或手术是治疗冠状动脉疾病的方法，且这将大大降低他们日后死于该疾病的概率。我们将详细描述为什么这两种医疗手段都无法改变动脉粥样硬化性冠状动脉心脏病的潜在病程或最终结局。我们还将研究其真正的潜在病理成因，以及如何在不用药物或手术的情况下预防（甚至在某些情况下逆转）这种疾病。

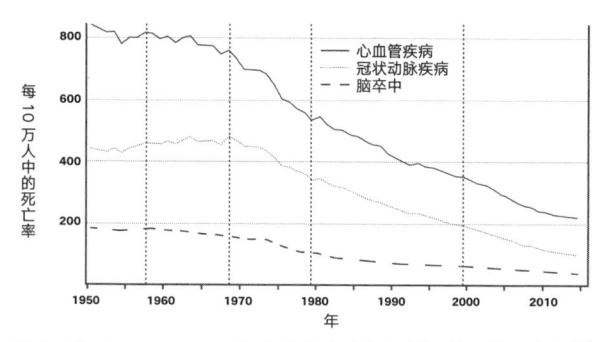

图1-13　1950—2014年心血管疾病经年龄调整后的死亡率[28]

上述三个谎言是由同一个因素驱动的：产生胰岛素的低脂肪高碳水化合物饮食。1955年总统德怀特·艾森豪威尔心脏病发作后，这种饮食模式在20世纪70年代成为一项国家政策。这也促使人们撰写更多有关脂肪如何导致心脏病发作的文章和强调摄入碳水化合物而不是饱和脂肪的饮食指南。我们将国家的代谢系统从脂肪燃烧型转变为脂肪储存型。

我们还将在本书中讨论更多谎言，包括他汀类药物、脑卒中、癌症、阿尔茨海默病、心理问题，甚至我们对衰老本身的基本理解。接着我们将探讨那些引人入胜的真相，揭示可以采取哪些措施来预防甚至逆转这些疾病。

这不是一本节食书

我并不打算给你一套严格的饮食方案。遵循严格饮食方案的人仍然会患上心脏病和其他疾病，仅仅吃对还不够，其他因素也在你的健康中扮演重要角色：基因、环境、压力、睡眠、毒素，以及我们将在后文涉及的其他问题。

这本书不会给你一套饮食方案，而是给你平和的心态。我们的确将涵盖基于最新研究和科学证据的营养推荐和整体生活方式计划。谢天谢地，现在的权威观点起码也赞同饮食会影响你的健康。

但"吃得健康"究竟意味着什么？成千上万的饮食书籍或差距细微或天差地别——且营养并非解决环境和基因层面危险因素的唯一手段。因此，即便你"吃对了"，你仍然可能在四五十岁时面临过早死亡的风险，而你自己却对此一无所知。

这说的就是我。我似乎什么都做对了，但还是患上了一系列可能要了我的命的慢性疾病。

不过本书还是会覆盖一般性的饮食观念，这样你就会知道食物在你体内如何运作及其机制，这些内容远超你此前读过的内容。我们还会覆盖畅销甚至广受好评的饮食书籍没有讲到的内容，包括你可能考虑做的一些检查，比如尿酸和同型半胱氨酸，这是对一切关于疾病的谎言的补充。我们还会讨论衰老和长寿，长寿方面的突破与衰老紧密相关，尤其是代谢功能，我们将谈谈你该如何对其加以利用，延长寿命。

提到衰老，你一定也听说过一些谎言，即，衰老被归咎于我们身体自然的长期磨损。而今我们知道这并非事实。有些动物比其他动物更容易衰老，比如太平洋鲑鱼在产卵后立即死亡。还有一些动物几乎不会衰老。所有慢性病的最大危险因素都被视为衰老，但这并不完全正确。如果连这一点都搞错了，我们对衰老的整体认知就错得更多。当你了解到真相的时候甚至会惊叫出声,但这些真相可能会在你生命的最后给你 10 年甚至更多愉快的时光——否则你永远没有机会体验。

最重要的是,这本书将揭露我曾深信不疑的那些医学谎言,那些最终使我生病、使我开始质疑的谎言。你将会获知那些拯救了我的生命的真相,而这些真相也将可能拯救你的生命。

该变得健康了,我们这就开始吧。

第二章

代谢谎言："代谢仅仅是人体消化食物的方式"

> 凡事有定期，天下万物有定时。生有时，死有时。栽种有时，拔出所栽种的也有时。
>
> ——《圣经·旧约·传道书》3：1-2（詹姆斯王版）

我们从来不谈代谢。说代谢并非医学教育中最受欢迎或者最令人兴奋的主题，实在是轻描淡写了。对我们学生来说，代谢仅仅和食物以及食物如何被分解成不同细胞的组成部分相关。更常见的情况是，我们只是被教育食物是如何被代谢为能量的。

我以为这就是代谢的全部，我们都这样认为。

当我教医学院的学生时，我也是这么告诉他们的，因为我就是这么学到的。代谢，于我们而言，只是一系列途径或化学反应，用途主要局限于营养领域。

这是我们都遵循的理论框架，就像鱼自然而然漂游的水域。无论在课堂还是医学专家云集的论坛，代谢即使被提及，也只被认为是简单而重要的，但远没有治疗疾病那么重要。代谢可能只值得营养师去深入研究，而除非你真的遇到一个营养不良的病人，你压根不会想到它。

即便在饱受高血压和糖尿病前期困扰时，我也和周围所有人一样对代谢持有相同的观点：代谢是身体消化和利用食物的过程，仅此而已。我在第一章中提到，阿尔茨海默病、心脏病和糖尿病等都是代谢性疾病，但我以前其实从没这么想过，即便我有其中两种症状。不，代谢只是营养学家的事。我们这样的"真正的医生"，更关注在心脏病发时如何治疗它而非预防它，更别提在发病前20年甚至更早时就缓解它了。

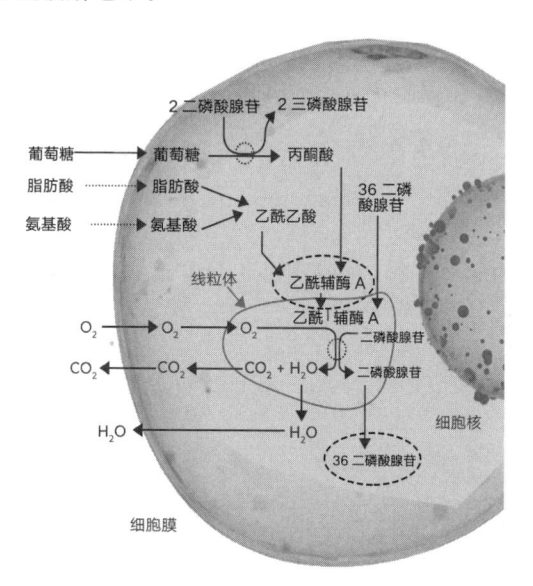

图 2-1　人体如何代谢三大营养素：葡萄糖（碳水化合物）、脂肪酸（脂肪）和氨基酸（蛋白质）与氧气一起进入细胞，产生能量（三磷酸腺苷）和水

然而，当开始进行自己的研究时，我受到朋友加里·陶布斯和其他作家如妮娜·泰丘兹鼓励，结合在医学院任教的经历以及放射学对人体不同系统整体视角的启发，我发现了一个惊人的秘密。不仅整个医疗系统低估了代谢与疾病的密切关联，我们也大大低估了代谢对衰老等问题的重要性。实际上，代谢是生物体内一切的基础，根植于DNA，控制生长和生存。它才是所有主要慢性疾病的根源。

这就是范式的转变！我不得不正视这样一个事实：健康中最重要的方面之一是我大部分人生中都忽略了的东西。代谢是任何生物体内衰老和生长的基础，但却是医学院里的"无聊"科目，其中大多数是只有营养师才需要了解的、即用即弃的事实。当我在教学生或是和其他专业人士交流癌症或高血压时，我们都忽略了这些疾病的根本原因。

在本书中，我要向你展示代谢所做的并不只是从食物中供能。代谢决定了你的身体什么时候需要生长，什么时候需要自噬——细胞分解蛋白质等废弃或者损坏成分的过程。代谢还决定了你是否会患上这些我曾认为只是与衰老相关的慢性疾病。代谢远不仅仅是你吃什么这么简单。

我们来深入探讨吧。

三大宏量营养素

食物中的能量来自三大关键宏量营养素，同时也是对我们的健康和生长至关重要的成分。其中两种对我们的生存必不可少，且必须从食物中摄取；而第三种宏量营养素并没有身体无法从前两种中制造的成分，因此不需要从食物中获取。这一概念是我们接下来将讲到的极复杂系统的简化，但现在我们只保留关键部分，这有助于我阐明观点。

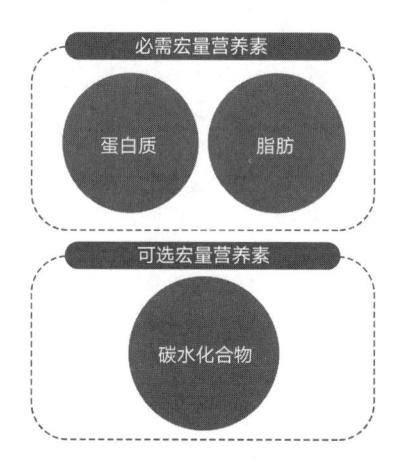

图 2-2　必需宏量营养素（蛋白质和脂肪）和
可选宏量营养素（碳水化合物）

我们的饮食中两种不可或缺的宏量营养素是脂肪和蛋白质。没有它们，我们就会丧命。

虽然我们通常把脂肪、蛋白质和肉类联系在一起（想象一下纽约客牛排富含脂肪的边缘和三分熟的中心部分），但并不完全如此。你完全可以从牛油果和豆类等植物中摄取所有脂肪和蛋白质，不需要依赖肉类、乳制品和蛋等动物制品，这种情况下你就是素食者。另一方面，你可以完全依靠肉类等动物性食物摄取这两种营养素，不依靠任何植物性食物，这种情况下你就是肉食者。

不同于许多更严格的草食或肉食动物，人类的饮食相对灵活。只要能得到这两种关键宏量营养素，从专一植物性食物到专一动物性食物，我们在这一谱系的任何一端都能生存。

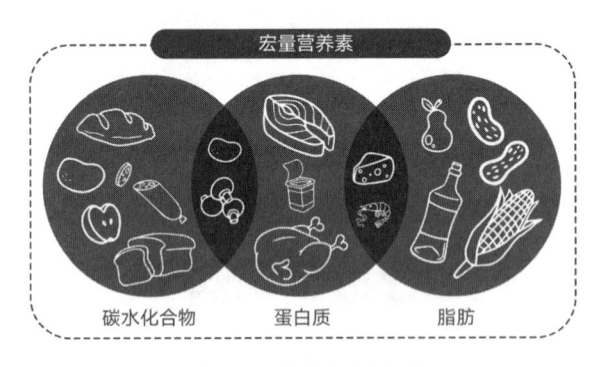

图 2-3　宏量营养素食物组成

历史上素食主义出现过很多次，正如《时代》杂志讨论的那样："避免吃肉的概念可以追溯到古印度和东地中海文明时代。早在公元前 500 年，素食主义首先由萨摩斯岛的古希腊哲学家、数学家毕达哥拉斯提出。除了最负盛名的勾股定理，毕达哥拉斯提倡仁慈地对待包括人类在内的所有物种。佛教、印度教和耆那教的信徒也提倡素食主义，认为人类不应该让其他动物遭受痛苦。"[29]

在历史膳食光谱的另一端，你可以看到肯尼亚的游牧民族马赛部落，正如《连线》杂志提到的那样："他们的传统饮食几乎完全由牛奶、肉和血组成。他们三分之二的热量来自脂肪，每天摄入 600～2000 毫克胆固醇。为了更好地理解这个数字，美国心脏协会建议每天摄入胆固醇不超过 300 毫克。"[30]

再想想蒙古人，在成吉思汗时代，他们的饮食也是高度肉食化的，包括源于羊群的羊肉和珍贵的马奶，同时他们创造了世界历史上领土最大的帝国（巅峰时期约有 900 万平方英里领土，等于 2300 万平方公里）。[31]

正如杰克·威泽弗德在他 2005 年出版的《成吉思汗与今日世界之形成》一书中所指出的：

> 蒙古人的饮食以肉类、牛奶、酸奶和其他乳制品为主，他们与那些以各种谷物（碳水化合物）制成的稀粥为食的人作战。这些农民士兵的谷物饮食使他们的骨骼发育不良、牙齿腐烂、体弱多病。相比之下，最穷的蒙古士兵吃的也主要是蛋白质和动物脂肪，因此具有强壮的牙齿和骨骼。与依赖高碳水化合物饮食的女真士兵不同，蒙古人一两天不进食也无大碍。

如今，大多数人都是杂食动物，处于膳食谱系的中间位置，从植物性和动物性食物中获取这两种宏量营养素。而第三种宏量营养素，也是唯一非必需的一种是碳水化合物。它主要来自植物，包括谷物、淀粉和糖类。

饮食可以根据这三种宏量营养素所提供的热量比例来划分。由于种种理由，我们饮食中蛋白质来源的热量占比通常保持不变，所以主要变量在于我们摄入了多少脂肪和碳水化合物。如果我们增加了从碳水化合物中摄入的热量，就会减少从脂肪中摄入的热量，反之亦然。所以，如果你听到有人说低碳水化合物饮食，其实指的是优先考虑脂肪而非碳水化合物的饮食。换句话说，高脂饮食就是低碳水化合物饮食，低脂饮食就是高碳水化合物饮食。

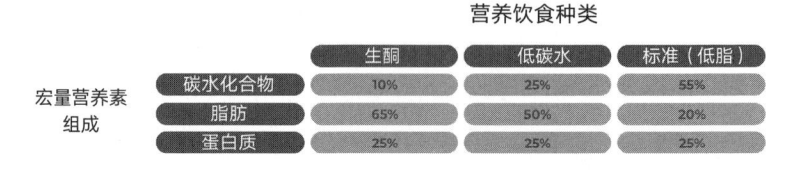

营养饮食种类

宏量营养素组成	生酮	低碳水	标准（低脂）
碳水化合物	10%	25%	55%
脂肪	65%	50%	20%
蛋白质	25%	25%	25%

图 2-4　常见饮食中的宏量营养素组成示例

这些并没有覆盖所有可能的饮食组合。在下图中给出了美国农业部官方推荐的饮食，统称为标准美国饮食（SAD）。注意，在所有三种模式中，蛋白质的比例大致相同，高碳水化合物含量就需要低脂肪摄入。

那么，我们是如何得到这些似乎更强调精制碳水化合物（包括谷物和其他超加工食品）的饮食建议，并导致本书中讨论的所有慢性疾病的呢？事实上，在2020—2025年的美国农业部咨询委员会的成员中，95%与食品或制药行业存在利益冲突。某些公司，包括家乐氏、雅培、卡夫、美赞臣、通用磨坊、达能和国际生命科学（一个食品行业游说团体）都与多个成员有联系。记录在案的利益冲突中，60%以上由研究经费、顾问团或执行委员会的成员资格所占。[32]

另一种没有提到的饮食模式（尽管它出现在上文的图表中）是生酮饮食。这是一种旨在产生所谓"营养性酮症"的饮食模式，在这种状态下，身体代谢脂肪酸，产生酮体，为身体提供能量。实际上，它燃烧身体储存的脂肪来供能，正因如此，生酮饮食一开始只是一种治疗癫痫的生活方式，在药物成为癫痫的标准治疗后失宠，转而成为一种流行的减肥方案。[33]

美国膳食指南：三种"饮食模式"

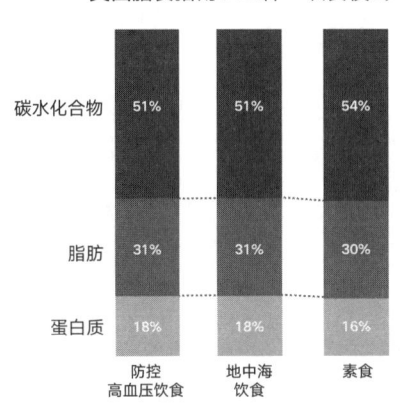

	防控高血压饮食	地中海饮食	素食
碳水化合物	51%	51%	54%
脂肪	31%	31%	30%
蛋白质	18%	18%	16%

图 2-5 这三种常见的美国饮食模式在宏量营养素组成方面非常相似

为了实现这一点，"生酮饮食主要由高脂肪、中等的蛋白质和极低碳水化合物构成。宏量营养素占比分别为脂肪65%、蛋白质25%、碳水化合物10%。具体而言，在2000千卡/天的饮食中，碳水化合物的摄入量至多50克"。[34] 这与"碳水化合物占比约为55%"的标准美国饮食相悖。在标准美国饮食中，每天碳水化合物摄入量高达200~350克。[35]

你的身体究竟如何利用这些营养素呢？

代谢健康途径

当我的课堂上出现"代谢"这一主题时，我往往会教授一系列化学反应，称为代谢途径。这些在体内自然发生，将宏量营养素代谢或转化为能量，并利用它们形成细胞的所有组成部分。其中一个例子是糖酵解，有时被称为埃姆登－迈耶霍夫途径，它是将葡萄糖（一种糖类）转化为三磷酸腺苷的过程，而三磷酸腺苷是一种能直接为机体供能的化合物。[36]

总体来说，这并没有治疗癌症或心脏病那么吸引人。事实上，我甚至很少想到这一点，它也并不常在课堂出现。我的确知道有一些罕见的代谢性疾病由于基因错误而打断了这些代谢途径，但这些疾病太罕见了，在临床实践中可能从未见过。比如威尔逊氏症，它会导致铜在肝脏和大脑等器官中沉积。[37] 另一种是同型半胱氨酸尿症，它有多种形式，某些可导致近视、异常凝血增加和脆性骨骼。[38] 这些症状很特殊，它们远没有我诊断出的糖尿病前期和高血压那么普遍。

虽然聚焦代谢途径的化学细节对理解这些疾病和代谢的基本原理很重要，但同时意味着我们忽视了对代谢真正作用的整体叙述和整体视角。我们并不知道在一个生物体内发生了哪些代谢反应以及为什么会发生这些反应。

事实证明，答案相当简单。这一切都归结为生存。如果一个有机体不能做到这一点，那么其他一切都不重要了。

女王隐喻：介绍 TOR

为了让这个模型更形象，让我们想象回到中世纪，有一个王国和一座城堡。你可以想象《权力的游戏》来帮助理解。现在，想象一个仁慈的女王统治着这个王国。

女王的名字是 Tor，是这里的掌权者。她了解王国里发生的一切，并根据她对王国领土内状况的了解将臣民引导到两个战略方向之一。她的首要任务是生存，没有任何事能阻止这一点。

生存取决于是否有足够的食物来养活她的子民。为了确定最佳战略，她得知道食物是丰富还是匮乏。根据具体情况，她会在城堡里挂一面旗帜。她只有两面旗，一面代表盛宴和生长，一面代表饥荒、修复和存活。

在繁荣时期，当女王得知食物充足时，她会挂起盛宴的旗帜。这可能发生在夏天，此时城堡的大门会打开，让来自世界各地的农民和商人进入。

盛宴：四个过程被激活。

1. 生长：充足的食物意味着可供生长。工人扩建了城墙，增加了房间。

2. 储存食物：丰富的食物不会被忙于扩建城堡的工人全部吃光，有些存入了仓库。毕竟冬天就要来了，富足的时光不会永远持续下去。

3. 保护：由于城堡大门敞开，食物和商人涌入城堡，所以需要更多的警卫，毕竟敌人可能会随着食物偷偷潜入。

4. 停止修理：我们现在很富足，所以修理坏掉的工具和家具并不是首要任务。我们可以在没有这些的情况下继续维持下去，并根据需要建造新的东西。

当然，艰难的光景也会到来。也许是一场饥荒，也许只是冬天降临。不管哪一种，当仁慈的 Tor 女王听说后，她会进入城堡，把旗帜换成代表饥荒的一面。一旦城堡大门开到让所有旅行者和农民进来后，就砰一声关上了。

饥荒：四个功能逆转的过程。

1. 生长停滞：有限的食品和补给意味着叫停新的建造工程。工人需要过冬，新工程可以暂且搁置。

2. 使用储存的食物：现在需要把食物从仓库拿出来吃，而不是存进去。这些内部供给而不是外部生产的，成了让城堡中的居民得以维生的东西。

3. 保护降低：当城堡大门关闭时，外敌无法进入。除了城墙上象征性的警卫外，不需要额外的警卫。

4. 修复启动：一切必须在供给有限的情况下维持下去。家具和工具被修缮、重新用作柴火或其他东西的零件。

这个例子代表了任何一个生物体在任何给定的时间里发生的事：生存。这是任何生物体最重要的功能，也是代谢的主要目的：优化生存条件。稍后，我们将探讨代谢是如何驱动机体发展、产生慢性疾病和衰老的。

以上都与我们的身体有关，养活了整个王国的食物其实是存在于身体系统中的营养素；城堡其实就是生物体本身，或者说我们的身体；需要修理的工具和家具其实是可以被重新利用的受损细胞；

警卫其实是炎症和其他免疫反应。

那么女王和她的特殊旗帜呢，它们又代表什么？

那就是让这一切发生的蛋白质开关。它直到 1994 年才被发现，这种蛋白质功能的全部效应直到今天仍在被发掘、理解和重视。在这个例子中，Tor 女王是一种主要的营养感应蛋白激酶，被称为（你可能已经猜到了）TOR，调控着生长的启动和关闭。

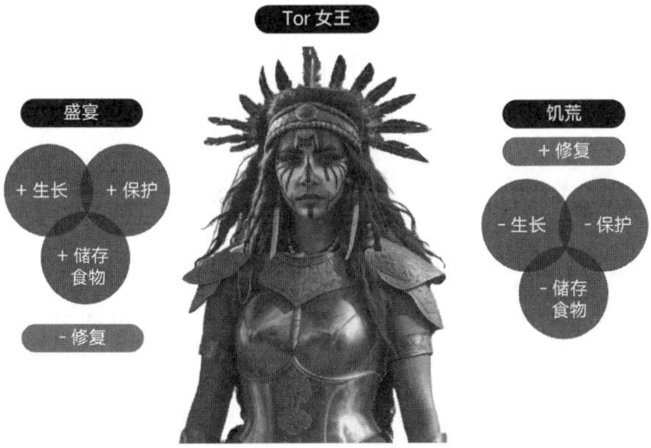

图 2-6　Tor 女王在盛宴或饥荒模式间选择，维持王国生存

从低级的酵母到像人类这样复杂的生物，这种蛋白质几乎存在于每个活细胞中。可能你不敢相信，TOR 几乎可以说是被偶然发现的，尽管它已经存在了数十亿年。在后面的章节中，我将讲述它是如何被发现，以及如何得名的。[39]

就像在故事中的女王一样，TOR 蛋白在两种状态之间切换。正如皮特·西格所唱的（或《传道书》中的一段所写），"建造有时，拆毁有时"。这种主导蛋白质决定了这些时机。它存在于几乎所有的生物中，根据营养状态和它感知到的其他因素，在生长和修复之间切换。它调节你体内的脂肪水平。[40]事实上，它还可能与学习和记忆有关！[41]

如果你以前读到过这种蛋白质，你可能看到过另一种拼写mTOR。在后文关于长寿的章节中，我们将探讨这一完整的缩写及其背后的含义。但现在，我们只谈 TOR。

TOR 与体内其他功能的相互作用非常复杂，即便如今，我们也只是触及了皮毛，开始了解其全部影响。我所描述的是一个复杂的相互作用网络的简化版本，希望这种简化仍然能够传达最重要的概念。

更多关于 TOR 的信息

TOR 具体感知什么？在上面的例子中，我提到女王监控着有多少食物进入她的城堡，这代表了我们身体的营养素。但 TOR 感知的不仅仅是简单的营养素。

当这种蛋白质在检测到葡萄糖、胰岛素、IGF-1（胰岛素样生长因子 1）、氨基酸（特别是支链氨基酸）和氧气时就会激活。[42]当 TOR 激活时，它会将生物体切换为生长模式（即上述比喻中的"盛宴旗帜"）。这也会促进细胞增殖。TOR 促使生物体以脂肪和糖原的形式储存能量，代谢葡萄糖，增加炎症（为了保护），促进合成代谢过程，并推迟修复功能。

当 TOR 蛋白没有检测到上述任何一种营养素，而是感知到胰高血糖素（一种血糖调节激素）、低氧状态或 AMPK（一种低能量传感器）时，它就会失活。[43]当 TOR 处于"关闭"状态时，它会告诉生物体进入修复模式（即上述比喻中的"修复旗帜"），减少炎症，利用糖原和脂肪作为燃料，产生酮体，开始分解代谢过程。

现在，你可能会认为生长似乎是一件好事。的确如此，谁不想生长？但正如我们将看到的，这也与时机有关。在错误的时机下，生长也可能非常有害。

TOR 与自噬

虽然生长似乎是件好事，但修复也是如此。毕竟，谁想要一个坏掉的、不能用的东西呢？谁都想修好坏了的东西，或者如果不修复它们，而是重新利用它们也好。

你的身体（以及几乎所有其他的有机体）也恰好同意这一点。当营养匮乏时，你的身体会通过一种叫自噬的过程来回收成分进行修复。这个词的字面意思是"自我进食"，它是我们身体自我调节的关键机制之一。

2016 年诺贝尔生理学或医学奖得主大隅良典博士因发现自噬机制而获奖。他研究了酵母，并确定了对自噬过程至关重要的基因。他将测试细胞置于氮饥饿状态，并识别了在施加这些不利条件后几分钟内变活跃的细胞结构。后来他将这些结构鉴定为自噬体，并基于此继续之后的研究。[44] 我们才刚刚开始将这些发现应用于慢性疾病治疗和长寿研究。

自噬是我们的身体"吃掉"受损细胞和衰老细胞的过程。我们的身体足够聪明，能够知道哪些部位退化了。举个例子，β 淀粉样蛋白是大脑中与阿尔茨海默病有关的一种化合物。现在有研究尝试利用靶向自噬来治疗阿尔兹海默症，即用某些特定类型的雌激素来促进对β淀粉样蛋白的自噬行为。[45]

自噬也会吞噬受损的蛋白质。然而，在生长阶段，我们只是替换而不是修复身体的某些部分，因而并不那么在意受损的蛋白质。但当食物摄入停止时，我们不能仅仅代谢更多的蛋白质而忽略受损的蛋白质，于是自噬就开始生效，开始精打细算，清除多余的蛋白质以备以后使用。

我们的身体必须决定何时进入生长模式，何时进入修复模式。如果在我们明明可以生长时，身体却坚持自噬并消耗衰老细胞，那么就会剩下很多潜在可用的营养储备，这其实是在浪费现有的资源。另一方面，如果我们并没有生长所需的营养，但身体仍然坚持生长，则会在非必需的过程中用光并耗尽所有的营养供应。

我们的身体使用TOR，这是我们上述提到的进化上保守的营养感知机制。这种机制既存在于大隅良典显微镜下的单个酵母细胞中，也存在于我们自己的细胞中。

当然，单个酵母细胞和人类细胞在复杂性上还是有所差别的。酵母细胞在生长模式与修复模式之间简单切换，取决于营养物质的存在与否，受TOR调控。如果存在营养物质，mTOR就会被激活，进入生长模式，并刺激蛋白质、脂质和核苷酸合成等合成代谢过程；相反，如果没有营养物质，TOR就会失活，进入修复模式，刺激自噬等分解代谢过程。

这个过程已经进行了数十亿年，从最小的细胞到我们人类都是如此，因而这一过程在进化过程中积累了一些复杂性，在高等生物中变得愈发复杂。除了能感知氧含量、葡萄糖、某些蛋白质和某些支链氨基酸外，TOR 也调节着身体反应的重要部分。

还记得酵母的两种模式有多简单吗？一种包含蛋白质和脂质合成，另一种则包含自噬。

当 TOR 在体内启动时，我们开始储存脂肪并燃烧葡萄糖供能。我们的 β 细胞开始产生胰岛素。我们开始产生 IGF-1，即之前提到的胰岛素样生长激素。机体产生炎症，但生长也同步发生，这是有食物供应时发生的情况。

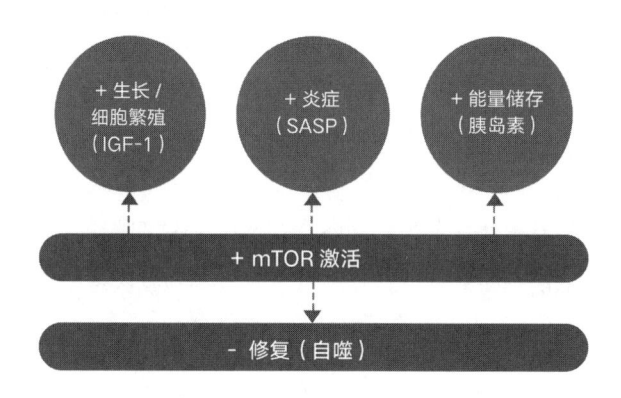

图 2-7 TOR 激活会推动生长、炎症和能量储存，并减少自噬

当 TOR 在体内关闭时，我们开始分解代谢，开始燃烧脂肪而非储存脂肪，利用酮体而非葡萄糖供能。α 细胞分泌的胰高血糖素开始大量释放，我们进入了一种脂肪燃烧状态，成为酮症。自噬发生，我们进入修复、存活、挽救的状态。而这是我们禁食时发生的情况。另一个监测细胞线粒体中的能量水平的系统 AMPK 开始发挥作用，并进一步引导这些细胞参与分解代谢而非合成代谢。[46] 这

甚至可能与长寿蛋白（去乙酰化酶，可能在延长寿命方面发挥作用的蛋白质）的活性有关，但这一点仍有争议。[47]

纵观历史，人类很可能在 TOR 的两种模式之间保持平衡。也许我们直到近年来才知道 TOR 的存在，但在大多数情况下，我们在生长阶段开启 TOR，而在修复阶段关闭 TOR。有时我们更倾向于关闭 TOR，使代谢停留在修复模式。

然而这一点彻底改变了。如今，随着我们频繁的高碳水化合物饮食和由此产生的高胰岛素，TOR 大部分时间都处于打开状态，于是代谢一直处于生长模式。这将驱动炎症并抑制自噬，意味着我们有更多的衰老（老化和恶化）细胞。这会产生炎症驱动的衰老相关分泌表型（SASP），这些分泌物（如细胞因子）也可能促进肿瘤生长。[48]

我们将看到这种永久性脂肪储存如何导致肥胖，以及永久性胰岛素刺激如何导致胰岛素抵抗的证据。这种胰岛素抵抗导致了 2 型糖尿病、代谢综合征、心血管病、癌症、阿尔茨海默病，可能还有某些形式的精神疾病。我就被诊断出其中几种疾病，然而当时我分明遵照学界共识做着该做的事情。

这种转变是如何发生的呢？

TOR 开关和食物的历史

TOR 系统被设计成在生物体中来回切换，以实现最佳功能。这种生长模式与修复模式之间的震荡波动是历史上大多数生物的常态——至少直到人类存在的最近 12,000 年左右都是如此。

在那之前,食物并不是随时可得。你无法在任何方便(或安排允许)的时候轻松地去食杂店囤货或补充冰箱库存。食物通常在短时间内消耗掉,之后会有明显的时间间隔,直到下一餐供应上为止。但几千年前,我们人类供应食物的方式发生了根本性的变化,这种变化深刻到其后果直到20世纪和21世纪才刚刚达到顶峰。

我们跳进了作家贾雷德·戴蒙德所说的"人类历史上最严重的错误"。他提到这个错误时还说道:"(这个错误)本应是迈向更好生活的最具决定性的一步,但在许多方面却成了一场我们至今无法从中恢复的灾难。"[49]

那么这个错误是什么呢?是农业。

狩猎采集者将历史上按理来说最成功、持续最久的生活方式转变为了一种完全不同的生活方式。我们至今仍能感受到祖先的决定带来的影响。在农耕和种植取代狩猎和采集之前,它是人类默认的生存方式。在人类存在的240万年里,除了最后的12,000年左右,我们几乎都是在这种状态下度过的。这占了我们作为一个物种在地球存在时间的99.6%。

我们过去是怎么吃的呢?猜测各不相同,因为它们依赖于人类学研究、化石和考古记录,但一项研究认为,我们所有食物来源的能量中有45%~65%来自动物产品。该论文声称,"世界上大多数(73%)狩猎采集社会从动物性食物中获取超过一半(≥56%~65%)的能量,而只有14%的狩猎采集社会从植物性食物中获取超过一半(≥56%~65%)的能量"。[50]这就是我们所说的低碳水化合物、高脂肪饮食。

因为食物不是现成的,既不能储存起来,又不能长在地里等待收获,所以这符合我们上面所说的模式,即长间隔不进食和短时间进食。TOR开关以自然的方式在生长和修复模式之间切换。但这种饮食模式随着农业的出现而改变,因为我们获得了种植食物的能力和更重要的储存食物的能力。从前,如果我们不去打猎或花时间采集,就无法获得营养物质,而现在我们可以在一天的任何时间、任何地点获得这些营养。

学者尤瓦尔·赫拉利在他的畅销书《人类简史》中描述道,"农业革命当然扩大了人类可获得的食物总量,但这些额外的食物并没有转化为更好的饮食或更多的闲暇……农业革命是历史上最大的骗局"。[51]

这种转变大约始于12,000年前,在20世纪末和21世纪达到顶峰,给我们的代谢和健康带来了许多潜在的问题。我们将提到其背后的三大原因。

首先,我们必须记住,狩猎采集者的饮食必然是多样化的,人们能找到什么就吃什么,虽然其中很多是动物产品,但受到能捕猎到的东西的限制。同样,人们的植物采集也不仅仅局限于农民饮食,戴蒙德指出:"几乎不能想象以约75种野生植物为食的布须曼人会像19世纪40年代马铃薯饥荒时成千上万的爱尔兰农民和他们的家人那样饿死。"[52]

然而,早期农民的饮食仍以一种或几种淀粉类作物为主。他们在这个过程中获得了更多的卡路里,却付出了营养不良的代价。这几种作物中并不含其他来源的食物(如动物性产品或采集到的水果蔬菜）中含有的蛋白质、多种维生素和氨基酸。戴蒙德指出，"如今，只有三种高碳水化合物的植物——小麦、大米和玉米——为人类提供了大部分卡路里，但每一种都缺乏某些生命所必需的维生素和氨基酸"。[53]然而它们却是我们日常饮食中的主食！

证据似乎支持这种关于营养变迁的观点。我们可以从骨骼记录中观察到，在人类社会经历了从狩猎采集到农业的过渡后，人类的平均身高（可以作为健康的替代指标）变矮了。最近的一项研究指出：

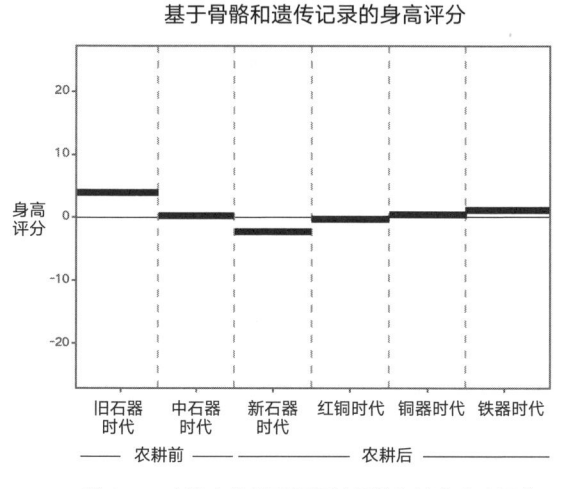

基于骨骼和遗传记录的身高评分

图 2-8 人类农业转型期间的骨骼和遗传身高评分

农业进化——在约 12,000 年前始于新月沃土地带，然后扩展或独立发生于这颗人居星球的很多地方，对人类的生存、社会系统和健康都造成巨变。然而，对这一时期的人类骨骼遗骸进行的生物考古分析表明，人类的体质和健康情况同时下降，推测原因是：1.营养不良；2.由更高的人口密度、稳定少迁的生活方式和与牲畜的接近导致的病原体负荷增加。[54]

换句话说，当我们作为一个物种从狩猎采集社会转变为农业社会时，我们"缩水"了。该研究还指出：

> 虽然过去的人类健康不能直接评估，成人的身材变化和非特异性压力的骨骼指标可以作为生长和发育期间的健康替代指标。通过整合167名史前欧洲人个体的古基因组基因型和骨骼身材数据，我们观察到，在校正个体遗传因素对身材的影响后，早期农民的身材比预期的要矮。早期农民的营养不良或疾病负担增加可能在一定程度上凸显了这一结果。[55]

我们的体形变小、健康水平下降，是因为我们没有摄入营养足够丰富的食物，并且周围环绕着那些会把疾病传染给我们的牲畜。多大的一场骗局啊。

从狩猎采集者到农民的转变对人类健康造成灾难性影响的第二个原因，我们已经讨论过了。上面提到过，在我们大规模农耕之前，我们的饮食更多样化，而在开始农耕之后，我们对于一些淀粉类作物的依赖性增加。这实际上很危险，尤其是在疾病或饥荒的情况下。

如果农民的主要作物歉收，他们就会面临挨饿的风险。虽然狩猎采集者不得不为获取更多的食物而奔忙，但如果其中一个食物来源耗尽或消失，他们的危险相比于农民也会更小一些。他们的食物来源并不像农民那么单一，吃的品种也更多样化。例如，布须曼人的饮食中有超过 75 种不同的植物；如果其中一种枯萎，他们相对来说仍然过得不错，还能靠其他 74 种植物活下去。但正如我们在历史上看到的那样，如果农民的主要作物死亡，他们将会遭受毁灭性的打击。

以爱尔兰为例，当地人曾依赖马铃薯作物作为主要食物来源。当马铃薯在 19 世纪 40 年代遭受枯萎病打击时，大约有 100 万爱尔兰人死亡，超过 100 万人从爱尔兰移民，逃离随之而来的饥荒。爱尔兰依赖马铃薯的程度之深，以致当枯萎病侵袭他们的农场时，造成的死亡和移民人数甚至使整个国家的人口下降了 20%~25%。[56]

从狩猎采集社会向农业社会的转变损害我们集体健康的第三个原因，与食物的可获得性有关。这一点最有问题，也是整个故事最重要的部分，农业革命就是这样扰乱 TOR 开关的。随着食物变得更易获得，狩猎采集饮食的波动性逐渐消失，TOR 切换到了生长模式。不幸的是，TOR 就此锁定在了这一模式。

食物本身变得更有利于 TOR 激活，高碳水化合物饮食意味着生长所需的信号充斥全身，这种 TOR 的持续激活导致了胰岛素抵抗和慢性炎症。如上所述，胰岛素抵抗会导致各种各样的疾病，比如 2 型糖尿病、心血管疾病和癌症等。

现代加工食品与代谢综合征

农业革命之后是工业革命，随之而来的是大规模农业技术的发展。这在19世纪、20世纪和21世纪达到了顶峰，后果是慢性疾病的增长达到了人类历史上从未有过的程度。

现代饮食使TOR开关锁定在了生长模式上，使得衰老和退化不受控制地发生，没有任何方法来调节。问题不仅仅在于我们吃多少，而是我们吃什么，高碳水化合物食物正是激活TOR的完美选择。当我们需要分解代谢过程来清除退化细胞和修复损伤时，我们的身体却持续处于合成代谢状态。从前，由于食物匮乏而引起的禁食周期使得代谢开关关闭，让我们的身体进行修复并启动自噬，但在现代社会呢？

即使在40年前，每个人都吃一日三餐。至少在发达国家，食物匮乏的时期已经成为过去。而今，这种趋势更是不断加速。孩子们在学校里不会超过两个小时不吃东西，不管正餐还是零食。但这对成年人来说并不理想。

有专家认为，TOR处于生长模式对幼儿有益，毕竟他们在成长。然而，过了童年，情况就发生了变化。TOR激活让身体进入生长模式，但你超过25岁以后呢？你不再成长了，相反，你开始衰老。你不再长大，而在变老。我们在后面的章节中讨论的疾病，其根源都是衰老疾病。

虽然我们一直在增加所吃食物的数量和频率，但它们的种类并没有变得更好。当全世界（包括我在内）都在用碳水化合物替代饮食中的脂肪来预防心脏病时，一组称为X综合征的新症状开始出现。

斯坦福大学医学院的杰拉尔德·里文博士注意到了这一点。他是最早提出胰岛素抵抗存在的人之一，而我们已经提过胰岛素抵抗是 TOR 持续激活所致，并因此与 2 型糖尿病联系起来。里文还将胰岛素抵抗与其他一些代谢异常联系起来，他称之为"X 综合征"，后来成为我们现在所说的代谢综合征。[57] 他还深入研究了人类的碳水化合物和脂肪代谢。[58]

具有讽刺意味的是，专家和医学界提出的用以避免心脏病和生活得更健康的建议，却产生了其他后果。正如一篇论文指出的那样，到 2016 年，大多数美国成年人都会存在一系列"代谢症状"。[59]

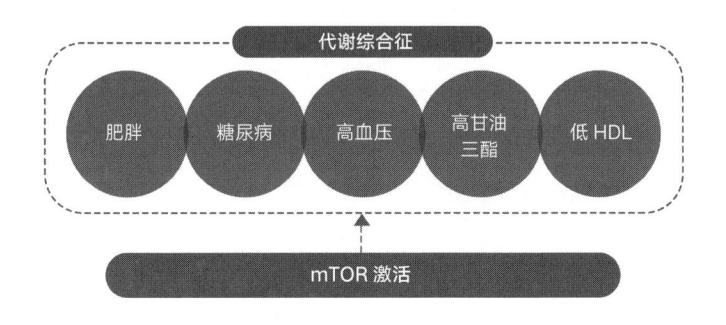

图 2-9　TOR 激活（这里显示为 mTOR）驱动代谢综合征及其五个特征

代谢综合征的症状多种多样，一个人出现以下三种或以上症状可诊断为代谢综合征。现在，不是所有患有代谢综合征的人都会出现这些症状，但它们都是由 TOR 激活驱动的。它们包括：

肥胖（即高腹围，男性和女性标准不同）
高血糖或糖尿病
高血压

低高密度脂蛋白胆固醇（高密度脂蛋白胆固醇简称为HDL-C，或称为"好"胆固醇）水平

高甘油三酯水平

上述这些都是 TOR 锁定在生长模式的后果。

但我说得有点超前了。我们先来看看由代谢综合征引起的一些慢性疾病，更深入地研究 TOR 时，我们会发现更多。我们不仅会弄清 TOR 如何成为自我毁灭的原因，而且还可能了解到，全面理解 TOR 或许是实现以前医学上认为不可能的长寿的关键。

第三章

肥胖谎言:"要减肥,只需要少吃多动"

健康的人有一千个愿望,而病人的愿望只有一个。

——印度谚语

在过去十年左右的流行文化中,我观察到了一个奇怪的现象,这并不新鲜,但最新版本称之为身体积极性。它的理念是,你可以在任何体形下保持健康,即使在二三十年前这种体形可能会被认为是病态肥胖。

肥胖是任何疾病的共病,你越胖,就越有可能患上致命的疾病。难怪我们花了那么多时间试着去避免它。但是极端节食、极度限制和精密计划同样导致了一种文化的转变,导致有的人说:"这些对我不起作用,所以我活该变胖。我只能这么胖下去,不管你怎么想都只能接受。"

当今整个西方流行文化从中可见一斑。但正如我所说,这并不新鲜。考古学家发现的最古老的雕像中有些是北欧的维纳斯雕像，描绘了病态肥胖的女性。它们可能会让你想起现在广告牌上的一些泳装广告，这些广告在社交媒体上广泛传播。古老的东西又成了新风潮。

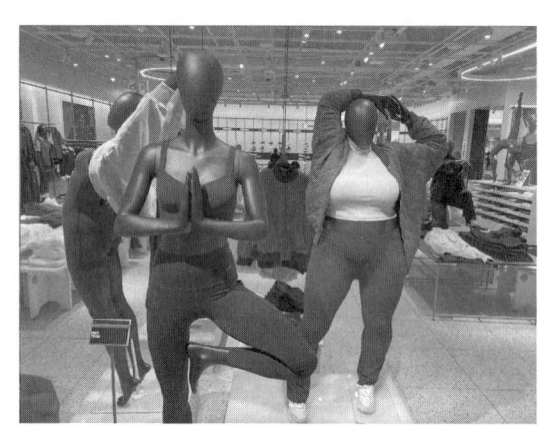

图 3-1 肥胖的服装模特

这似乎是一种潜意识和隐含的承认，从古代的狩猎采集社会直到文艺复兴时期，肥胖对人类来说在食物极端匮乏的情况下具有生存价值。在文艺复兴时代的作品中描绘的美丽的裸体形象，通常是具有更高体脂率的超重女性。

在食物短缺的时候，描绘这样一个超重甚至肥胖的女性意味着她的社区、家人、丈夫或父亲都有能力提供大量的食物。这是一种暗示："你想加入这个家，想与这些人建立交往。"这关乎财富和资源的获取。在匮乏的世界里，肥胖其实是"富有"的信号。

但肥胖就像那么多代谢综合征疾病一样，是一种"过量"的疾病，我们需要花很多时间和金钱来减掉过多的体重。如果我们用了错误的方法会怎么样呢？

肥胖模型：卡路里与胰岛素

前文中我们描述了"一卡路里就是一卡路里"这一过时且具有误导性的概念如何忽略了胰岛素在营养中发挥的基本作用。它导致了我们现在面临的前所未有的肥胖和慢性疾病的大流行。

对体重增加来说，卡路里的确是必需的，但并不充分，还需要胰岛素。

有两种主要模型来解释我们为什么会变胖。第一种是能量平衡模型（EBM），该模型指出，"能量密集、美味的现代加工食品通过增加摄入导致能量正平衡，从而导致脂肪沉积"。[60] 这与你从学校或流行文化中听过的大致一致。卡路里只是身体的能量或燃料，如果你摄入的比消耗的多，多余的卡路里就会以脂肪的形式储存起来。这是医学界的默认观点。

然而，尽管建立过程中遇到了很多来自学界的阻力，一种考虑到代谢的新模型出现了。这被称为肥胖的碳水化合物－胰岛素模型（CIM）。在这个模型中，"快速消化的碳水化合物通过胰岛素和其他激素的作用，导致脂肪沉积增加，从而驱动能量正平衡"。[61]

但第一种模式仍然是医学界的默认立场。正如一份研究报告指出的：

> 几十年来，在临床和公共卫生领域，"能量平衡"的考量对预防和治疗肥胖症提供了信息。内分泌学会最近发表的一份科学声明总结道："对于'一卡路里就是一卡路里吗？'这个

57

问题，答案是肯定的。'"换句话说，在考虑总热量消耗后，高添加糖或其他加工碳水化合物的饮食理应不会对代谢或身体成分产生特别的不利影响。[62]

但是我们观察到，一卡路里不只是一卡路里。我们可以选择那些升胰岛素的卡路里，使我们储存脂肪并容易感到饥饿——比如薯片，也可以选择那些只会单纯给我们提供能量的卡路里——比如奶酪。

在能量平衡模型下，我们的肥胖率和超重率在过去几年里飞速上升，大多数美国成年人都超重或肥胖。然而，通用的建议仍然是："要减肥，就要管住嘴迈开腿。"很明显，这句话有时不起作用。在深入研究之前，让我们看看肥胖这一现象的其他方面。

我们之前提到了身体积极性，虽然很多与之相关的想法都是不正确的，但它确实指出了肥胖羞辱是有害的、不可接受的。但另一个极端，将肥胖正常化本质上忽略了代谢功能障碍与高血压、糖尿病、心脏病发作、脑卒中、阿尔茨海默病和癌症之间的密切关联。

肥胖的益处：生存保险

肥胖有什么好处吗？在自然界中，冬眠前的短暂时期或者极端生长时期比如怀孕时，体重增加是有价值的，肥胖也是一种对抗饥荒或长冬无粮的保险措施。

安格斯·巴比里的禁食记录

关于脂肪能提供营养的时间的一个现代极端例子，是苏格兰泰波特的安格斯·巴比里，一名27岁的男性，在他父亲的炸鱼薯条店工作。[63] 他是史上保持禁食最长的例子。安格斯在体重450磅时开始禁食减肥。几周内，他只摄入咖啡、茶和一些维生素，他发现这种方法非常有效，因此决定继续下去。他完全不吃东西，连一块水果也不吃。

这么做可能让我们非常震惊。我们经常被告知过度节食的危险，并被那些患有神经性厌食症的人骨瘦如柴的样子吓到。营养不良在日常生活中并不常见，却常常出现在慈善机构的广告中，即使可能不会立即对我们产生威胁，但我们仍然常被告知没有食物的危险性。

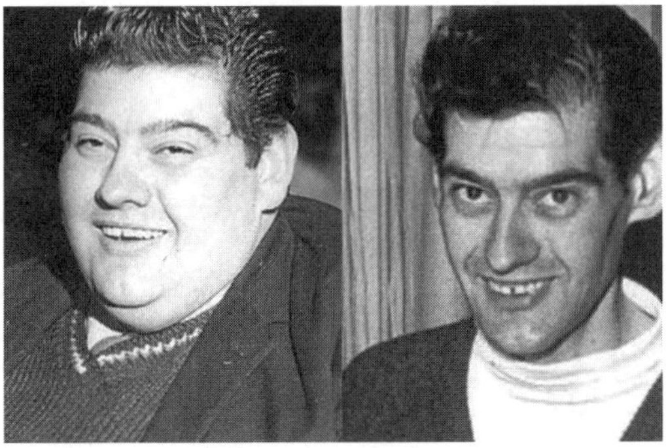

图 3-2　安格斯·巴比里禁食 382 天前后对比

事实上，这种危险已经被用于政治抗议！绝食是一种常见的激进主义形式，其中最著名的是甘地在德里的绝食抗议。1947年英国《印度独立法案》将当时的英属殖民地分割为印度教徒占多数的印度和穆斯林占多数的巴基斯坦两国，随后甘地发起绝食试图实现教派之间的和平。

整整6天，全世界都在看着甘地日渐衰弱。他完全不吃东西，每次露面都日渐虚弱。到了第五天，医生们对甘地的病情表示了严重担忧，到了第六天，世界也已经看够了。印度教、伊斯兰教和锡克教社区的领导人以及政府官员斡旋和平，并同意了甘地关于结束暴力和流血的要求。[64]

仅仅6天，医生就担心甘地会死于绝食，然而巴比里坚持的远比这久得多。他成功减轻了体重，与甘地不同的是，他受得了这种减重。在绝食结束时，甘地的体重约为100磅，[65]而巴比里在禁食开始时的体重是这个数字的4倍多。在禁食几周后，巴比里决定在医疗监督下继续坚持下去。他的禁食持续了一年多，减掉了275磅。从1965年6月到次年7月，巴比里禁食了382天。在此期间，他只服用一些维生素，以及茶、苏打水和咖啡。他在玛丽菲尔德医院随诊以便医生关注他的健康状况。这段长时间的禁食使他被列入了1971年的吉尼斯纪录，成为不吃固体食物时间最长的人。[66]一篇论文描述道："长时间的禁食并没有对该患者造成不良影响。"[67]

多数人都大大低估了一个人在没有食物的情况下能坚持的时间。我们的文化也夸大了低血糖的危险，这种情况有时会在人们不吃东西的情况下发生。但记住，葡萄糖并非饮食的必需成分，所以在安格斯·巴比里的例子中，当他的血糖水平很低时，身体会产生他所需的所有葡萄糖。根据观察人员的说法，"尽管有低血糖，但患者没有症状，感觉良好，行走正常"。[68]

禁食期间血糖水平

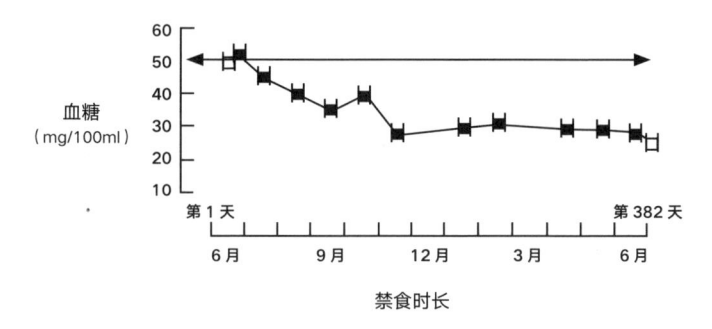

图 3-3 巴比里在 382 天禁食期间的空腹血糖水平

只要巴比里有足够的脂肪储备，他就无需从饮食中摄入脂肪或蛋白质。在一年多的时间里，他的代谢 TOR 开关被切换为修复模式，这也正是他所做的，他最大限度地利用酮症和自噬来生存。

这种极端禁食可能是危险的，不应在没有直接医疗监督的情况下尝试。尽管如此，它确实揭示了我们对频繁进食需求的许多误解。

禁食是一种绝对有效的减肥方法。记住，对体重增加来说，卡路里的确是必需的，但并不充分。胰岛素也必不可少。在禁食的情况下，代谢 TOR 开关通过感知低营养和低胰岛素切换为燃脂模式，因此热量和胰岛素都减少了。

维纳斯雕像：生存"女神"

我们的狩猎采集祖先可能也意识到了肥胖作为生存保险的价值。虽然肥胖在我们的祖先中可能很少见，但肥胖女性或怀孕女性的雕像——旧石器时代晚期欧洲的维纳斯雕像，是已知最早的人类艺术品之一。它们的年代确定为距今3.8万~1.4万年，是人类历史上最艰难的气候时期之一。[69]

这些雕像似乎显示了现实中的肥胖，我们认为这在狩猎采集者中是罕见的。目前的看法是，这些雕像可能代表了美或生育能力，但很少有支持这一点的证据。[70]

在一篇论文中研究人员指出，这些雕像在冰川前进期间显示出更明显的肥胖，而在冰川后退期间肥胖程度较低，最接近冰期的雕像最为肥胖。这些研究支持了维纳斯雕像是生存象征的假设，并指出在食物严重短缺的冰期，肥胖有助于妇女怀孕和喂养婴儿。

但这并不意味着当时的每个人都像现在一样胖。只有某些罕见的人——"女神"——在怀孕或冰期出现之前，就被当作令人艳羡的对象来崇拜。肥胖就像文艺复兴时期的财富和资源，仿佛在说"我能吃得起这些"。

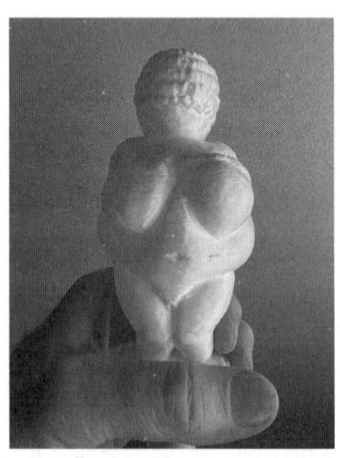

图 3-4　维林多夫的维纳斯，高 11.1 厘米，据推测是在 2.5 万~3 万年前制作的[71]

肥胖在某些情况下的确是有价值的，但如今这些情况并不常见。如果肥胖在特定情况下是有用的，那么它的问题究竟在何处呢？

肥胖的问题所在

关键在于"特定"一词。就像压力、炎症、生长、胰岛素生成和 TOR 激活一样，在某些特定的短暂或应急条件下，肥胖可能是有用甚至健康的。但慢性压力、慢性炎症、慢性生长、慢性胰岛素生成和 TOR 慢性激活时，问题就来了。当肥胖长期存在时，换句话说，当它时时刻刻都发生时，它就不再健康了。

还记得上一章提到的代谢综合征（也称为 X 综合征）的五个特征吗？这些特征都是由胰岛素抵抗和炎症驱动的，这是 TOR 三大激活效应中的两个，而最后一个是生长和细胞增殖。在代谢综合征的五个特征中，腰围或肥胖是唯一可以从外表看出来的，也是唯一不需要实验室检查的。

如今，并不是每个患有代谢性疾病的人都肥胖或超重。事实上，大多数人都并非如此。尽管大多数美国人都处于代谢不健康状态，但只有大约一半的人超重或肥胖。然而，肥胖是潜在健康问题的关键警示信号。

代谢综合征的这五个特征是相互关联的，但并不是每个患有代谢疾病的人都同时患有，大多数人只是其中几种的组合，也并不是所有肥胖的人都会患上糖尿病。如下图所示，36% 的新诊断糖尿病患者并没有超重或肥胖，他们的身体质量指数（BMI）低于 25，[72]有些人只是有血脂或脂肪异常。

新诊断糖尿病患者的身体质量指数

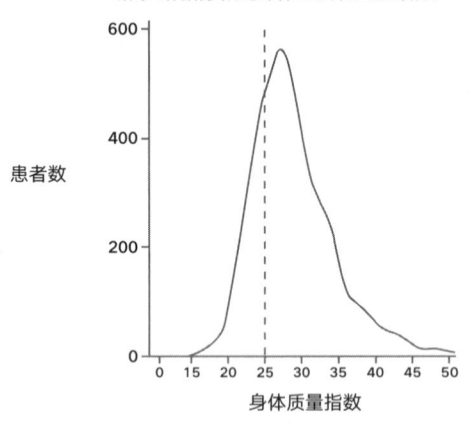

图 3-5　新诊断糖尿病患者的人数与相应身体质量指数，36% 的人低于 25，这意味着他们并不超重或肥胖

代谢综合征或 TOR 慢性激活会导致细胞增殖、炎症和胰岛素抵抗。随后这些将进一步与某些特定的疾病相关联，包括心血管疾病（心脏病和脑卒中）、脂肪肝、关节炎、癌症和阿尔茨海默病，我们将在后文分别对它们进行更详细的介绍。

同样，不是每个人都会得这些疾病，几乎没有人能同时患上所有这些疾病，一个人基因中的其他因素以及生活方式选择、环境毒素和功能缺陷都可能会决定这一点。所有这些都发挥了作用！有些人会得阿尔茨海默病，有些人会得癌症，也许还有一些精神疾病（详见第十章），有一些人会同时得心脏病和脂肪肝，另一些人可能只得了癌症。

虽然并不是每个人都能患上一切，然而"哦，我不胖，所以我不会得任何疾病"这种想法也是错误的。所有这些疾病都有相同的代谢障碍基础。

肥胖是与所有这些密不可分的"入门"疾病，由胰岛素和TOR激活驱动，并导致了脂肪蓄积。

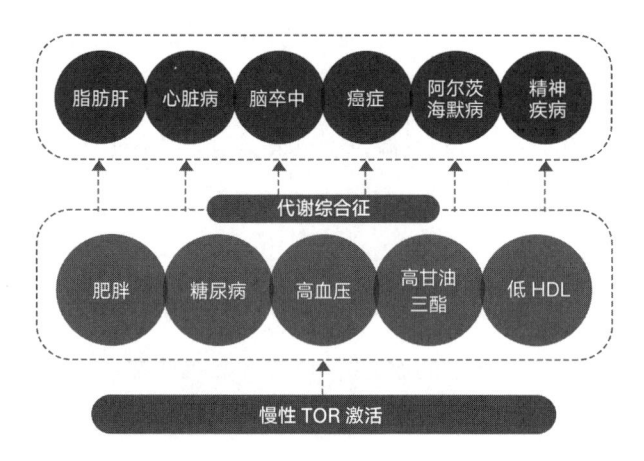

图 3-6　慢性 TOR 激活对代谢综合征及其下游慢性疾病的影响

是什么启动胰岛素并激活了 TOR？是食物！某些特定的宏量营养素可以做到这一点，碳水化合物是效应最强的。碳水化合物再加上持续进食，胰岛素和 TOR 就会居高不下，这就成了增重的秘诀。

肥胖不仅仅是卡路里摄入过多这么简单。

那么，对于想要减肥的超重肥胖人群，官方的医学建议是什么？谎言又是什么呢？

权威推荐：管住嘴迈开腿

2001 年，美国公共卫生局局长大卫·萨彻博士希望像前公共卫生局局长路德·L. 特里博士 1965 年为肺癌大流行做的吸烟报告一样，为肥胖大流行做报告。在他看来，这两种大流行是相似的。萨彻希望利用美国公共卫生局的力量，引起人们对一个关键的、可能致命的公共卫生问题的关注。他想就对抗肥胖的最佳方法给出有价值的指导。

利用他的影响力和权威，这位公共卫生局局长明确地表示："超重和肥胖是由于热量摄入过多和身体活动不足。"[73] 换句话说，卡路里就是卡路里。

2003年，久负盛名的《科学》杂志专门就肥胖问题出了一期特刊，来自科罗拉多大学的詹姆斯·O.希尔教授被委派撰写关于饮食和生活方式因素如何影响体重增加的关键综述文章。他写道，当时有65%的美国成年人超重或肥胖，这一公共卫生危机的根本原因在于被动的过量饮食和久坐行为。

希尔计算后认为，如果美国人每天能改变仅100千卡的能量平衡，将"防止大多数人的体重增加"，[74] 达到这一目标的推荐方法是"同时减少能量摄入和增加体力活动"，[75] 换句话说就是管住嘴迈开腿。

同时，希尔长期致力于捍卫碳水化合物摄入（尤其是糖类）作为减重工具的价值。正如陶布斯记录的那样，"在糖业协会的资助下，他甚至写了一篇文章，提倡在减肥饮食中使用糖，其假设是，即使含有大量糖类的高碳水化合物饮食也会'降低暴饮暴食的可能性，而非像一些流行的饮食理论所主张的那样增加暴饮暴食的风险'。"（希尔曾写道："饮食中的糖类＝高胰岛素水平＝脂肪过度蓄积这一理论未经证实，在生物学上没有什么意义。"[76]）

为了充分理解希尔的观点，有必要审视一下他的部分资金来源。希尔承认从可口可乐、卡夫和玛氏公司收取顾问费用，它们都是高糖、高碳水化合物加工食品的来源。他的实验室还从宝洁公司收到了 200 多万美元的礼物，而宝洁公司生产一种名为奥利斯特拉（Olestra）的脂肪代餐，被媒体形容为"节食者的梦想"。[77]

奥利斯特拉旨在通过取代希尔推荐的高碳水化合物低脂饮食中的脂肪来控制体重。然而，这与罗伯特·C.阿特金斯博士提出的低碳水化合物高脂肪饮食（阿特金斯饮食）截然相反。[78] 如果情况恰如阿特金斯博士所说，低脂饮食在控制体重方面没有作用，那么奥利斯特拉的价值就会消失。

奥利斯特拉还有其他副作用，最明显的是失禁，这大大影响了它的名声。《时代》杂志报道，"奥利斯特拉被证明是一种贪婪的化学物质。它不仅从食物中去除不必要的脂肪，还削弱了人体吸收必需维生素的能力。其副作用包括痉挛、胀气和腹泻，将脱脂炸薯条变成一种失败的商业闹剧"。[79]

2002 年，希尔还从美国国立卫生研究院获得每年 30 万美元的资金，用于开展一项临床试验，将阿特金斯饮食与低热量低脂饮食进行比较。这暗示着，他也在测试在减肥饮食中使用奥利斯特拉等脂肪替代品的合理性。此外，他是另一项阿特金斯饮食随访试验的主要研究者之一，该试验同样由美国国立卫生研究院提供了 500 万美元的支持。

管住嘴迈开腿，是学界治疗肥胖症的一贯信息。

权威推荐：临床试验

但这一观点需要证据。首先，让我们看看管住嘴这部分。

20世纪30年代，一位名叫希尔德·布鲁赫的德国儿科医生在移居美国后发现许多孩子都很胖。当时，快餐尚未出现，正值大萧条，并非一个过剩的时期，为什么还会这样呢？因为孩子们吃得太多，完全停不下来，任何减少他们进食量的建议甚至干预都以失败告终。[80]

2006年，一项随机对照试验的发表彻底证明了"少吃多动"减肥方案的有效性，该试验被训练有素的肾病和胰岛素专家冯子新博士称为"史上最重要的饮食研究"。[81] 美国国立卫生研究院招募了近50,000名绝经后女性，开展了有史以来最昂贵的饮食研究，这就是妇女健康倡议（WHI）饮食调整试验。[82]

三分之一的女性在一年内接受了一系列教育课程、小组活动、有针对性的信息宣传和个人健康反馈。她们接受的饮食干预是减少脂肪，即脂肪仅占每日摄入卡路里的20%。她们还将蔬菜和水果的摄入量增加到每天5份，谷物摄入量增加到6份，同时强烈鼓励锻炼。

而对照组被要求保持正常进食。她们收到了一份美国饮食指南，但除此之外几乎没有得到任何指导。

该试验旨在证实低脂饮食对心血管健康和减肥的益处，这项大规模研究对参与者进行了7年半的随访，以查明推荐饮食是否能像预期的那样减少肥胖症、心脏病和癌症。

研究开始时，参与者的平均体重为169磅，平均身体质量指数为

29.1，意味着她们属于超重类别（身体质量指数为25~29.9），接近肥胖（身体质量指数≥30）。

就饮食指导干预方面而言，这种措施取得了成功。参与者每日卡路里摄入量从1,788卡路里下降到1,446卡路里；这等于7年内每天减少了342卡路里！脂肪占每日卡路里的百分比从38.8%下降到29.8%，而碳水化合物从44.5%增加到52.7%。这些女性的日常体力活动量也增加了14%。与此同时，对照组继续采用他们习惯的高热量、高脂肪饮食。

结果如何呢？第一年的结果非常惊人，少吃多动组在第一年平均减重超过4磅。但不幸的是，在研究结束时她们的体重开始反弹，且两组之间没有显著差异。

有时仅仅测量体重可能会产生误导，锻炼较多的人群可能会增加肌肉质量并减少脂肪，而体重没有净变化。由于干预组确实增加了14%的体育锻炼，因此必须检查这种可能性。不幸的是，干预组的平均腰围甚至增加了1.6厘米，平均腰臀比增加了0.02，[83]这表明这些女性比以前更胖了。

然而，当2010年美国膳食指南更新时，主要建议仍然是"控制总卡路里摄入量以管理体重"，好像这一切都没有发生过一样。[84] 2015年，疾控中心也敦促患者关注卡路里摄入和消耗平衡。美国国立卫生研究院的《追求健康体重》手册同样建议"减少从食物和饮料中摄取的卡路里，增加身体活动量"。[85]

现在，让我们更仔细地看看多锻炼这部分。可以计算一下。我们可以比较摄入的卡路里与锻炼掉的卡路里，或消耗的卡路里与吃进的卡路里。

以松饼为例。吃一个松饼需要两分钟，大约含 500 卡路里。要燃烧这么多卡路里，需要连续跑步 40 分钟。你可能从经验中知道，锻炼会让你感到饥饿。"运动唤起食欲"这个短语不无道理。你无法通过运动来摆脱不良饮食习惯。但这只是直觉。研究结果如何呢？

有人专门研究了这些关于锻炼和减肥的问题。2010 年的"身体活动与预防体重增加"研究是有史以来最昂贵、最全面的研究之一，也专门研究了锻炼。研究人员将 34,079 名女性分为三组，分别代表高、中、低水平的身体活动。在接下来的 13 年里，该研究发现，对于试验中绝大多数（约 30,000 人）超重或肥胖女性而言，体重增加与锻炼水平之间没有关系。此外，没有观察到身体成分的变化，这表明肌肉很可能没有取代脂肪。[86]

究竟什么才有效？

到底什么才对控制体重真正有效？如果一切都与胰岛素而非卡路里有关，那么降低胰岛素的饮食应该可以减轻体重。什么样的饮食可以降低胰岛素？碳水化合物是胰岛素最强的饮食刺激物，让我们来看看低碳水化合物饮食。

当研究将低碳水化合物饮食与"标准饮食"进行比较时，冯子新写道：

结果震惊了很多人，包括我自己。第一项研究于2003年发表在久负盛名的《新英格兰医学杂志》上，证实了阿特金斯饮食在短期内减肥效果更佳。2007年，《美国医学会杂志》发表了一项更详细的研究。一项头对头试验对四种不同的流行减肥计划进行了比较。明显的赢家出现了——阿特金斯饮食。[87]

冯子新继续阐述了其他饮食与低碳水化合物的阿特金斯饮食的比较。只有地中海饮食可以与阿特金斯饮食相媲美，而传统的低脂饮食"被抛在了尘埃中——令人沮丧、陈腐不堪、无人问津，除了学术界的医生"。

为什么会这样？正如冯子新所指出的那样，低碳水化合物饮食的关键之一是会影响代谢。"在将阿特金斯饮食与奥尼什饮食（一种高碳水化合物、低脂肪饮食）进行比较时，阿特金斯饮食不仅减肥效果明显更好，整体代谢状况也更佳。"[88]

但最终，从长远来看，这些饮食全都失败了。这又是为什么？根据我自己的研究，这与胰岛素抵抗有关。当你的细胞暴露于过量胰岛素后将对其产生耐受性，身体必须产生更多的胰岛素来对这种失效进行补偿。[89]

这种情况随衰老愈发明显。事实上，一项研究指出，与衰老相关的风险因素（如"自噬减少"）会增加骨骼细胞的胰岛素抵抗。[90]逐渐升高的胰岛素水平会加剧胰岛素抵抗，而这种激素耐受性甚至能在不改变饮食的情况下导致肥胖。

这就是冯子新建议将禁食作为控制胰岛素抵抗的有力工具的原因之一——不仅要监控你吃的内容，还要监控进食的时间和频率。

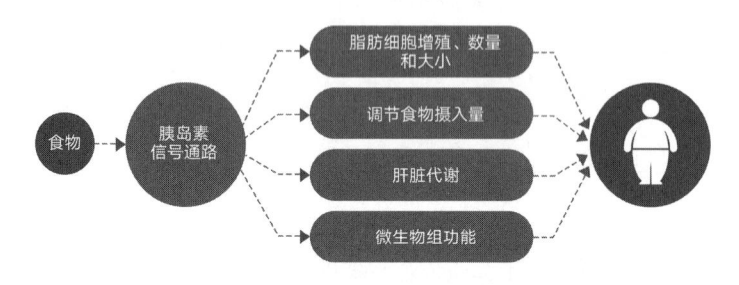

图 3-7　胰岛素信号通路（包括 TOR）对各种功能的影响，如脂肪细胞、食物摄入、肝脏和微生物组（即生活在我们体内的微生物）[91]

如果你一直在吃东西，即使是低碳水化合物饮食也会导致胰岛素水平升高，这将使胰岛素水平保持高位。但代谢 TOR 开关需要关闭，身体需要进入修复模式，而持续进食会使身体锁定在生长状态。

现在，你可能会问，那些所谓的减肥饮料怎么样？低热量代糖怎么样？它们对胰岛素有什么影响呢？

"节食"谎言：为什么低热量代餐不起作用？

我们现在已经知道，重要的不仅仅是卡路里的量，还有胰岛素，因此我们需要更仔细地研究一下减肥食品。当然，你订购的无糖汽水可能卡路里更低，但它对你的胰岛素水平有什么影响呢？

以下是《肥胖代码》一书的作者、禁食运动倡导者冯子新的一些智慧：

尽管减少了糖分，但低热量汽水并不能降低肥胖症、代谢综合征、脑卒中或心脏病发作的风险。为什么呢？因为最终导致肥胖和代谢综合征的是胰岛素，而不是卡路里。

重要的问题是，人工甜味剂会增加胰岛素水平吗？三氯蔗糖会使胰岛素升高20%，尽管它不含卡路里和糖，其他人工甜味剂也表现出这种胰岛素升高效应，包括"天然"甜味剂甜菊糖。尽管对血糖的影响微乎其微，但阿斯巴甜和甜菊糖提高胰岛素的幅度甚至高于常见的砂糖。这些提高胰岛素的人工甜味剂是有害的，而不是有益的。人工甜味剂可能减少了卡路里和糖，但并不会降低胰岛素，然而胰岛素才是导致体重增加和糖尿病的真正元凶。[92]

简而言之，胰岛素导致肥胖，肥胖导致疾病。

除了刺激胰岛素分泌外，人工甜味剂还会改变肠道微生物群，并引起我们才刚刚开始了解的血糖变化。[93]

出于多种原因，最好避免食用糖类和代糖。同样，仅仅控制吃什么还不够，还要控制吃的时间。

禁食：重置胰岛素和TOR

收窄进食窗口，即开始和停止进食的时间，你需要至少12个小时不进食来消耗肝脏中以糖原形式储存的葡萄糖，然后你的身体才会开始燃烧多余的脂肪。间歇性禁食就是因此才能起效。当你第一次停止进食并禁食时，肝糖原是你的身体最先开始调用的能源。

一项研究详细阐明，"当动物禁食时，身体会感觉到胰岛和大脑等部位的葡萄糖浓度下降，并减少胰岛素分泌来做出反应"。该研究还指出，"当肝脏中的糖原储存耗尽时，储存的脂肪组织甘油三酯会以脂肪酸和甘油的形式释放到血液循环中"。[94] 换句话说，一旦你在 12 小时后耗尽了肝脏中的所有糖原，身体就会开始利用脂肪作为燃料供能，减少胰岛素的产生，有效地让细胞从持续进食诱发的"胰岛素浸泡"中解放出来。

但是你又会问，那些已经将碳水化合物摄入限制在每天 100 克或更少的人该怎么办？那些采用阿特金斯式低碳水化合物饮食且只在 6~8 小时内进食的人怎么办？如果他们仍然没能减肥怎么办？如果他们的体重增加怎么办？

除了食物，还有什么会导致超重或肥胖？

非营养驱动因素导致的肥胖

我们之前还提到过一种与你吃的东西没有直接关联的因素，那就是胰岛素抵抗。但由于身体需要不断摄入能量，胰岛素抵抗仍然与我们的进食方式、进食时间和向身体发出的生长信号有关。那么，还有哪些因素会影响肥胖呢？

急性应激

急性（严重且突然）的应激会导致体重减轻。[95]

假设我们有一位正在禁食的患者，已经 20 个小时没有吃任何东西了。因此，TOR 可能会切换到修复模式。他已经耗尽了肝脏中的糖原，身体现在应该正在消耗脂肪储备，胰岛素生成可能会很低。

现在，我们让他戴上动态血糖仪（CGM）以展示详细变化。这是一种面向消费者的电子设备，可让使用者实时连续监测血糖的动态水平。它是一个强大的工具，能用以更好地了解我们的健康状况。

现在，我们以这名禁食的患者为例，让他经历一种被描述为人所能经历的最剧烈的疼痛：肾结石。

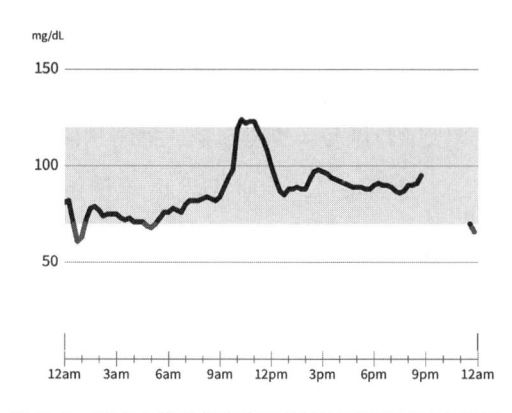

图 3-8　动态血糖监测图显示肾结石疼痛对禁食患者血糖的影响

看看这名肾结石发作患者的动态血糖监测的数值吧，请记住，他已禁食约 20 小时，除水之外没有任何进食。

疼痛开始于上午 9:30 左右，除了水，他没有进食任何东西。然而疼痛开始时，他的血糖飙升至约 125 mg/dL（毫克每分升）并居高不下，直到他去了急诊通过静脉注射吗啡来止痛。

他什么东西都没有吃，血糖却飙升到了可被视为高血糖的水平。[96]

睡眠障碍

睡眠呼吸暂停是一种在睡眠过程中短时间停止呼吸的疾病，会导致睡眠质量下降。虽然我们仍不确定睡眠的根本目的，但我们知道睡眠对某些代谢过程至关重要。也许你认识患有这种疾病的人。

如果了解到这几十年来平均睡眠时间有所减少，你就不会对此感到惊讶了。[97]睡眠呼吸暂停可以模拟衰老进程，而正如我们在第二章中讲到的，衰老是 TOR 开关调控的功能之一。[98]

因此，睡眠呼吸暂停与 2 型糖尿病、糖耐量减低以及肥胖症之间存在关联也就不足为奇了。一项针对 11 名健康年轻男性的研究表明，在连续 6 天将睡眠时间限制为每晚 4 小时后，他们的代谢和内分泌功能发生了显著变化。[99]

充足和高质量的睡眠对减肥至关重要。[100]否则，即使你吃对了，你仍然会产生胰岛素抵抗并增重。

慢性压力

我们看到了急性应激如何导致血糖飙升，但慢性压力呢？你可能要克服的低水平但持续的焦虑怎么办？

一个研究组聚焦于中国北京的劳动者，监测这些人的胰岛素抵抗并衡量他们每天的慢性压力水平。研究组还进行了许多其他测试，包括血压、腰围和皮质醇水平。[101]（皮质醇是一种压力相关激素。）

结果如何？该研究组针对这些劳动者的问卷调查中的两个量化指标——工作要求和工作不安全感——与皮质醇水平和胰岛素抵抗呈正相关。工作要求越高或工作不安全感越强，他们的压力就越大，身体对胰岛素的反应能力就越弱。由于我们知道胰岛素抵抗会驱动胰岛素的产生，而胰岛素是肥胖的关键成分之一，这表明"反复或长期压力在超重和肥胖的发展中起着潜在的作用"。[102]

化学肥胖因子

越来越多的证据表明，环境中某些被称为肥胖因子的化学物质会导致肥胖。[103]这些化学物质无处不在：水、灰尘、食品包装、个人卫生用品、家用清洁剂、家具和电子产品。其中包括塑料添加剂双酚A和邻苯二甲酸盐。其他肥胖因子还包括杀虫剂如滴滴涕和三丁基锡，旧阻燃剂及其新的替代品，二噁英和多氯联苯，以及空气污染。研究还将PFAS化合物（由于它们在环境中的寿命很长而被称为永久化学物质）称为肥胖因子，它们存在于食品包装、厨具和家具中，包括一些儿童汽车座椅。一项研究发现，体内PFAS水平最高的人节食后体重反弹更多，尤其是女性。[104]

77

衰老和"爸爸身材"（或"妈妈身材"）

也许你没有睡眠问题，也许你既不会经常处于急性应激中，也可以避免慢性压力和环境肥胖因子，你定期禁食，并遵循阿特金斯式饮食，但还有一件事你无法避免——衰老。

也许你还记得自己在 20 多岁时想吃什么就吃什么，但从未看到脂肪"粘在你的肋骨上"。但现在呢？你必须像鹰一样密切关注自己的饮食，因为稍不注意时吃掉的一块馅饼第二天就能在你照镜子时显现出来。这就是可怕的"爸爸身材"（或"妈妈身材"）。

随着年龄的增长，这种情况的发生是有原因的。我们的胰岛素抵抗会随年龄增长而增加，使我们的身体走向慢性高胰岛素。这种高胰岛素有什么影响呢？影响非常多。研究表明，大量胰岛素会使细胞对激素的敏感度降低，产生胰岛素抵抗，[105]因此进入恶性循环：对胰岛素产生抵抗的细胞需要更多的胰岛素才能发挥同等作用，于是你的身体会产生更多的胰岛素，从而增加体内的胰岛素总量，这反过来又会加剧胰岛素抵抗，如此循环往复。

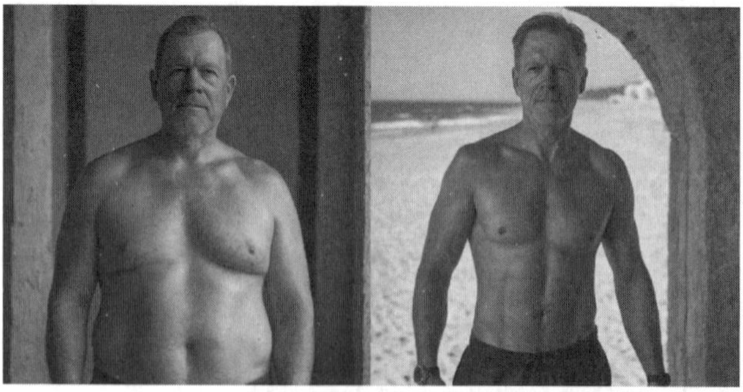

图 3-9 "爸爸身材"（左图）与更健康的选择

在我们的生活中会是怎样的情况呢？两条路都可能，但选择权在我手中。

是"爸爸身材"（当然也有"妈妈身材"的版本）还是更健康的选择？我很自私，我还想活到能看到我的孙辈的时候。你会怎么选呢？

阻碍你通过"管住嘴迈开腿"减肥的不仅仅是薄弱的意志力。事实上，整个医学界从根本上误解了人们增重的原因。我们过于关注卡路里的计算，而忽视了真正的罪魁祸首：胰岛素和高碳水化合物饮食。

说了这么多关于葡萄糖和胰岛素的讨论，让我们来看看下一个谎言，看看孩子们最喜欢的甜味剂有多危险。

第四章

糖尿病谎言："糖是无害的，除了会让你长胖和蛀牙"

即使玫瑰不叫玫瑰，依然芳香如故。

——威廉·莎士比亚《罗密欧与朱丽叶》

我们已经讨论过一个关于糖尿病的谎言：胰岛素是治疗 2 型糖尿病的最佳方法。

但医学界还流传出了另一个关于糖的谎言："糖是无害的，除了会让你长胖和蛀牙。"根据美国糖尿病协会的说法，糖尿病患者可以用蔗糖（即日常食用的砂糖）替代其他碳水化合物，只需相应增加胰岛素或其他药物的剂量来抵消即可。"含蔗糖的食物可以替代膳食计划中的其他碳水化合物。如果要把蔗糖添加到膳食中，则可以用胰岛素或其他降糖药物来抵消其影响。"[106]

顺便说一句，上面这一条是在他们建议"应注意避免摄入过多的能量"[107]后提出的。烦人的能量平衡模型又出现了!

我将论证糖的危害远不只是导致体重增加和牙齿腐烂。它会激活 TOR（最近的研究刚刚发现这一点[108]），进而诱发所有由 TOR 持续激活而引发的疾病——包括本书讨论的所有疾病，从糖尿病开始。

那么，系好安全带，准备出发吧。

糖是什么？

首先，让我们先搞清楚"糖"这个词的含义。这个词的分类非常复杂，但不用担心，就像本书中的其他内容一样，我们将对其进行简化。

糖有多种形式以及更多的名称。它有这么多名字可能是由于人们现在才开始意识到糖的危害，因此制造商试图通过为糖类起一些新名字来对食品标签上的糖进行伪装。你在健康食品区看到的龙舌兰花蜜，其本质上还是糖。[109]

糖类与淀粉、纤维一样都属于碳水化合物。它们可以以单分子形式存在，称为单糖，例如葡萄糖、果糖或半乳糖。[110]糖也可以以分子链的形式出现，称为复合糖或多糖。许多葡萄糖分子结合而成的多糖链就是淀粉，例如植物产生的淀粉，存在于小麦、土豆、玉米和大米中。但除了淀粉之外，还有其他形式的可食用多糖，例如通常称为纤维的不可消化多糖。

95 种糖或糖替代品的名字

1. 甘酒	25. 糊精	49. 乳糖	73. 原糖
2. 无水葡萄糖	26. 右旋糖	50. 左旋果糖	74. 葡萄干果汁
3. 苹果糖	27. 甘油二酯	51. 液态果糖	75. 葡萄干糖浆
4. 巴巴多斯糖	28. 双糖	52. 麦芽啤酒	76. 核糖
5. 树皮醇	29. 脱水甘蔗汁	53. 麦芽大麦	77. 大米糖浆
6. 大麦麦芽	30. 赤藓糖醇	54. 麦芽糊精	78. 大米糖
7. 大麦麦芽糖浆	31. 佛罗里达晶体糖	55. 麦芽右旋糖	79. 大米糖
8. 甜菜糖	32. 果糖	56. 麦芽糖	80. 大米甜味剂
9. 糙米糖浆	33. 果糖甜味剂	57. 麦芽	81. 大米糖浆固体
10. 红糖	34. 低聚果糖	58. 麦芽糖浆	82. 多糖
11. 甘蔗汁	35. 半乳糖	59. 甘露醇	83. 山梨糖醇
12. 甘蔗糖	36. 葡萄糖醇	60. 甘露糖	84. 高粱糖浆
13. 焦糖食品	37. 葡萄糖胺	61. 枫糖浆	85. 未精炼蔗糖
14. 卡必醇	38. 葡萄糖酸内酯	62. 微晶纤维素	86. 固体甘蔗汁
15. 焦糖色素	39. 葡萄糖	63. 糖蜜	87. 蔗糖
16. 焦糖	40. 葡萄糖聚合物	64. 单甘油酯	88. 甘蔗
17. 细砂糖	41. 葡萄糖浆	65. 龙舌兰花蜜	89. 糖浆
18. 椰子糖	42. 甘油酯	66. 棕榈糖	90. 三糖
19. 浓缩果汁	43. 甘油	67. 薄饼糖浆	91. 黄糖
20. 玉米甜味剂	44. 蜂蜜	68. 戊糖	92. 粗糖
21. 玉米糖浆	45. 己糖醇	69. 聚葡萄糖	93. 白糖
22. 结晶葡萄糖	46. 转化糖	70. 聚甘油酯	94. 木糖醇
23. D-塔格糖	47. 异麦芽酮糖醇	71. 糖粉	95. 木糖
24. 枣糖	48. 卡罗糖浆	72. 生蜂蜜	

图 4-1 食品标签上用于表示糖（或糖替代品）的不同名称列表

　　天然存在的碳水化合物和糖类（例如上述的小麦、土豆、玉米和大米）被称为未精制或未加工糖类，对我们的健康有益。这些相对更健康的未精制糖的例子还包括蔬菜、水果和生谷物中的糖。这些糖被血液吸收的速度往往相对较慢，有助于降低血糖峰值。正如一篇论文在讨论复合碳水化合物时所说，"这些碳水化合物需要更长的时间来消化，因此对血糖升高的影响更为渐进"。[111]

　　但碳水化合物也会被加工或精制成不太健康的形式，例如为了便于蒸煮而将大米抛光、脱壳或将小麦磨成面粉。最近还开发了一项新技术：用酸和酶处理玉米，将其变成玉米糖浆。这种加工和精炼意味着通常被延迟吸收的膳食葡萄糖（例如上述未精制的碳水化合物）现在被更快地吸收到血液中，导致葡萄糖（和胰岛素）飙升。

我们提到葡萄糖是一种单糖，它是我们血液中的主要糖。当人们说自己血糖低或提到血糖时，指的就是血液中的葡萄糖水平。

果糖是另一种主要的单糖。这种单糖天然存在于水果中，是味道最甜的天然碳水化合物。与身体每个细胞都能利用的葡萄糖不同，只有肝脏可以代谢果糖，大多数其他身体组织不能用其供能。

摄入果糖不会显著改变身体的血糖水平，因为这是一种不同的糖。与葡萄糖不同，果糖对胰岛素的直接影响也很小。我们将在下一章中重点介绍果糖，看看为什么它不仅仅是葡萄糖的无害小伙伴。

砂糖——至少我们日常熟悉的那种——也被称为蔗糖，由一个葡萄糖分子与一个果糖分子连接而成（一种被称为双糖的多糖）。

高果糖玉米糖浆巨变

还记得我提到的通过精制碳水化合物和糖，使其变得不那么健康的方法吗？在20世纪70年代，人们发现了用酸和酶处理玉米来制作糖浆的方式。这种糖浆由大约55%的果糖和45%的葡萄糖组成。其原料是由葡萄糖分子链构成的玉米淀粉，经分解后产生玉米糖浆——实际上仍然完全是葡萄糖。然后用酶处理，将一些葡萄糖分子"转化"为果糖。[112]结果就制造出了现在臭名昭著的高果糖玉米糖浆（HFCS）。

与蔗糖相比，高果糖玉米糖浆中的游离单糖被发现能提供更好的风味提升、稳定性、新鲜度、质地、颜色、流动性和稠度。这些特性使其成为加工食品的理想甜味剂——使加工食品在非冷藏条件下实现长期保存。

　　高果糖玉米糖浆在开发后使用量激增，不仅是因为上述"卓越"的品质，还因为它的成本只有同剂量蔗糖的一半。这主要是因为美国对玉米生产的补贴力度远大于其他任何作物，这也助长了高果糖玉米糖浆的使用量增加，以及由此引发的疾病，如肥胖症、糖尿病、心脏病、癌症和阿尔茨海默病。

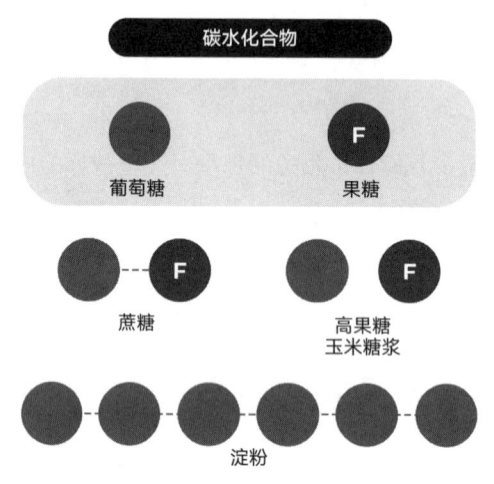

图 4-2　葡萄糖、果糖以及它们的一些排列组合，能形成砂糖（蔗糖）、高果糖玉米糖浆和淀粉

　　一些作者试图指出高果糖玉米糖浆的危害，但无济于事，它仍然存在于许多加工食品中。虽然其中果糖和葡萄糖的确切百分比可能因配方而异（根据美国食品药品监督管理局［FDA］的说法，"最常见的高果糖玉米糖浆含有 42% 或 55% 的果糖"），但它具有与砂糖或蔗糖相似的生物学效应和健康影响。[113] 也就是说，它会产生一些严重的健康影响。

甜蜜危险

为什么糖的危害如此之大？让我们来看看上面谎言中提到的两点："糖是无害的，除了会让你长胖和蛀牙。"

肥胖

还记得上一章吗？我们现在知道，肥胖与卡路里本身的摄入与消耗无关。相反，肥胖其实是胰岛素驱动的脂肪储存，糖类驱动胰岛素，而胰岛素驱动肥胖。

蛀牙

我们都被教育糖会导致蛀牙。"不要吃太多糖果，你会蛀牙！"父母这样告诫我们。考古研究表明，在精制碳水化合物尚未普及的古代人类遗骸中，蛀牙的发病率明显较低。这并不是因为古罗马或古埃及有更先进的牙科技术，而是因为他们吃的精制碳水化合物和糖更少，意味着导致蛀牙的致龋细菌无法繁殖。

变异链球菌被广泛认为是导致龋齿（也称为蛀牙）的主要病原体之一，[114] 正如一篇论文所述：

> 同义位点频率谱（SFS）的最大似然分析表明，变异链球菌种在大约 10,000 年前开始呈指数级增长，与人类农业的起步同时发生。[115]

85

另一份报告分析了古人头骨牙菌斑中口腔细菌的 DNA 组成，并指出：

> 人类进化过程中最大的两个饮食转变，分别是新石器时代开始采用富含碳水化合物的农业化饮食（始于约 10,000 年前），以及工业革命后精加工面粉和糖食品的普及（大约在 1850 年）……从新石器时代到中世纪，口腔微生物组的组成出乎意料地保持恒定；而此后的工业革命期间，（如今已无处不在的）致龋细菌占据了主导地位。[116]

除了肥胖和蛀牙之外，糖类还会导致糖尿病。

糖尿病：无人问津的流行病

我们正处于有史以来最大规模糖尿病流行的开端。

根据美国疾控中心的数据，1910 年，每 30 人中有 1 人患有糖尿病。而按照目前的趋势，自 2000 年以来出生的每 3 人中就有 1 人患有糖尿病。截至 2012 年，超过一半的美国成年人患有糖尿病或糖尿病前期，而且情况只会越来越糟。[117]

在深入展开之前，先看看我们是如何看待糖尿病的。

糖尿病目前主要有两种类型。1 型糖尿病中胰岛无法产生足够的胰岛素，因为免疫系统攻击并破坏了胰腺中产生胰岛素的 β 细胞，使胰岛素绝对缺乏，这导致了成年期隐匿性自身免疫性糖尿病。换句话说，由于身体攻击健康的胰岛素生成细胞，因此无法产生足够的胰岛素。[118]

对于 2 型糖尿病，情况恰恰相反，患者的胰岛素过剩。目前，超过 90% 的糖尿病都是 2 型糖尿病，它正是驱动糖尿病大流行的元凶——当人体出现胰岛素抵抗时就会发生 2 型糖尿病。人体对胰岛素的反应减缓，意味着必须产生更多的胰岛素才能达到同样的效果。在本章中，除非另有说明，我们提到的糖尿病指的都是 2 型糖尿病。

糖尿病是少数几种几乎影响所有器官系统的疾病之一，因为所有细胞都有胰岛素受体。

糖尿病是截肢的首要原因，糖尿病是肾衰竭的首要原因，糖尿病是失明、脑卒中、心脏病发作、不孕症、神经损伤和痴呆的首要原因。

80% 的糖尿病患者死于心脏病，糖尿病会增加阿尔茨海默病的风险。事实上，一些研究人员声称，阿尔茨海默病本质上可能是一种"3 型糖尿病"，即大脑产生胰岛素抵抗。"当大脑中的神经元无法对胰岛素做出反应时，就会发生 3 型糖尿病，胰岛素对记忆和学习等基本任务至关重要。一些研究人员相信胰岛素反应功能缺乏是阿尔茨海默病患者认知能力下降的核心。"[119]

糖尿病也与本书中的所有其他疾病有关。2 型糖尿病会增加胰岛素的产生，这会导致 TOR 激活、胰岛素抵抗以及本书涵盖的所有代谢疾病。

这很糟糕，但你可能会惊讶地发现，它在我们身边存在的时间远比想象的还要长得多。

根据专家的说法，如何诊断糖尿病？

一位学者写道："糖尿病最早是在 3,500 年前由古埃及人发现的。最早的临床描述之一是公元 120 年左右由在卡帕多西亚行医的阿雷塔乌斯给出的。他写道，这种疾病'幸好很少见'，但'这种疾病完全发展起来的人寿命会很短'。"[120]

我们根据生理学理解来定义疾病，而这又基于我们现有的检查。古希腊人、中国人和日本人也是如此。一位研究人员写道："古希腊语中糖尿病一词意为大量排尿，这个意思与尿频有关，是糖尿病的症状之一。尿频和尿液中排出的葡萄糖水平过高都可能是糖尿病的征兆。"[121]

人们随后观察到，苍蝇会被糖尿病患者的尿液所吸引。"古代中国和日本的医生注意到狗特别喜欢某些人的尿液。他们检查尿液时发现尿液有甜味，因为尿液中有高浓度的葡萄糖。这就是糖尿这一发现成为糖尿病病名的一部分的原因。"[122] 是的，他们确定糖尿病患者的尿液有甜味的方法和你想象的一样——他们尝了尝。

从那时起，我们开发了更复杂（也更可接受）的检查方法。血糖测试被开发出来，这也是当前美国糖尿病协会推荐的糖尿病诊断测试。

该测试使用所谓的空腹血糖或空腹血浆葡萄糖（FPG）。血糖水平通常会在很大范围内波动，这取决于我们吃的东西以及将在本书后面介绍的其他因素。在抽血前禁食 12 小时可以尽量减少这种变异，从而获得可靠的空腹血糖水平。

我们还可以进行糖化血红蛋白测试，是空腹血糖测试的另一种替代测试。该测试可测量红细胞中因葡萄糖而产生的血红蛋白变化。由于红细胞只能存活约 90 天，因此该测试可提供该时间段内的"平均"血糖状况，而不像空腹血糖测试那样提供单个时间点的血糖结果。这种测试也不需要空腹，因此与空腹血糖测试不同，测试可以在任意一次就诊中获得。它可用于糖尿病筛查以及治疗反应监测。

美国糖尿病协会将糖尿病诊断界定为空腹血浆葡萄糖大于或等于 126 mg/dL 或糖化血红蛋白值大于或等于 6.5%。

糖尿病测试	正常范围	糖尿病前期范围	糖尿病范围
糖化血红蛋白（%）	< 5.7	5.7—6.4	≥ 6.5
空腹血糖（mg/dL）	< 100	100—125	≥ 126

图 4-3 美国糖尿病协会对糖尿病和糖尿病前期的诊断标准 [123, 124]

不幸的是，即便空腹血糖或糖化血红蛋白值可能正常，仍然可能有葡萄糖代谢异常，表明你正处于通往糖尿病的路上。如果你的血糖在餐后急剧波动，则可能表明存在有害的异常。由于这种情况只发生在进餐后，你的空腹血糖仍可能是正常的。

即使血糖水平波动很大（或血糖变异性高），糖化血红蛋白值仍然可能正常，因为它仅测量约 90 天的"平均"血糖。

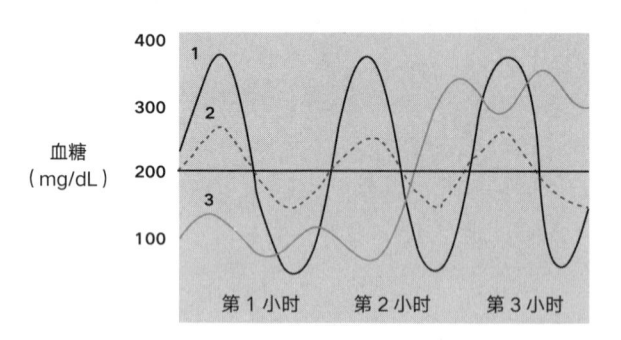

图 4-4 三个平均血糖相同患者的血糖变异性差异

正如我们将了解到的，有证据表明，高血糖峰值可能比平均水平更有害。这有点类似于开车，即使整个行程的平均时速只有 55 英里/小时，我仍会因为最高时速 80 英里/小时而收到超速罚单。

为了监测血糖变化，我们需要某种更连续的监测，而不是在某个时间点进行单次测试。幸运的是，有一种相对较新的设备可以在给定的时间段（通常是 14 天）内连续、动态监测血糖值。

这就是动态血糖仪，它能无痛地贴到手臂上，附有一个传感器，可以频繁测量组织间液葡萄糖水平。其结果与空腹血浆葡萄糖或糖化血红蛋白测试有良好的相关性，但与这些测试不同，动态血糖仪还能记录血糖变化，包括峰值。

目前，在美国动态血糖仪仅能凭处方获取，且通常只被糖尿病和糖尿病前期患者的保险覆盖。然而，许多对代谢健康感兴趣的非糖尿病患者也开始使用，因为它为人们提供了一个独特的视角，来了解自己对各种食物的葡萄糖反应。我不仅向糖尿病患者推荐动态血糖仪，也向希望更好地了解自己代谢健康的非糖尿病患者推荐。

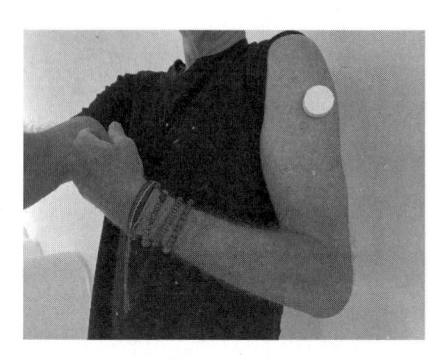

图 4-5　手臂上的动态血糖仪，结果显示在智能手机上

但是，如果我告诉你有一种更好的糖尿病血液测试，但大多数医生甚至都不使用这种测试呢？如果这种测试即使在葡萄糖（空腹血浆葡萄糖、糖化血红蛋白和动态血糖仪监测）值正常的情况下也可能呈阳性，该怎么办？甚至，这种测试会比糖尿病的正式诊断早十多年？

这是一个不为人知的小秘密。大多数人认为糖尿病就像一个开关，要么有，要么没有。然而事实并非如此，糖尿病其实更像肥胖，虽然你的体重范围很宽，但超过一个给定的点你才会被认为是"胖子"。

正如我们上面看到的，糖尿病诊断的阈值是武断的。请记住，美国糖尿病协会将糖尿病定义为空腹血糖大于或等于 126 mg/dL。1997 年这个数字还是 140 mg/dL，后来才降至现在的值。也许这反映了人们越来越意识到血糖升高可能带来的有害影响。

就像我们在动态血糖仪中看到的一样，你的空腹血糖和糖化血红蛋白可能"正常"，但动态血糖监测值仍然异常，这表明你正在迈向糖尿病。根据最新数据，这条大多数美国成年人已经走上的糖尿病之路到底有多长呢？在真正诊断为糖尿病或糖尿病前期（有些人称之为原位糖尿病）前的时间窗口可能会持续 10 年或更长。如前所述，每三个成年人中就有一个是糖尿病前期，但其中只有 20%的人知道自己的病情。

什么真正定义了糖尿病？

在我们描述糖尿病诊断时，驱动 TOR 和肥胖的主导激素是什么？我们目前还没有提到，它也不是美国糖尿病协会糖尿病前期或糖尿病诊断标准的一部分。

还记得我们说过糖尿病主要是一种胰岛素疾病，表现为血糖异常吗？糖尿病的首要问题是胰岛素升高，然后才是血糖升高。你忽略了房间里的大象——胰岛素，关注的却是葡萄糖这个小家伙。如果等到血糖升高才进行诊断，就错过了巨大的治疗窗口。

在 2 型糖尿病中，胰腺仍然会产生胰岛素，但由于胰岛素抵抗，身体对胰岛素的反应会减弱。许多人将 2 型糖尿病等同于这种胰岛素抵抗，而首次描述代谢综合征的杰拉尔德·里文博士认为它等同于"胰岛素抵抗综合征"。[125]

喊"狼来了"的激素：什么是胰岛素抵抗？

2型糖尿病的特征之一是胰岛素抵抗，也是代谢综合征的一种症状。我们之前简单提过胰岛素抵抗，但它到底是什么呢？

胰岛素抵抗是指身体对胰岛素这一激素的反应减弱。听上去很简单，是吧？这是一种自适应现象，当我们长时间接触某样东西，就会对它习以为常。这就像那个喊"狼来了"的男孩。他第一次喊的时候，每个人都很激动，但是在他喊了几次之后，人们就习惯了，或者对他的喊声"产生抵抗"，要引起他们注意需要更多的东西。

我们的身体对胰岛素的反应也是如此。长时间高水平胰岛素会形成耐受，需要胰腺产生更多的胰岛素来做出反应。胰岛素升高会导致胰岛素抵抗，意味着身体需要更多胰岛素，因而形成正反馈回路。任何升高胰岛素水平的因素都会略微降低我们对胰岛素的反应，最终需要更多的胰岛素才能达到同样的效果。

但是，是什么驱动胰岛素（以及通过它驱动TOR）呢？

你吃的东西就是其中之一。某些宏量营养素会优先增加胰岛素的产生（从而增加胰岛素抵抗）。碳水化合物是罪魁祸首，蛋白质紧随其后，而脂肪排在最后，是三种宏量营养素中对胰岛素影响最小的。

进食时间也会促进胰岛素的产生，因为进食本身会导致胰岛素抵抗，而频繁吃零食会持续激活TOR。反之亦然；禁食会关闭TOR，同时倾向于降低胰岛素抵抗。

衰老本身与胰岛素抵抗有关。随着年龄的增长，身体对这种激素的抵抗会增强。同一顿饭，你可能在大学时吃得毫无顾忌，现在却让你拥有了"爸爸身材"或"妈妈身材"。长期的胰岛素水平剧烈波动会增加胰岛素抵抗；随着胰岛素抵抗，我们的基线胰岛素水平会逐渐上升，从而给身体传递信号，将卡路里储存为脂肪。

还有其他因素会增加胰岛素，前几章中我们介绍了其中一些因素，包括压力、睡眠紊乱，甚至剧烈疼痛。任何增加胰岛素的因素都会导致胰岛素抵抗。

胰岛素抵抗的影响不均匀

不过还有更糟糕的事。胰岛素抵抗还涉及其他问题，大多数人都不强调却至关重要：胰岛素抵抗并不对所有胰岛素功能都起作用，它只适用于其功能的某些方面，另一些方面不受影响。

正如一位学者所写：

> 虽然胰岛素在调节血糖方面的活性会因高胰岛素血症而减弱（即出现"胰岛素抵抗"，导致胰岛素信号传导效率降低），但胰岛素的其他激素功能大多不受影响。这些功能包括：促进蛋白质合成、新生脂肪生成和细胞增殖、抑制脂肪分解、细胞自噬更新，以及抑制核因子 E2 相关因子 2（Nrf2）依赖的抗氧化防御机制等。因此，不存在普遍的胰岛素抵抗，只有选择性的胰岛素信号传导受损，导致从血液中摄取的葡萄糖减少和内皮一氧化氮合成酶（eNOS）活性降低。[126]

换句话说，虽然胰岛素抵抗意味着随着身体敏感度降低，我们需要更多的胰岛素来调节血糖，但我们其实不需要更多的胰岛素来增加脂肪。实际上，身体对胰岛素处理生长功能的敏感度并不会降低。同一位学者还指出："由于胰岛素信号基本不受限制，高胰岛素血症会增加肥胖症、2 型糖尿病和心血管疾病的风险，并缩短健康寿命和预期寿命。"[127]

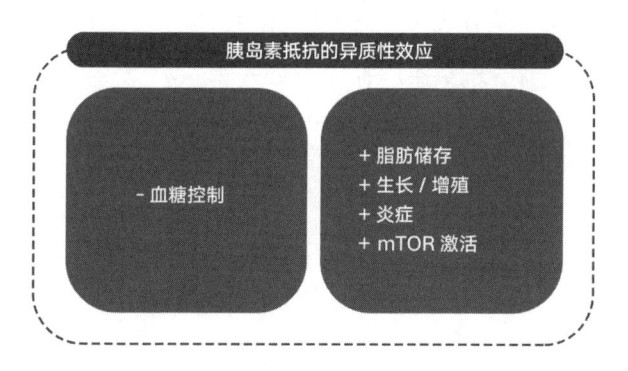

```
┌─────────── 胰岛素抵抗的异质性效应 ───────────┐
│  ┌─────────────┐    ┌─────────────┐  │
│  │             │    │  + 脂肪储存   │  │
│  │  - 血糖控制   │    │  + 生长/增殖  │  │
│  │             │    │  + 炎症       │  │
│  │             │    │  + mTOR 激活  │  │
│  └─────────────┘    └─────────────┘  │
└──────────────────────────────────────┘
```

图 4-6　胰岛素抵抗对胰岛素的所有功能的影响并不相同

这是有道理的。如果胰岛素抵抗是以一刀切的形式存在的，那么虽然你需要更多的胰岛素来控制血糖，但你也应该需要更多的胰岛素来增加体重。但研究人员指出，"在胰岛素抵抗期间，通过 AKT 激酶的信号传导部分受损，但并非所有 AKT 依赖性通路都会受到影响，其他信号通路也是如此，这表明胰岛素抵抗是选择性的。因此，在胰岛素抵抗的情况下，高胰岛素血症会通过 MEK/ERK 通路和 mTORC1 来促进细胞的合成代谢活动"。[128] 还记得我们在 TOR 章节中讨论过合成代谢和分解代谢吗？合成代谢活动是不受胰岛素抵抗阻碍的通路之一。

研究者继续说道："尽管 PI3K/AKT 通路在胰岛素抵抗期间受

损,且提供的葡萄糖转运蛋白4转位不足以摄取葡萄糖,内皮一氧化氮合成酶激活也不足,但mTORC1的激活似乎正常。"[129] 简单地说,尽管葡萄糖处理"受损",但胰岛素的mTOR（或TOR）激活仍正常进行。

对胰岛素作用的"抵抗"主要发生在葡萄糖摄取过程中。然而,胰岛素的其他合成代谢和TOR作用,如细胞增殖、自噬抑制、脂肪合成和炎症,则全速启动。

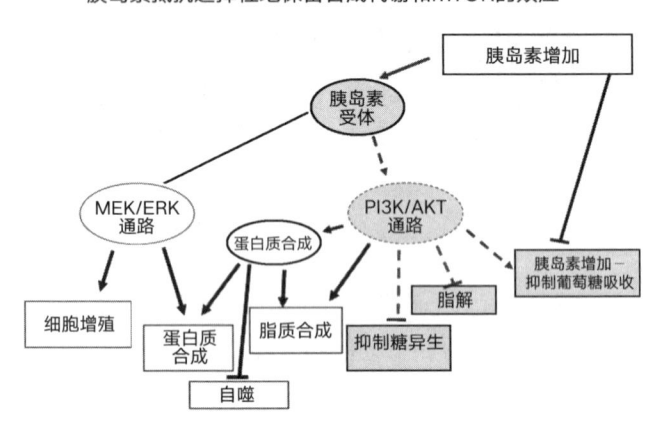

胰岛素抵抗选择性地保留合成代谢和mTOR的效应

图4-7 胰岛素对下游通路的各种影响[130]

正如这项研究指出的那样："高胰岛素血症不仅通过抑制PI3K/AKT通路（胰岛素抵抗）,还通过目前未知的其他通路来下调葡萄糖摄取。"[131] 这种胰岛素抵抗可以比葡萄糖异常（如空腹血糖水平、糖化血红蛋白水平甚至动态血糖仪捕捉到的异常）和糖尿病或糖尿病前期早十多年发生!

如果其实是胰岛素（和胰岛素抵抗）定义了糖尿病,并早于其他葡萄糖异常，那么胰岛素可不可以作为糖尿病的诊断测试呢？空腹胰岛素升高可以在血糖异常发生前十多年就诊断胰岛素抵抗，那么为什么医生不常规检测胰岛素呢？

这是个好问题。

与葡萄糖一样，胰岛素变异性比静态测量更敏感。遗憾的是，目前还没有用于胰岛素的动态检测设备。相反，我们有一个复杂的测试，称为口服葡萄糖耐量测试，可以同时测量胰岛素水平。其流程为：先测量空腹血糖和胰岛素水平，然后喝葡萄糖溶液，等待，在数小时后再次测量血糖和胰岛素水平。[133] 这是检测胰岛素动态异常的必要测试，但很少用。

2型糖尿病时程

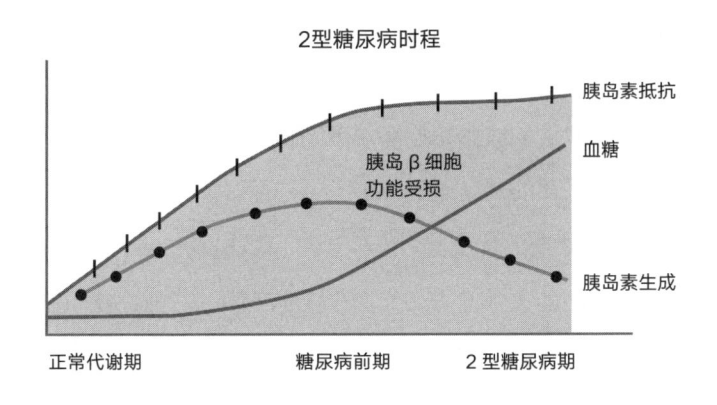

图4-8 胰岛素抵抗早在血糖水平出现异常之前就已经出现了[132]

如果超过一半的美国成年人都患有糖尿病前期或糖尿病，且88%的人有代谢异常，那么我们中的大多数都存在一定程度的胰岛素抵抗，即便可能还没有发展为糖尿病或糖尿病前期的程度，空腹胰岛素水平甚至可能还没有升高，但很少检测的胰岛素变异性可能

97

是唯一的迹象：2型糖尿病就是胰岛素抵抗，代谢综合征是胰岛素抵抗，空腹血糖升高是胰岛素抵抗，葡萄糖变异性是胰岛素抵抗，糖化血红蛋白水平高是胰岛素抵抗，空腹胰岛素升高是胰岛素抵抗，口服葡萄糖耐量试验提示的胰岛素变异性异常也是胰岛素抵抗。

据推测，随着年龄增长，我们大多数人都会出现一定程度的胰岛素抵抗。在后面的章节中，我会推荐一些生活方式的改变来改善胰岛素抵抗，并降低患上本书中提到的其他疾病的风险甚至逆转它们。

血液中的葡萄糖：剂量就是毒药

文艺复兴时期的医生帕拉塞尔苏斯说过，"剂量决定毒性"，换句话说，某种物质的剂量通常决定了它是否有害。

葡萄糖和果糖的化学式相同，均为 $C_6H_{12}O_6$，并且都是单糖，但它们具有不同的化学结构，代谢方式也不同。目前，我们将重点放在葡萄糖上，在下一章讨论果糖。

血液中需要少量葡萄糖，请注意，我说的是血液中的葡萄糖，而不是饮食中的葡萄糖。记住，碳水化合物对饮食来说不是必需的，饮食中也不需要葡萄糖。身体完全可以制造足够的葡萄糖来满足其需求。回想一下第三章，禁食一年多的安格斯·巴比里血糖保持在正常范围下限，因为身体从脂肪中制造了他所需的葡萄糖。

我们的身体努力将血糖保持在一个相对较窄的范围内。当血糖超过一定水平时,身体会迅速做出反应,从血液中清除多余的葡萄糖,以避免一些我们稍后会讨论的破坏性影响。

如果血糖过低,则出现所谓的低血糖症。人出现低血糖时,身体会制造足够的葡萄糖来满足其需求。巴比里就是这样制造了一年多葡萄糖,也没有出现任何严重的低血糖症。

如果血糖过高,就会出现所谓的高血糖症。身体会尽一切努力迅速从血液中清除多余的葡萄糖,以避免造成损害。这一点是通过释放胰岛素来实现的,胰岛素告诉身体从血液中清除葡萄糖并将其储存为脂肪。

当这些过程都失败了,血糖仍然升高,我们就会患上糖尿病。

血液中葡萄糖的安全量是多少呢?我们在前文讨论了美国糖尿病协会对糖尿病的定义,但没有讨论血糖的正常值。这个数值其实相当小。人类正常的血糖水平约为 90 mg/dL,相当于 5mmol/L(毫摩尔每升)。[134] 由于葡萄糖的分子量约为 180 g/mol(克每摩尔),因此计算出正常情况下人体血液中循环的葡萄糖总量约为 4 克(假设普通成人的血容量为 5 升)或一茶匙的葡萄糖。任何超过这个水平的血糖量,身体都会竭尽全力去除。

由于膳食糖会直接溶解到血液中,因此,我们摄入的任何超过这一量值的糖或精制碳水化合物都会拉响警报,激活我们身体的胰岛素系统,以保护我们免受高血糖峰值毒害。

因此,我们只需摄入一茶匙糖,就能触发胰岛素反应。从食物角度来说,这个量有多少?一片面包含有大约 5 茶匙糖,其中 1 茶匙满足我们身体的需求,另外 4 茶匙会触发胰岛素反应,胰岛素从血液中去除多余的葡萄糖，避免长时间的高血糖。

但是，高血糖究竟有什么问题？血糖水平过高到底有什么危险？

首先，没有一种安全的机制来转运由现代饮食导致的血液中高水平的糖。葡萄糖和果糖被迅速从肠道吸收后大部分会溶解在血液中。这与血液转运脂肪和蛋白质的大大小小的脂蛋白构成的安全运输系统并不相同。正如一篇报告所述，"胆固醇和甘油三酯无法溶解在血液中，因此它们借助脂蛋白的球形包裹结构进行转运。脂蛋白含有一种特殊的脂肪和蛋白质混合物，使它们能够在血液中稳定运输"。[135]

除此之外，葡萄糖过量还有其他问题。

急性高血糖症会导致烦躁、疲劳、口渴和排尿增多。极端的急性高血糖症可导致 2 型糖尿病患者出现高渗综合征（排尿增多导致严重脱水，并可能导致癫痫发作、昏迷或死亡[136]）或导致 1 型糖尿病患者出现糖尿病酮症酸中毒。

注意，糖尿病酮症与前文讨论的营养性酮症不同。营养性酮症是禁食或碳水化合物限制期间的自然状态，是人类新陈代谢的正常状态，已经存在了数百万年。然而，随着农业和工业革命的发生，高碳水化合物加工食品源源不断地供应，增加胰岛素分泌，激活 TOR 并关闭酮症。事实上，酮症管理是治疗 2 型糖尿病的一种新方法。[137]另一方面，糖尿病酮症酸中毒对 1 型糖尿病患者来说，却是一种危险甚至致命的疾病。一些医疗保健人员却混淆了这两种酮症。

慢性高血糖症会导致一种称为糖化的现象，从而损害组织和器官。体内几乎所有形式的代谢都需要酶才能发生反应，但糖化反应是一个重要的例外，糖（或葡萄糖）分子能在没有酶的情况下附着于蛋白质上并干扰其功能。

这种糖毒性引起的机制称为美拉德反应，该反应将糖变成焦糖，也是烤肉风味的来源。[138] 该反应中，葡萄糖在热作用下与蛋白质结合，与烤面包的过程也相同。在我们体内，高葡萄糖水平在体温作用下与蛋白质结合并引发炎症，有效地"烘烤"我们的组织。该过程的产物被称为晚期糖化终产物（AGEs），也导致了我们的组织老化。

高血糖水平还可以通过多元醇途径将部分葡萄糖转化为果糖，这也会引起炎症，当高血糖水平使得其正常代谢途径饱和时就会发生这种情况。[139] 我们将在下一章中重点讨论这一点。

说到糖化，我们已经谈到了一个熟悉的例子——糖化血红蛋白测试，它直接测量糖化反应通过血糖水平升高对红细胞（也称为红血球）造成的损伤。

持续高血糖水平造成的糖化损伤对我们身体中最大的器官影响最为强烈。这一器官并不是许多人所认为的皮肤，而是一个非常重要但又不太为人所知的器官系统，甚至许多医生都可能不知道，这就是内皮糖萼（EG）。这是一种凝胶状的层，覆盖血管腔内（或内部）和其他内皮表面，被称为"动脉的保护性不粘内层"。

对这一血管内层的损伤是所有糖尿病性疾病的根源。在后续章节中，我们将更详细地介绍这种损伤如何发生及其具体后果。

在大脑中，这种损伤会导致痴呆和脑卒中。还记得一些专家将阿尔茨海默病称为3型糖尿病吗？这种糖化损伤正与此相关。血管损伤还会损害视网膜，使糖尿病成为失明的主要原因。同样的损伤还会影响肾脏，使糖尿病成为肾衰竭的主要原因。这种糖化引起的炎症和血管问题还使得糖尿病成为截肢的主要原因。

如果血糖升高会造成这么多的损害，那么问题出现了：严格控制糖尿病患者的血糖，限制血糖飙升，是否能减少如慢性病之类的糖尿病下游并发症呢？

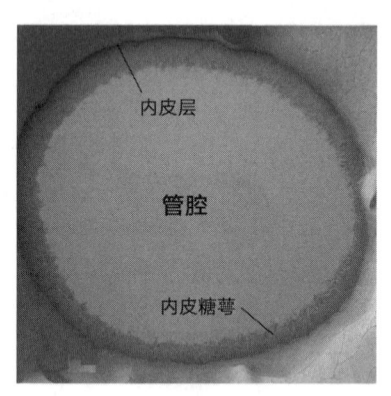

图 4-9 内皮糖萼的显微照片[140]

1982—1993 年进行的糖尿病控制和并发症试验（DCCT）就是为了回答这个问题。在这项试验中，1 型糖尿病患者（胰岛素水平较低，不像 2 型糖尿病患者那样表现为胰岛素抵抗）使用强化胰岛素治疗严格控制血糖，尽量减少血糖峰值。[141]

这项研究取得了巨大的成功，它表明"强化血糖治疗可有效推迟胰岛素依赖型糖尿病（IDDM）患者的糖尿病视网膜病变、肾脏损伤和神经病变的发生，并减缓它们的进展"。[142,143]但这同样需要付出代价。试验的主要不良事件是严重低血糖的发生率增加了两到三倍。

对非糖尿病患者来说，血糖飙升有什么危害呢？血糖升到什么程度有害？这些问题仍在研究，但可以肯定地说，避免食用那些会刺激血糖飙升的食物，对健康和长寿有益。

我们可以从一种名为阿卡波糖的药物中看出避免血糖飙升的意义。它已获得美国食品药品监督管理局批准用于糖尿病患者，作用是通过延迟肠道对碳水化合物的消化，从而减少血糖波动和血糖飙升。在对（非糖尿病）小鼠给药时，其寿命平均提高了17%。我们将在接下来的章节中仔细探究阿卡波糖及其对寿命的其他显著影响。[145]

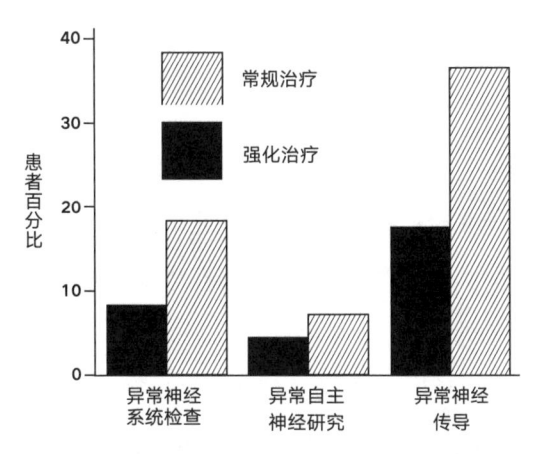

图4-10　1型糖尿病患者接受强化治疗或常规治疗后的异常发生率[144]

间接影响：胰岛素过多的损害

现在我们知道了血糖峰值可能有害，但是房间里的大象——胰岛素呢？

当血糖激增时，胰岛素也会激增。这是保护我们的身体免受血糖激增可能造成的损伤的主要机制。然而，正如我们刚刚所了解到的，虽然胰岛素有助于降低血糖，但胰岛素会通过导致胰岛素抵抗而造成其他损害。它驱动了脂肪储存和肥胖，并使 TOR 进入生长模式。因此，胰岛素间接地推动了所有下游负面影响和慢性疾病。

更高的胰岛素水平和胰岛素抵抗在需要储存脂肪并快速增加体重的情况下具有生存优势，例如冬眠前、长时间食物匮乏时或怀孕时。但正如我们所见，如果没有这些先决条件，它会导致不健康的体重、肥胖以及紧随其后的所有下游疾病。通过将 TOR 切换为生长模式，除了脂肪储存外，还会驱动生长、细胞增殖和炎症。

如上所述，学者们指出胰岛素抵抗仅影响血糖调节，而不影响胰岛素的其他功能。[146] 让我们回到刚才讨论的上一项研究及其回答的问题。通过施用额外的胰岛素来控制几乎或完全没有内源性胰岛素（1 型糖尿病）患者的血糖峰值是否有意义？答案是肯定的——它改善了慢性病的下游并发症。[147]

那么，让我们问一个类似的问题，这次拿一组高胰岛素水平（和胰岛素抵抗）的患者，也就是 2 型糖尿病患者来举例。通过添加外源性胰岛素或其他药物进行强化治疗以限制其血糖峰值，这些患者能获得哪些额外的健康益处？在这一组中，虽然同样控制了血糖峰值，但是他们是通过更多的外源性胰岛素或其他药物增加身体内本就很高的胰岛素水平。

有一项研究就这么做了，它研究了 3,867 名新诊断的 2 型糖尿病患者。这项研究发现，强化血糖控制治疗可使糖化血红蛋白值降低

11%，中位数为 7%。虽然是意料之中，但依然是个好消息。干预措施还大大降低了微血管并发症的发生率，例如需要光凝治疗的视网膜出血或需要激光手术的视网膜异常结构。[148] 这当然是好消息![149] 但糖尿病相关死亡率或心肌梗死并没有改善。这是真正的坏消息。[150]

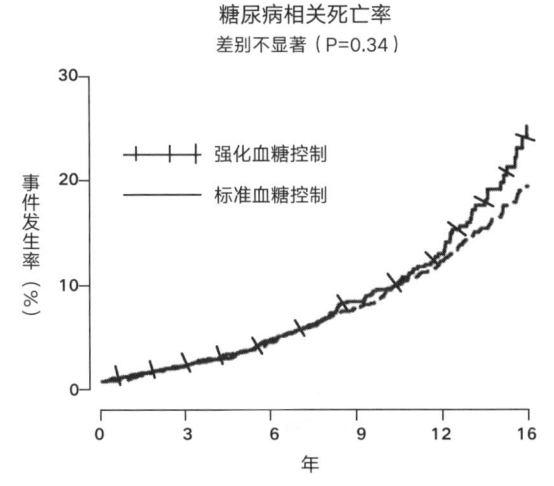

图 4-11 卡普兰－迈耶（Kaplan-Meier）曲线，比较了强化血糖控制组与标准血糖控制组的糖尿病相关死亡率[151]

如果胰岛素水平较低，就像第一项研究中的 1 型糖尿病患者一样，那么少量外源性胰岛素以控制血糖峰值对长期并发症有好处。我们可以用少量胰岛素减少血糖峰值，从而减少血糖并发症。

但在第二项研究中，由于患者是 2 型糖尿病患者，基础胰岛素水平已经很高，因此额外增加胰岛素来控制血糖峰值的效果就不那么积极了。血糖控制的好处被高胰岛素的危害所抵消，虽然血糖峰值确实降低了，但这些患者是具有胰岛素抵抗的 2 型糖尿病人，这样只会增加他们本来就很高的胰岛素水平。

糖类需要警示标签

高血糖有害，高胰岛素同样有害。高血糖会导致糖化，而高胰岛素会导致由慢性 TOR 激活引起的所有疾病。

2 型糖尿病是一种碳水化合物中毒和不耐受的疾病。解决方法是尽量减少饮食中的精制碳水化合物，而不仅仅是用药。事实上，一些研究已经用这种方法实现了糖尿病缓解！[152] 如果我们将这种疾病重新命名为碳水化合物不耐受病而不是 2 型糖尿病，还会有多少人需要胰岛素？有些国家在传达这一信息方面卓有成效，我们可以从斯里兰卡的例子中了解到这一点，如下图所示。

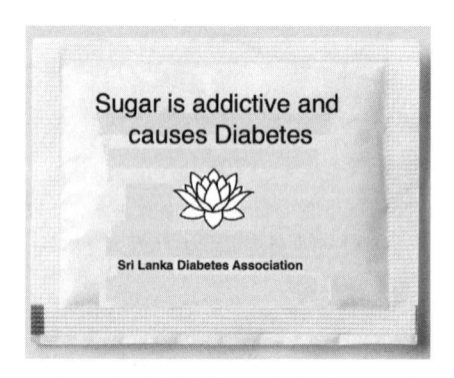

图 4-12　斯里兰卡糖尿病协会提供的警示标签：
糖有成瘾性，导致糖尿病

解决方案很明确。低碳水化合物饮食是有效的，而我们终于开始看到一些证据，尽管美国糖尿病协会或主流医学并不愿意完全接受。

接下来，我们来谈谈葡萄糖的小伙伴——果糖，以及它为什么并不像看起来那么纯良无害。

第五章

脂肪肝谎言："非酒精性脂肪性肝病没有治疗方法"

除了被遗忘的东西，没有什么是新的。

——玛丽·安托瓦内特

在上一章中，我们讨论了糖尿病和葡萄糖过量的问题。现在，我们将注意力转向葡萄糖的"无辜小伙伴"——果糖，以及它通过所谓的非酒精性脂肪性肝病（NAFLD）造成的损害。但在深入探讨之前，医学界究竟持什么立场？

"非酒精性脂肪性肝病已成为全球最普遍的肝病，但目前仍无获批的药物疗法来预防或治疗这种疾病，"一篇论文报道。另一篇论文则指出："目前尚无针对非酒精性脂肪性肝病或非酒精性脂肪性肝炎（NASH）的已确立的治疗方法，但建议减肥和低脂饮食。"[153,154]

多么可怕的疾病预后，最常见的肝病竟然没有治疗方法。但不幸的是，这也是一条谎言。非酒精性脂肪肝疾病是可以治疗的。

"等等！"你可能会说，"我们知道癌症和心脏病很可怕，但是脂肪肝有什么不好呢？它有什么影响？"

首先，脂肪肝是西方世界最常见的肝病。如今，三个人中就有一个患有脂肪肝，它是女性肝移植的主要原因。它被称为非酒精性脂肪肝，以区别于由酒精摄入引起的其他类型的脂肪肝。饮酒曾经是脂肪肝最常见的原因。

事实上，非酒精性脂肪性肝病相对较新，在 30 年前甚至闻所未闻。这也是本章与其他章节不一样的原因之一。我们在本书中讨论的几乎所有慢性病的存在都贯穿整个人类历史，尽管病例数量较少，但非酒精性脂肪性肝病除外。

可能你从未听说过这种疾病，现代也很少有人提起它，但我们理应对其了解。非酒精性脂肪性肝病很奇怪，它在 1980 年之前并不存在，现在却已成为肝功能衰竭和肝移植适应症的主要原因。事实上，最近一项针对近 12,000 名无症状成年人的研究发现，超过 50% 的人患有脂肪肝！[155]

与超重、肥胖症、糖尿病前期、糖尿病和代谢功能障碍一样，非酒精性脂肪性肝病即将成为大多数成年人都会患上的疾病，成为新常态。但请记住：尽管它们有着共同的疾病基础，但这 50% 并不是同一批人。我们中有些人可能肥胖，其他人可能处于糖尿病前期，而另外一些人可能患有脂肪肝。即使你完全没有这些疾病，我们也可以就一件事达成共识——这种新常态正在杀死我们所有人。

20世纪80年代发生了什么才导致了非酒精性脂肪性肝病的出现？在深入探讨具体内容之前，让我们先探讨一下脂肪肝的基本概念。

历史上的脂肪肝：祝您好胃口！

虽然非酒精性脂肪性肝病直到20世纪80年代才出现，但脂肪肝在历史记录中早有记载。但它并不是作为一种疾病出现的，而是作为一道佳肴。

与许多美味的食物一样，它有一个法语名：鹅肝，字面意思就是脂肪肝。事实证明，含有异常多脂肪的肝脏非常美味，而且价格昂贵，每磅约40~80美元。[156]

最早的记录来自公元1世纪的老普林尼，他把将肥鹅肝烹制成美食的想法归功于罗马美食家马库斯·加维乌斯·阿皮西乌斯。

脂肪肝是一道佳肴，必须精心准备。某种程度上，我们也一直在以同样的方式"准备"自己。我们稍后会再讨论这个问题，以展示如何把可怜的鹅烹饪成美味佳肴。现在，让我们先看看脂肪肝做了什么。

非酒精性脂肪性肝病病理学

肝脏中的脂肪以及导致这种脂肪堆积的疾病，会导致炎症、胰岛素抵抗和肝脏损伤。这不仅仅是多余的脂肪细胞的问题，脂肪在肝细胞内以液滴形式积聚，其机制我们将在下面探讨。

肝脏的炎症是一个三阶段连续过程。

第一阶段是脂肪变性或脂肪沉积。该阶段肝脏脂肪堆积，轻度肿大，血检肝脏指标轻度异常。此时，患者通常不会意识到，除非结果恰好出现在某种类型的影像学检查中。大多数患者此时还会有明显的胰岛素抵抗。

第二阶段是脂肪性肝炎。这是一种随着时间推移而发生的低度炎症，与上述情况一样，它通常是无症状的。

第三阶段是肝纤维化，或肝硬化、肝功能衰竭。不幸的是，随着炎症持续，多达 50% 的患者会发展为肝纤维化，20% 的患者会发展为更严重的肝硬化，从而导致肝功能衰竭。此时，患者需要进行移植才能活下去。

此时，症状开始出现，患者可能会出现意识模糊、震颤、腹部大量积液（称为腹水）以及偶尔的肠道出血。此时就不得不移植了，那些发展到第三阶段但没有肝功能衰竭的人患肝癌的风险很高。

从非酒精性脂肪性肝病开始的肝病进展

正常肝脏　　非酒精性脂肪性肝病　　非酒精性脂肪性肝炎　　肝硬化
　　　可逆　　　　　可逆　　　　　不可逆

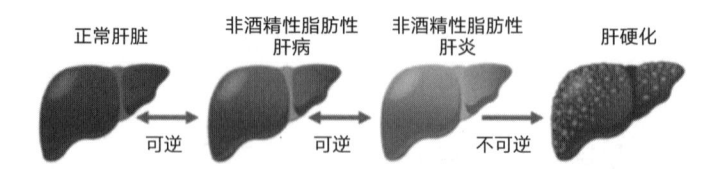

图 5-1　肝病的 3 个阶段 [157]

震颤、肠道出血，这些肯定不是你想坐等发生的症状，而是要预防的。那么，如何诊断非酒精性脂肪性肝病呢？

我们如何诊断非酒精性脂肪性肝病？

诊断非酒精性脂肪性肝病的问题在于，它通常直到晚期才出现症状。与肥胖或超重等情况不同，它不会立即引起注意。

我们可以在一定程度上使用血液测试来检测晚期的非酒精性脂肪性肝病。这些血液测试被称为肝功能测试，可检测肝细胞在受损或患病时可能释放入血液的酶。[158]

然而，这些测试并非万无一失。它们可以检测血液中的酶，但不能确定脂肪肝是否是产生这些酶的原因。[159] 因此，虽然肝功能测试可能有一定提示意义，但它们并不能成为确诊的依据。

非酒精性脂肪性肝病的黄金诊断标准是肝活检，即从肝脏中取出一小块组织样本并进行显微镜下检查。[160] 可以想象，这是一种高度侵入性的测试，但确实提供了万无一失的非酒精性脂肪性肝病诊断方法。

然而，我们不必依赖侵入性手段，医学成像技术可以帮助我们。肝脏脂肪可以通过非侵入性成像测试检测出来，如超声波、计算机断层扫描（CT扫描）甚至磁共振成像。还记得我们刚刚提到的在12,000名无症状成年人中确诊脂肪肝的研究吗？研究人员使用了最初用于结肠癌筛查的CT扫描来检测脂肪肝，而非肝脏活检。[161]

这并不是一种"我们越变越胖,所以显然我们的肝脏脂肪也会越来越多"的情况。虽然潜在的代谢功能障碍的确是相关的,但脂肪肝和肥胖症是这种功能障碍的两种不同表现。脂肪肝与身体质量指数的相关性较弱,肥胖的人可能没有脂肪肝,而患有脂肪肝的人可能很瘦。

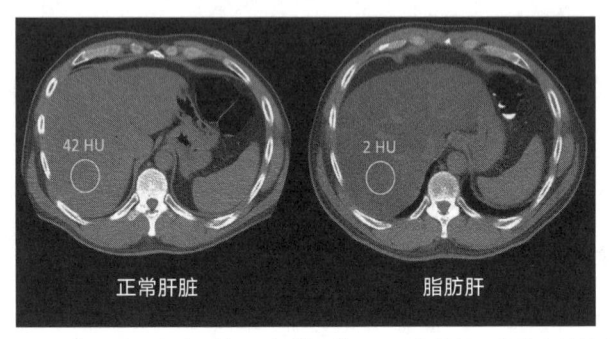

图 5-2 正常肝脏和脂肪肝的 CT 扫描图像,HU 值越低,脂肪含量越高

注意上图中的 CT 扫描图像。对于两个身体质量指数相似的人来说,亨斯菲尔德单位(Hounsfield units,即 HU,用于测量肝脏密度)表示肝脏中的脂肪程度。[162] 脂肪增加的肝脏显示为图像中较暗的阴影。[163]

那么,如果非侵入性成像可以显示脂肪肝,为什么我们现在才听说呢?如果在结肠癌筛查中就能发现这一点,为什么我们没有听到放射科医生奔走相告呢?

使用医学成像检测脂肪肝的问题在于,放射科医生往往会漏报。

如果你碰巧做过肝脏 CT 扫描或磁共振成像,而医生没有提到任何有关脂肪肝的信息,并不意味着它不存在。事实上,在一项研究中,他们发现急诊中有多达 25% 的患者在影像检查中患有脂肪肝,但最初的放射学报告只会在其中最严重的10%的病例中提到这一点。[164]

漏报的可能原因是这种情况太常见了。也许放射科医生不再认为脂肪肝是不正常的,除非非常严重(因此可能无法逆转)。所以只有10%的病例最终被放射学诊断出来。

如果你是那些严重病例之一,比如上面研究中提到的那10%,可能仍然不足以让人关注。在那项对12,000无症状成年人的研究中,"48名偶然发现脂肪肝的患者,没有一个人在发现脂肪肝的首次CT检查后的一年内进行过任何后续血液检查、影像学、其他检查或到门诊就诊"。[165]

这种至关重要的疾病是肝病和肝移植的主要原因,是代谢健康的风向标,但许多医生都忽视了它、对它失去了警惕。它没有得到应有的重视。

什么导致了脂肪肝?

如果非酒精性脂肪性肝病这种疾病如此重要,我们理应知道它的病因。如果脂肪肝是由我们可以避免和预防的病因引起的,我们更需要有所了解。

酒精——1980年前的脂肪肝

1980年之前,如果一个人患有脂肪肝,那就是由于饮酒引起的，具体来说，也就是我们喝的酒中的乙基醇（ETOH）或乙醇引起的。[166]当时没有非酒精性脂肪肝，因为所有脂肪肝都是由乙醇摄入引起的。

那么，乙醇是如何引起脂肪肝的呢？肝脏是我们最大的器官之一，其最重要的功能之一就是处理和代谢毒素。乙基醇就是这样一种毒素。

我们如何代谢乙醇？是通过一个称为肝脏乙醇代谢的过程来实现。当我们摄入乙醇时，大约80%会到达肝脏。它会诱导从头脂肪生成和血脂异常，即胆固醇、LDL-C、甘油三酯和HDL等脂质的失衡。[167]乙醇还会激活c-Jun N端激酶，这是一种与细胞死亡、再生和衰老有关的激酶。[168]

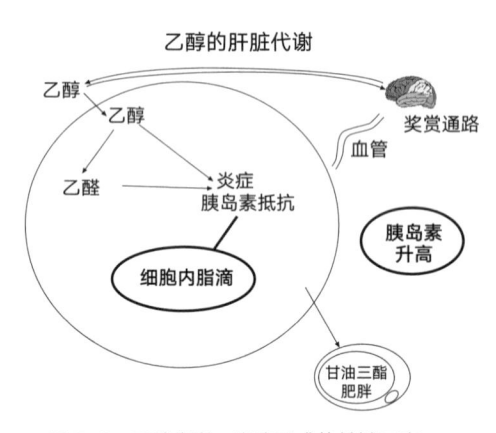

图5-3 乙醇代谢，脂滴形成的关键因素

这种激活可以通过磷酸化胰岛素受体（特别是肝胰岛素受体底物1 [IRS-1]）使其失活。换句话说，正如一篇文章所指出的那样，酒精摄入会干扰某些代谢过程。[169]它会导致肝脏胰岛素抵抗，从而促进高胰岛素血症（血液中胰岛素水平更高），并告诉身体储存脂肪。这会导致脂滴形成，使脂肪变性，你的肝细胞会充满大脂滴。它还会刺激身体的奖赏通路，使你持续不断地饮酒。

这就是我们对脂肪肝的认识以及酒精是如何引起脂肪肝的。

谜一样的疾病——1980年后的脂肪肝

但正如我所说，到了20世纪80年代，一切都变了。问题出现了，越来越多的人患上脂肪肝并死于肝病。

下图虽然仅显示了英国肝病死亡率与其他疾病的比较，但不仅限于英国，所有国家的情况都差不多。当医生们第一次注意到这些火箭式上升的病例时，他们以为这是由于脂肪肝的常见原因——饮酒。

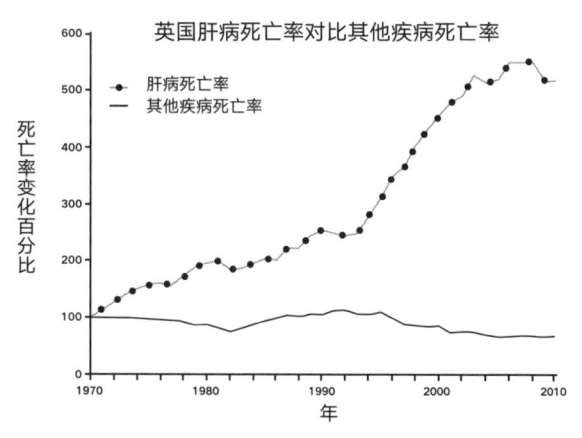

图5-4 1970—2010年英国各种疾病的标准化死亡率，肝病死亡人数急剧增加[471]

酒精消费量并没有增加。事实上，在某些地区，那段时间酒精消费量甚至有所下降。许多患者出现了脂肪肝，却说自己从来没喝过任何酒。

你可以想象，这引起了尴尬和紧张，影响了医务人员的可信度。毕竟，他们一直坚信脂肪肝是由饮酒引起的。

美国年度酒精消费量

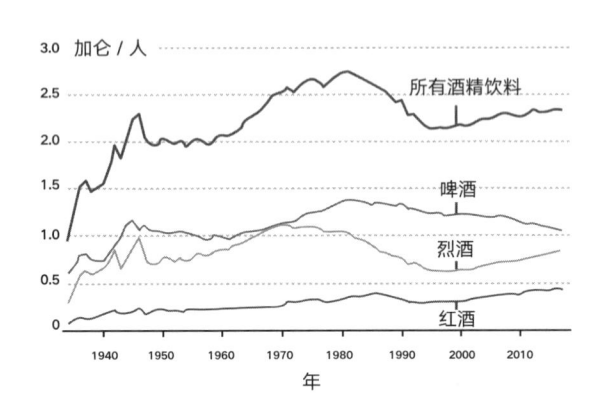

图 5-5　从 1970—2010 年，美国每年的酒精消费量相对稳定或略有下降

当脂肪肝开始蔓延到儿童身上时，这种局面开始发生变化。因为这些病例中，孩子们显然没有接触过酒精或有过饮酒史。

那么，到底怎么回事？是否可能存在另一种毒素正在毒害我们的肝脏，早在 20 世纪 80 年代就开始被我们摄入体内了？

为了找到答案——尽管你可能已经从上一章中知道了答案是什么——让我们再看看鹅肝。你是如何让鹅或鸭拥有肥大的肝脏的？人们是如何生产鹅肝酱的？

可以回顾一下历史。有一幅古埃及王国时期的浮雕，属于第六王朝晚期或更晚（公元前 2323 年—公元前 2150 年左右）。[170] 让我们看看浮雕的左下角。

看起来这个人正在给鹅强行喂食。这可能是我们掌握的关于制作肥肝的最早记录,因为制作鹅肝酱的第一步就是让鸭子或鹅吃一些它平时可能不会吃的东西,且吃的量比平时多得多。

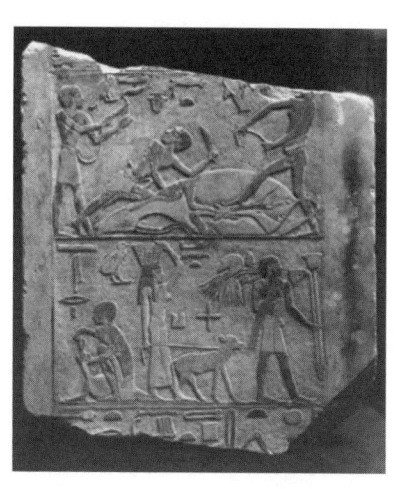

图 5-6　墓室彩绘壁画碎片,古埃及王国,第六王朝晚期或更晚,约公元前 2323—公元前 2150 年 [171]

人们强迫它们吃什么呢?他们显然不是给鹅喂酒,尽管理论上这样做也是可行的。他们强迫喂给鹅的是三大宏量营养素之一:脂肪、蛋白质或碳水化合物。乍一看,人们可能会认为,为了得到肥肝,罗马人或埃及人会给鹅喂脂肪。但我们发现,似乎并不是这样起作用的,就像食用胆固醇和饱和脂肪并不会直接导致血管动脉粥样硬化斑块中那些堆积并引发心脏病的脂肪一样。[172]

老普林尼掌握了其中关窍。他没有把它叫作鹅肝,而是用拉丁语把它叫作 iecur ficatum。iecur 表示肝脏,而 ficatum 则来自 ficus 这个词,意思是无花果。关键成分不是脂肪或蛋白质,而是无花

117

果，确切地说，是无花果中的糖。罪魁祸首是碳水化合物。

如果再看看我们的糖摄入量呢？从 20 世纪 80 年代起糖摄入量开始飙升，主要是由于高果糖玉米糖浆的引入。

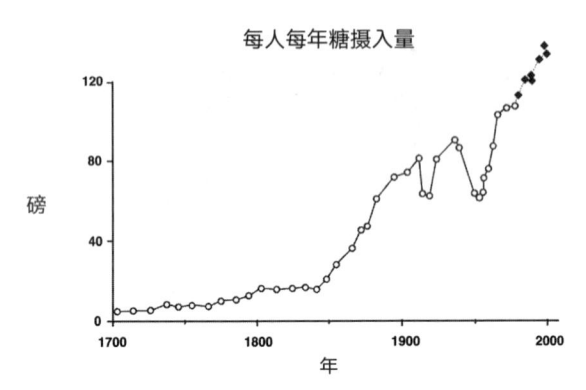

每人每年糖摄入量

图 5-7 从 1700—2000 年每人每年摄入的糖量估算

还记得吗？高果糖玉米糖浆是不同比例葡萄糖和果糖的混合物，大约一半是葡萄糖，一半是果糖。让我们看看它们俩谁是问题所在。

我们之前讨论了血液中高血糖的危害，但这里我们关注的是肝脏。饮食只有大约 20% 的葡萄糖负荷由肝脏代谢，其余由身体中的所有其他细胞处理。在肝脏处理的 20% 的葡萄糖中，它往往以糖原而不是脂滴中的脂肪形式储存。虽然葡萄糖在代谢综合征中并非完全无辜，但在这里它却不是始作俑者。

但是蔗糖分子的另一半——果糖呢？

事实证明，果糖与乙醇非常相似——可以算是一种毒素！所以毫不意外，几乎 100% 的果糖都由肝脏代谢。[173] 事实上，我们体内的大多数细胞甚至不能利用果糖，只有肝脏才能代谢它。碰巧的是，普林尼用以命名鹅肝的无花果是所有水果中果糖含量最高的。果糖几乎 100% 由肝脏代谢，最终以脂滴的形式储存起来，所以我们找到了罪魁祸首。

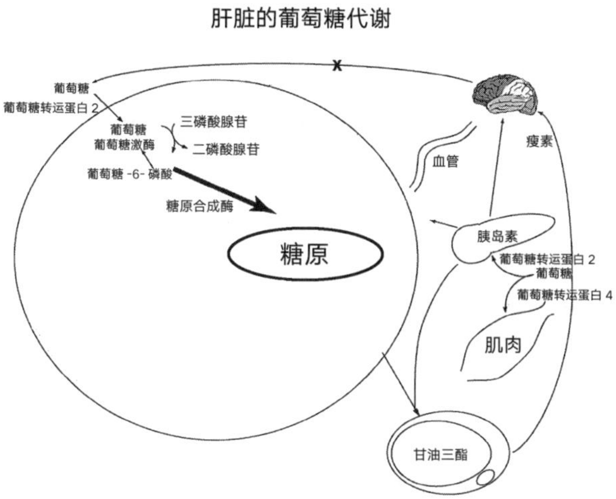

肝脏的葡萄糖代谢

图 5-8 葡萄糖代谢和各种下游效应

果糖和酒精在肝脏中的处理方式类似。摄入过量时，这两种毒素都会导致细胞死亡，除非在恰当的时机采取对策。这种应对机制就是我们所说的从头脂肪生成，即将多余的碳水化合物转化为脂肪的过程。正因如此，多余的糖不会以糖的形式留在体内造成伤害。

果糖在肝脏和大脑中的作用都与乙醇相似。首先，果糖和乙醇的代谢方式相似，因为它们会导致从头脂肪生成。在此过程中，它们都促进肝脏胰岛素抵抗、血脂异常和肝脏脂肪变性。[174] 其次，两者都会产生引起肝脏炎症的物质。就果糖而言，这是通过与超氧化物（一种作为代谢物的氧分子）的反应过程产生的；[175] 对于酒精，反应后则会形成中间代谢物乙醛。[176] 最后，果糖和酒精一样，会刺激大脑的奖赏通路。它会产生习惯，甚至可能产生依赖性，与乙醇相似。[177] 这意味着你的身体开始渴望果糖，就像酒鬼渴望乙醇一样，诱使摄入量增加，从而导致代谢综合征等疾病。

精制碳水化合物和糖的每日最低需求量为 0 克。我们没有任何需要饮食中的糖分的生物过程。肝脏代谢糖的能力有限，虽然少量可以，但当肝脏不堪重负时，就会有不良影响。一位医生指出，糖会导致能量利用障碍和慢性疾病。[178]

乙醇和果糖很相似。它们都是肝脏毒素，都会导致脂肪肝，都会上瘾，也都会引起炎症。

通常情况下，肠道会代谢最开始的 5 克左右的果糖负荷以保护机体。之后其余的果糖进入肝脏并开始从头脂肪生成。

现在的情况是在摄入的蔗糖负荷下，肝脏会代谢约 20% 的葡萄糖和 100% 的果糖。在大脑中，这会发出满足的信号——该进食了。

少量的果糖会转化为糖原，但相当一部分会通过醛途径转化为酒精，副产品是尿酸。尿酸会导致痛风、尿酸结石和全身组织炎症，我们将在接下来的章节中讨论这个问题。

尿酸还会抑制体内其他化学物质，进而导致痴呆、高血压和免疫系统功能受损，降低白细胞迁移，导致更高的感染率，甚至癌症。

果糖会导致肌肉和肝脏产生胰岛素抵抗，还会引发下丘脑的瘦素抵抗。瘦素是向大脑发出信号，告诉它你已经吃饱了的激素，有时也被称为饱腹激素。[179] 而瘦素抵抗则意味着需要产生更多瘦素才能让你感到饱。瘦素还会刺激饥饿素的分泌，从而增加你的食欲，[180]

正是它让你的肚子咕咕叫并感到饥饿。

果糖以小而密的 LDL（低密度脂蛋白简称为 LDL，或称为"坏"胆固醇）或脂蛋白的形式运输。它造成的糖化损伤是葡萄糖损伤的 7~10 倍。然而，这并不会显示在血糖指数上，动态血糖仪也不会记录果糖。果糖的甜度是葡萄糖的两倍多，且被宣传为糖尿病患者的健康用糖，但事实绝非如此。

肝脏的果糖代谢

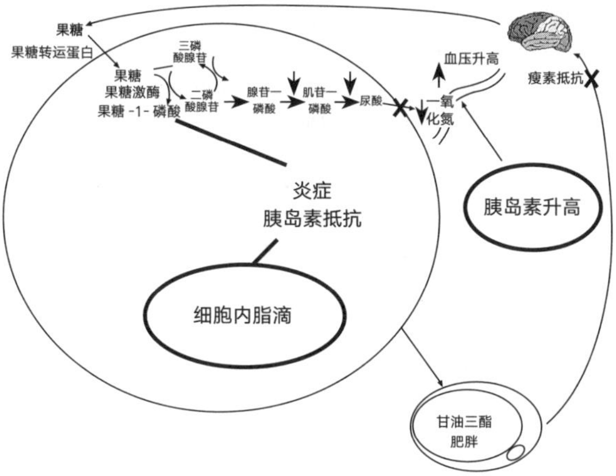

图 5-9　果糖的代谢显示出与肝脏中脂滴形成的复杂相互作用，而脂滴可能导致非酒精性脂肪性肝病

一项研究表明："当饮食中果糖的摄入量超过肠道清除能力时，果糖会引发脂肪生成。在现代即食食品广泛供应的大背景下，这样的果糖'溢出'会导致代谢综合征。"[181]

蔗糖含有 50% 的果糖。高果糖玉米糖浆中果糖的含量比例取决于具体配方，但通常都高于 50%。1984 年，可口可乐和百事可乐都从蔗糖改用高果糖玉米糖浆。事实上，大多数软饮料至少含

58%的果糖，而最受欢迎的三个品牌——可口可乐、雪碧和百事可乐——的果糖含量高达65%！

然而，一旦果糖的这些问题被曝光后，让公众相信果糖并没有那么有害就变得很重要了。

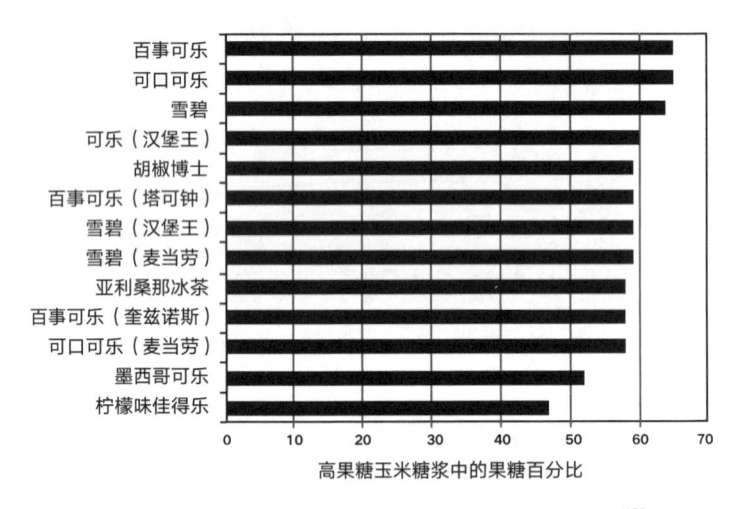

品牌	高果糖玉米糖浆中的果糖百分比
百事可乐	~65
可口可乐	~65
雪碧	~63
可乐（汉堡王）	~60
胡椒博士	~59
百事可乐（塔可钟）	~59
雪碧（汉堡王）	~59
雪碧（麦当劳）	~59
亚利桑那冰茶	~58
百事可乐（奎兹诺斯）	~58
可口可乐（麦当劳）	~58
墨西哥可乐	~52
柠檬味佳得乐	~47

图5-10 普通饮料中高果糖玉米糖浆中果糖的相对含量[182]

现状：高果糖玉米糖浆和果糖消费的罪魁祸首

詹姆斯·里普博士登场了。这位在1994—2012年担任塔夫茨大学医学副教授的学者，此前曾在马萨诸塞大学陈医学院（前身为马萨诸塞大学医学院）的运动生理学和营养实验室工作。他于2010—2014年获得了美国玉米精炼协会的1,000万美元资助，用于研究高果糖玉米糖浆对人体健康的影响。[183]

一项研究指出，该协会采用了两种形式的稻草人论证。首先，该协会投机取巧地将反对高果糖玉米糖浆的观点描绘为无能。其次，策略性地选择反驳那些更容易驳斥的说法，同时对更复杂的争论点持一种模棱两可的态度。[184]

这种诡辩奏效了。

在 20 世纪，大多数人每天摄入约 15 克果糖，且通常是以健康的形式，例如水果。这相当于一片水果或一杯蓝莓。但现在，这一数字几乎是之前的 4 倍，达到每天 55 克以上，主要来自非天然的高果糖玉米糖浆。

换句话说，从 1970 年每人消费 0 磅高果糖玉米糖浆到现在每人 60 磅，这占了我们每年糖消费量的一半![185]

限制果糖可能还不够

你可能会说，我懂了，为了避免这些潜在的健康问题，我必须避免食用果糖。

这里有一个问题。多元醇途径是体内的一系列代谢反应，它将你摄入的碳水化合物的 30% 转化为果糖，最初是葡萄糖，然后转化为山梨醇，再转化为果糖。

可能你认出了，山梨醇是所谓的无糖食品中使用的人工甜味剂，它对人体并无益处，因为身体会把它转化为果糖。

所以，即使你从不吃果糖，身体仍然有能力制造它。事实上，一些研究人员认为果糖（无论是直接摄入的还是通过多元醇途径由葡萄糖产生的）本身可能是胰岛素抵抗和代谢性疾病的主要原因。这仍然是一个不断发展的研究领域。

然而，原因不仅仅是葡萄糖，盐可能也是问题之一。正如一篇论文指出的，"高盐摄入在西方饮食中很常见，很可能导致高血压和心血管疾病。最近，高盐摄入量还被发现与肥胖症、胰岛素抵抗和代谢综合征的发展有关，且对其具有预测作用。"[186]

医生已经警告过我们饮食中盐摄入过多的危险。盐是怎样伤害我们的呢？原来它竟然可能刺激果糖的产生！"我们发现高盐饮食会激活肝脏中的醛糖还原酶（多元醇）途径，导致内源性果糖生成，进而诱导瘦素抵抗以及代谢综合征和脂肪肝的发展。"[187]研究人员继续说，"阻断果糖代谢会同时阻断高盐饮食的影响。日本成年人的高盐摄入量也预测了糖尿病和非酒精性脂肪肝。因此，虽然高盐饮食中的盐是一种必需的微量营养素且自身没有热量，但仍可能在肥胖症和糖尿病的形成中起着助推作用"。[188]

回到谎言的开始

但这不仅仅是一本枯燥的代谢教科书，这是我对医学院教过的所有谎言的回溯。那么，脂肪肝的谎言是什么？

谎言就是"没有治疗脂肪肝的方法"。

一篇论文写道，非酒精性脂肪性肝病已成为世界上最普遍的肝病，但目前还没有获批的药物疗法来预防或治疗这种疾病。虽然非酒精性脂肪性肝病发展为非酒精性脂肪性肝炎正在成为终末期肝衰竭的主要原因,但非酒精性脂肪性肝病患者死亡的主要原因是心脏代谢疾病的并发症。[189]

另一篇论文在其预后方面的看法同样不乐观。"目前还没有公认的非酒精性脂肪性肝病或非酒精性脂肪性肝炎的治疗方法,尽管推荐减肥和低脂饮食。"[190]

幸运的是,他们错了。

如何逆转非酒精性脂肪性肝病?

如果酒精性脂肪肝是由过量饮酒引起的,那么停止饮酒应该可以阻止甚至逆转这种疾病。在大多数情况下确实如此,除非肝脏损伤已经严重到了无法自愈的程度。

因此,既然我们已经知道非酒精性脂肪肝是由果糖毒性引起的,那么当我们停止果糖摄入时会发生什么?

在一项研究中,9~18岁患有脂肪肝的儿童在9天内被提供在能量和宏量营养素构成方面与标准饮食相同的膳食,但用淀粉代替了糖,[191]并接受一系列检查。回忆一下,糖是由葡萄糖和果糖构成,而淀粉只是由葡萄糖构成,因此他们实际上是用一份葡萄糖代替了一份果糖。

研究发现,无论患儿开始的肝脏脂肪有多少,在研究结束时他们的肝脏脂肪都减少了。这是在仅仅9天的果糖限制(用含葡萄糖的淀粉代替果糖)后发生的,没有卡路里限制,没有宏量营养素变化。

这很合理，因为乙醇和果糖对线粒体来说是一样的，两者都会驱动从头脂肪生成。

这也适用于成年人。在一项研究中，当成人改用低碳水化合物饮食时，他们的肝脏脂肪显著减少。[192]

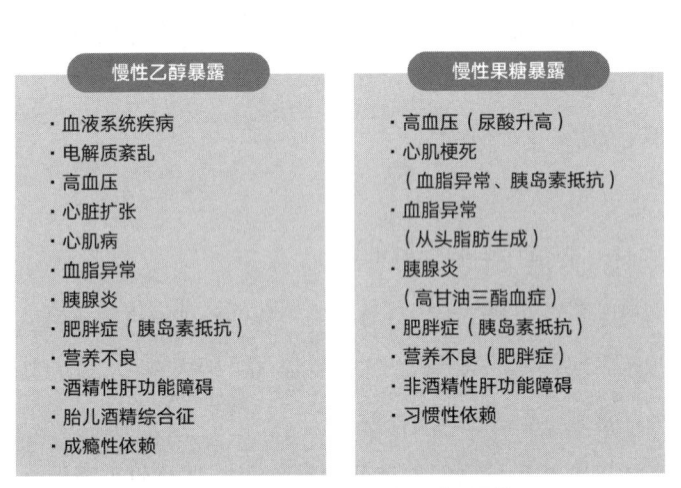

慢性乙醇暴露	慢性果糖暴露
·血液系统疾病	·高血压（尿酸升高）
·电解质紊乱	·心肌梗死
·高血压	（血脂异常、胰岛素抵抗）
·心脏扩张	·血脂异常
·心肌病	（从头脂肪生成）
·血脂异常	·胰腺炎
·胰腺炎	（高甘油三酯血症）
·肥胖症（胰岛素抵抗）	·肥胖症（胰岛素抵抗）
·营养不良	·营养不良（肥胖症）
·酒精性肝功能障碍	·非酒精性肝功能障碍
·胎儿酒精综合征	·习惯性依赖
·成瘾性依赖	

图 5-11　慢性乙醇暴露和慢性果糖暴露的异同

这太有道理了！如果果糖在体内的作用方式与乙醇相同，并且会造成相同类型的损害，那么难道不也可以用相同的机制来减少这种损害吗？

这个谎言（非酒精性脂肪性肝病无法治疗）的问题在于，虽然治愈非酒精性脂肪性肝病的方法很简单（即停止摄入身体无法处理的大量果糖），但医生们却没有对非酒精性脂肪性肝病诊断采取任何行动。医生们相信这个谎言，即这种疾病无法治疗——一旦你对此深信不疑，就会束手无策。

当然，与其他代谢疾病一样，脂肪肝与 TOR 或 mTOR 紧密相连。正如一篇论文所指出的,通过激活 mTOR 信号,过量摄入单糖(如果糖和葡萄糖)可能会促使肝脏糖异生、脂肪生成和脂肪酸吸收以及分解代谢,从而导致肝脏脂质沉积。[193]

这并非果糖带来的唯一代谢危险。它驱动的美拉德反应比葡萄糖快 7～10 倍。(上一章中描述过这一过程,热量会引发化学反应。)还有多元醇途径,它将大约 3% 的葡萄糖转化为果糖。当胰岛素抵抗增加时,葡萄糖转化率可能会增加到 30%。

与其称之为非酒精性脂肪肝,不如将其改成果糖相关脂肪肝?如果知道这种疾病是什么原因造成的,也许会有更少的人患上。

我们先把脂肪肝和果糖放在一边。现在,让我们看看高血压,以及为什么治疗高血压的答案不是终生依赖多种药物。

第六章

高血压谎言:"高血压的最佳疗法是吃药"

> 健康是第一财富。
>
> ——拉尔夫·瓦尔多·爱默生

我们已经接近本书的中间,但还有很长的路要走——谎言越来越严重。公众被严重误导的更致命的疾病即将出现,而且在许多情况下,这些疾病都是我们无意中对自己造成的。

让我们来看看目前的数据:50%的成年人超重或肥胖,50%处于糖尿病前期或糖尿病,50%患有脂肪肝。相信你已经注意到,这些疾病可以同时发生,而且经常同时发生。这意味着美国超过一半的成年人至少患有其中一种慢性疾病。这么糟糕的情况下使得一种历史上从未见过的肝脏疾病应运而生——非酒精性脂肪肝,它意味着人类正在把自己的肝脏变成美味的鹅肝,过早死亡时将成为虫子和蚂蚁的美餐。

但如果你认为这仅限于世界上的超重人群，那就大错特错了。瘦人也会患上非酒精性脂肪肝，因为不良的饮食习惯非常普遍。另一方面，也有很多人体重增加了不少，但没有患糖尿病，他们大可以认为自己很幸运，但运气迟早会用完，甚至变得更糟。我们来看看高血压。

和上面提到的慢性病一样，高血压影响了47%的美国成年人，总共1.16亿，而且这些人还患有其他疾病。高血压的定义是收缩压大于130毫米汞柱（mmHg）或舒张压大于80毫米汞柱。高血压通常与肿瘤、化疗或疫苗无关，所以很容易被忽视。但别误会，它对你的影响和糖尿病或任何其他慢性疾病一样可怕。更可悲的是，高血压本不该变得如此严重。

1900年，高血压并不常见，肥胖症和糖尿病也是如此，只有不到5%的人受到高血压的影响，因为当时的饮食习惯与现在完全不同，玉米糖浆还没有席卷这个国家。然而今天，这个数字已经增长了近10倍，没有丝毫减缓的迹象。像所有此类疾病一样，高血压的病因根植于我们的行为。

血压是什么？

血压是驱动血液在循环系统中流动的力量。通过心脏的泵功能，血液被输送到身体的每个角落，从大脑到脚趾，以及其间的各个角落，甚至你的脂肪细胞也会接受血液。输送血液的管道称为血管，其大小从又大又粗到只有几微米不等。

心脏泵送产生的压力非常重要，因为血液不仅含有氧气，还含有营养物质、水甚至废物。身体的每个器官都需要血液，心脏用来运送血液的力量确保了足够的血液到达需要的地方。

如果心脏是健康的，它每分钟会泵送 5 升血液，[194] 每天跳动超过 10 万次。这一动作不仅能保持氧气流动和身体水分充足，还能让你保持警觉。许多最大的血管将血液输送到你的大脑，切断这种血流你就可能会没命。

这就是血压问题如此危险的原因。

如果血液必须更用力地通过血管，那说明血管本身出了问题，或者通过血管的血液减少，迫使心脏动用更多的力量来补偿。这会给心脏增加负担，并可能导致各种问题，如脑卒中、血管性痴呆和肾脏疾病等。

高血压意味着血压过高，就像高血糖意味着血糖过高一样，任何东西过量都对你没有好处。而且你还不能只担心危及生命的情况。高血压与炎症、胰岛素抵抗和体重增加有关。正如我们所看到的，后者与高血压和胰岛素抵抗之间密不可分。

高血压如此可怕的原因在于大多数人甚至不知道自己患有高血压。

血压如何测量？

血压是用一个缠绕在上臂的充气袖带测量的，泵压将它紧紧地压缩在你的手臂上，这样就可以测量流经你血管的血液。血压以毫米汞柱为单位，定义为在正常地球重力条件下，0 摄氏度（32 华氏度）下 1 毫米汞柱所产生的压力。

然而，测量血压时，会使用两个数字，写法类似一个分数。以正常血压为例：如 120/80 毫米汞柱。第一个数字代表收缩压，是心脏跳动时对动脉壁施加的压力；第二个数字代表舒张压，测量的是心脏在两次跳动的间期对动脉壁施加的压力。[195]

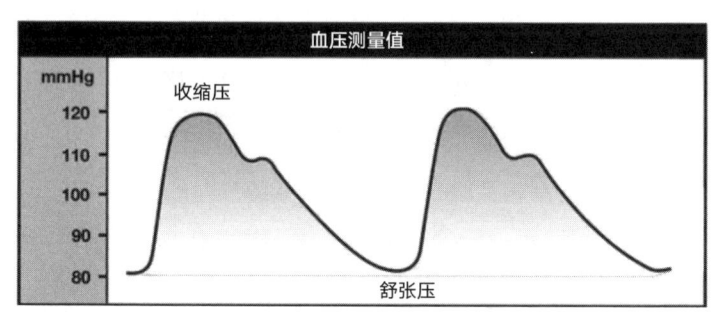

图 6-1　收缩压和舒张压测量图

关于高血压，医生更关注收缩压，因为动脉问题会迫使心脏更用力地工作。然而，舒张压也很重要，其升高也提示了问题的发生。收缩压每升高 20 毫米汞柱，舒张压每升高 10 毫米汞柱，40 岁以上的人患心脏病的风险就会增加。[196] 不过年轻人也应该注意，因为无论多大年纪，高血压都是不好的。

为什么高血压不好？

高血压与其他疾病不同，它没有明显的症状，不像新冠病毒感染或癌症。你可以毫无知觉地度过一生，直到心脏停止跳动的一刻才知道自己即将死去。因此，高血压被称为"无声杀手"。

高血压会使动脉硬化。这导致回流向心脏的血液减少，心脏变弱，循环问题进一步恶化。这种恶性循环会导致心肌梗死——由于缺氧所致的心肌细胞坏死。它还会导致胸痛以及大脑损伤，因为血流中断同样会影响大脑。[197]

高血压会以同样的方式损害肾脏。高血压使得血管缩窄，肾脏接收的血液少于它所需要的，从而使肾脏变弱。虚弱的肾脏过滤废物的能力降低，多余的液体积聚，导致血压进一步升高，从而使得肾脏更加虚弱，引起类似的恶性循环，导致致命的肾衰竭。[198]

高血压还会通过破坏大脑中的小血管导致痴呆。[199] 脑损伤不一定都像脑卒中那么严重，但一点点地削弱一个人的大脑本身也会产生毁灭性的影响。由于大脑不能像大多数其他部位那样轻松实现自我修复，这种损伤的影响是永久性的，所以大多数类型的痴呆症都无法治愈。[200]

更糟糕的是，高血压并不是单独起作用的。它同时也是代谢综合征的五个特征之一。患有高血压的人通常有其他异常，如肥胖症、糖尿病或甘油三酯异常。典型的现代饮食充斥着碳水化合物和高果糖玉米糖浆，促成了这些问题的发生——数百万人为此付出了代价，不管是医疗费用还是健康状况。

最糟糕的是什么呢？这些问题会累积起来。高血压和 2 型糖尿病的组合会以可怕的方式影响海马体的体积。[201] 海马体是大脑中负责记忆的部分。除了导致大脑衰老得更快之外，高血压还会以一些比痴呆更轻微的方式逐步损害大脑功能。如果只有一个理由让你谨慎饮食，那就是这一点：你只有一个大脑，不要浪费它。

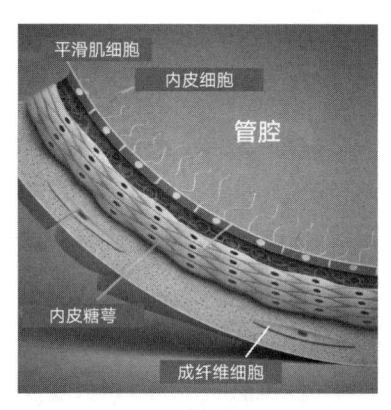

图 6-2　由不同成分组成的血管壁示意图

人体平均有 60,000 英里长的血管，[202] 它们遍布各处，确保身体各个部位得到营养以正常运作。

动脉是将血液从心脏输送出去的肌性血管，包含内膜、中膜和外膜三层。[203] 内膜是血管内侧壁的一层细胞，它的主要功能是为血管内皮提供支撑，保护血管壁，防止血液中任何物质的入侵。然而，内皮并不是一个被动屏障，它控制着整个血管的舒张和收缩，并指挥白细胞抵御感染。它还控制着血小板的流动，血小板是修复受损血管的小块物质。作为一个独立的器官，内皮正常运作对整体健康必不可少。[204]

第二层是中膜。它由平滑肌细胞和弹性结缔组织组成，在血管壁中占的比例最大。通过在动脉内进行实际的泵送动作，它控制着血压。[205] 这一层的拉伸和收缩可以由你手臂上捆绑的袖带测量。

最外层是外膜，由分散的胶原蛋白和弹性蛋白纤维组成，与神经系统和淋巴系统相通，是血管系统和身体其他部分之间的主要连接。它可以防止动脉过度扩张。[206]

那么，是什么导致了高血压？

高血压的病因

在某些情况下，高血压有直接原因：肾脏疾病、药物滥用、甲状腺疾病、动脉硬化和其他类似的情况。但大多数情况下，高血压是随着时间推移而逐渐形成的。即使是现在，大多数高血压的病因仍不清楚。[207] 尽管如此，还是有一些线索可以解释高血压是如何发生的。

虽然许多因素控制血压，但高血压与肥胖症和糖尿病有许多相同的代谢动因。它们经常共同出现，表明存在更广泛的代谢综合征。但是，是什么机制推动了这个过程呢？答案在于血管内皮，以及一种叫作一氧化氮（NO）的物质——它对血管和大脑的正常运作都至关重要。

不要将一氧化氮与一氧化二氮（N_2O）混淆，一氧化氮是一种向全身发送信号的物质。1992年，《科学》杂志将一氧化氮评为"年度分子"，但又过了6年时间其发现者才获得诺贝尔奖。它是已知的最小、最轻的生物信使分子。它有三个主要功能：激活神经细胞、协助免疫系统和控制血管扩张。

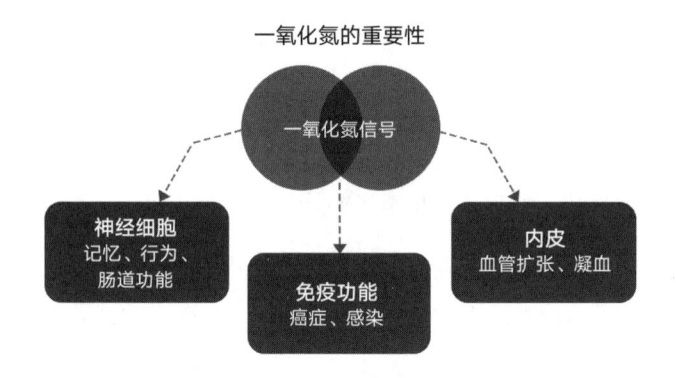

图 6-3　一氧化氮信号影响三个关键部分：神经细胞（记忆、行为、肠道功能）、免疫功能（癌症、感染）和内皮（血管扩张、凝血）

一氧化氮起源于神经细胞。一旦形成，它就会向四面八方扩散到所有临近细胞。[208] 它对神经细胞特别有帮助，使它们能够保留记忆。一氧化氮甚至利用神经细胞来影响消化系统，因为人类肠道有超过1亿个神经细胞，就像第二个大脑一样。

一氧化氮还通过辅助抵抗感染和控制自身免疫过程来协助免疫系统。人体的巨噬细胞利用它来阻止病原体复制，使其更容易被消灭。一氧化氮还控制这些巨噬细胞和其他免疫细胞的生长、作用和死亡。[209]

最后，也是我们讨论中最重要的一点，一氧化氮是导致血管扩张的主要物质，它合成于内皮细胞（最内层细胞），扩散到控制血管压力的平滑肌。一氧化氮使肌肉放松，导致动脉扩张，从而降低血压。[210]

另一方面，一氧化氮还可以增加某些组织和器官的血流量，防止动脉内血栓的形成。[211]

由于一氧化氮的诸多用途，它引起了制药商的注意；他们开发了模拟一氧化氮功能的药物。这些药物旨在降低血压，但在患者身上进行测试时，发生了一件奇怪的事情：患者总是不记得他们将一氧化氮药物放在哪里了。更奇怪的是，患者对其他所有事情的记忆都没受影响，仅仅是忘记了把药片放在哪里。

当实验者意识到每个患者都是男性，且该药物会影响血流时，答案出现了。这种药物就是西地那非，后来被称为伟哥。

这种药物的问题表明一氧化氮的行为可能不可预测。但正如增加一氧化氮会导致问题一样，去除一氧化氮也会导致问题——这就是尿酸的作用。

尿酸是高血压的驱动因素

一氧化氮对血管扩张至关重要。内皮细胞中的一种一氧化氮合酶，可催化产生进行这一过程所需的一氧化氮。

但是，当此过程被中断时，心血管疾病更容易出现。已知可以做到这一点的一种物质是尿酸，它阻止了内皮一氧化氮合成酶产生一氧化氮和允许动脉扩张的作用。[212] 这会使动脉处于紧张状态（因此导致高血压），升高血压的同时使得血流受限。

是什么增加了尿酸？答案是我们的好朋友果糖。

果糖因素

还记得肝脏如何代谢 20% 的葡萄糖和 100% 的果糖吗？这种邪恶的糖不仅会导致体重增加，还会产生尿酸，从而阻碍内皮一氧化氮合成酶的作用。高水平的尿酸或高尿酸血症也是 2 型糖尿病和认知能力下降的风险因素。后者也很好理解，因为一氧化氮也是在神经元中产生的。相比之下，即使一些葡萄糖转化为果糖，这个量也不足以增加尿酸水平。

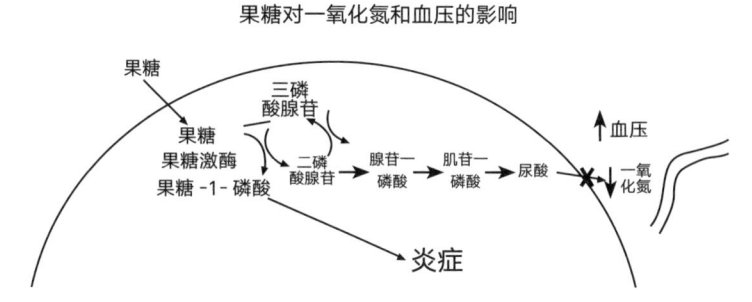

果糖对一氧化氮和血压的影响

图 6-4　肝脏果糖代谢导致炎症和尿酸形成，从而阻断一氧化氮功能并升高血压

记住，蔗糖是葡萄糖和果糖的混合物，其中 20% 的葡萄糖与全部的果糖一起由肝脏代谢。频繁摄入糖导致工业化国家人民的尿酸水平升高，可能使高血压和糖尿病的发病率上升。

胰岛素的作用

说到糖尿病，胰岛素在高血压的增加中也起着一定的作用。

记住，没有所谓的全面性胰岛素抵抗，胰岛素抵抗这一术语仅适用于血糖调节失调。即使胰岛素无法控制葡萄糖，它仍然在产生蛋白质和脂肪。[213] 不过这种选择性抵抗确实会导致双重效应：既减少葡萄糖的摄取，也降低了一氧化氮的生成。

所有额外的胰岛素都来自过量的葡萄糖，加上来自果糖的尿酸，会共同增加患心血管疾病的风险并缩短寿命。

如果把酒精加入其中，情况就变得更糟了。

酒精的作用

虽然酒精可以让人放松，但过量饮酒会导致高血压。酒精曾经是脂肪肝的主要原因，它也会导致尿酸的形成。在继续深入之前，我们先谈谈痛风。

痛风是一种由关节中形成的尿酸结晶引起的疾病，会造成剧烈疼痛。啤酒和威士忌等谷物酒精饮料含有大量嘌呤，人体会将嘌呤转化为尿酸。在大多数情况下，尿酸会随尿液排出。但如果尿酸过多，则会在其他地方积聚，造成严重问题。[214] 关节是尿酸积聚的部位之一，血管则是另一部位。

如果尿酸过多，在关节中都能形成结晶，想象一下它会对血管造成多大的破坏。再加上果糖的作用，它会使血压不断升高，危及健康甚至生命。

然而，并不只有酒精、糖和高果糖玉米糖浆是会破坏动脉的有害物质，盐也可以。

盐的侵袭

氯化钠，即食盐，一直与高血压有关。被诊断出患有高血压的人总是被告知要减少盐的摄入量。

这一建议似乎违反直觉。盐不是糖，也不包含任何相同的元素（糖含有碳、氢和氧）。盐怎么会危险到成了高血压相关的头号危险因素呢？

答案在于多元醇途径。

果糖不仅可以靠进食摄入，也可以在肝脏中通过葡萄糖的转化进行内源生成。产生果糖的多元醇途径会被高浓度的盐激活，从而将更多的葡萄糖转化为果糖，并导致一系列已知的问题。事实上，如果这种果糖机制被阻断，高盐饮食的负面影响就能被中断。[215]

果糖会导致尿酸，尿酸会导致内皮一氧化氮合成酶抑制，内皮一氧化氮合成酶抑制会导致高血压，更不用说高果糖带来的其他代谢影响了。尽管盐不含卡路里，但它却能造成很多间接损害。

不过真的如此吗？并非所有人都同意盐像声称的那样危险。

2012年，陶布斯在《纽约时报》上发表文章，声称盐摄入量与高血压之间存在关联的结论，是建立在不完善的研究和一项有偏见的大鼠实验的基础上，该实验给大鼠喂食了超量的盐。陶布斯的文章称，美国农业部关于钠摄入量的整体建议框架来自一份2001年的报告，而后续研究表明该报告并不可靠，实际上减少盐摄入量会导致与过量盐摄入相同的健康问题。[216]

150年前的人的盐摄入量比现代人要高得多。在冷藏普及之前，食物是通过盐腌制来保存的，每天摄入15克盐都不罕见。然而在那时高血压和肥胖症却并不是常见的健康问题。如果过量的钠会引发果糖的过量产生，为什么对当时的人影响如此微弱呢？

有人可能会说，虽然当时钠的摄入量很高，但糖的摄入量却不高。即使人们高盐饮食，肝脏产生果糖的原料也会减少。

然而，将钠与高血压联系起来的主要理论是高胰岛素水平阻止了肾脏排钠，使钠在体内积聚，并引起后续问题。[217] 150年前的饮食中没有高果糖玉米糖浆，所以多吃点盐可能没什么大不了的。

还有一些证据支持这一理论。2012年的一项研究指出，胰岛素水平升高会导致狗和大鼠体内钠的含量高于正常水平。[218] 这并不是说盐会产生果糖，而是当体内已经有很多盐时，钠滞留现象会加剧。考虑到一般美国人典型的高糖饮食，减少钠的摄入量确实是一个明智的选择。

然而注意你吃了什么还不够，还得注意你呼吸了什么。

污染的作用

讨论高血压时，大多数人都会讨论饮食，因为许多食物都会影响身体机能。然而，呼吸的东西也同样重要。有证据表明，细颗粒物含量升高会导致心血管疾病。[219] 臭氧会升高血压，尤其是当一个人已经患有高血压时。[220]

环境污染物导致的高血压对居住在繁忙道路附近的孕妇也有危险——居住在距主干道1/4英里以内的妇女患高血压的风险更高，增加早产的可能性。[221]

一项中国研究也表明污染与高血压以及肥胖症之间存在联系。另外，污染对女性的影响还大于男性。[222]

污染会通过损伤动脉内壁的内皮糖萼造成损害。[223] 由于动脉所需的一氧化氮是在这里产生的，因此其损伤会导致一氧化氮产生减少，使动脉更难扩张，导致血压居高不下。与动脉壁直接接触的血液充满了你摄入体内的各种物质，不仅仅是食物，还有你吸入的物质。

所有这些都该告诉你,高血压的根本原因是不能用药物治疗的。

反驳谎言本身:我们该用药物治疗高血压吗?

无论我们谈论的是果糖、盐、酒精还是空气污染,有一点是明确的:高血压引起的问题并非源于动脉本身,而在动脉之外。不均衡的饮食和久坐的生活方式会导致机体细胞功能失调,产生通常有益但因为过量而变得有害的物质。高血压、肥胖症和 2 型糖尿病之间的关联更清晰地表明,许多血压问题都是外在的。而用药物进行治疗会错失解决一个潜在问题的机会。打个比方:你的屋顶漏水了,而且还在下雨。你注意到地板上有水坑,于是把它擦干净。地板又干净了,雨也停了,但你没有修补漏水的地方。每次下雨,你都重复这么做。与此同时,水渍在你的屋顶和墙壁上积聚,不久,你的家里就会长出霉菌。长此以往,房子的所有漏水部分都必须重建。

在多数情况下,服用降压药就像拖地一样,可能无法解决根本问题,而且更严重的危害会逐步累积,最后什么修复都为时已晚。

尽管高血压很严重,但它往往只是更严重的代谢问题的表症。单独治疗高血压无法解决肥胖症、糖尿病、脂肪肝或任何其他影响健康的疾病。

高血压也不仅仅是代谢问题,还会增加患前列腺癌、乳腺癌和肾(肝)癌的风险,[224] 大多数癌症都没有药可以治愈。一半的关节炎患者也患有高血压，而用于治疗关节炎的非甾体抗炎药会升高血压，使问题更加严重。[225]

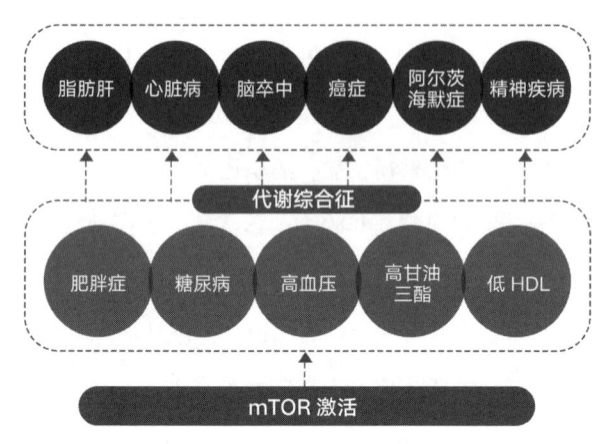

图 6-5　下游慢性病的复杂代谢驱动因素

需要明确的是，如果你的血压很高，药物是有用的，也是必要的，因为药物能将其降至安全水平。但这里的重点是长期控制，在你终身服用降压药之前，应该考虑一些其他可纠正的因素，这样可能能避免大剂量服药，甚至根本不需要服药。

当我患上高血压时，我得到了一些模糊的建议，比如注意饮食，少吃多动。但真正的重点是服药。我吃了一段时间降压药，血压的确下降了，但我没有改变生活方式。所以潜在的问题仍然存在——我的血糖仍然很高，尿酸也仍然高到痛风的程度，血液中的脂肪也更多。

每次出现新症状，我都会被开一种新药。就像降压药一样，这些药物都治标不治本，真正的根源在于我的生活方式。

与其依赖药物，更明智的做法是改变生活方式。想避免脂肪肝就少吃糖，想让体内钠水平降低就少吃盐，想避免血压升高就别喝酒。减少酒精和加工食品摄入量可以降低代谢综合征的发生可能，而代谢综合征正是所有这些问题的根源。

当然也不要忽视身体活动和睡眠。由于肌肉组织燃烧卡路里很快，锻炼是保持身体健康的好办法，一个简单的开始是每周几天步行半小时。[226]

然而，没有人告诉我这些简单的信息，并不是因为医生隐瞒了这些信息，而是因为整个医疗体系没有有效地传递这些信息。

我们目前的医疗系统更倾向于药物供应和手术，而不是有效的生活方式建议。最糟糕的是，医生所做的只是在响应市场，病人想要快速的解决方案——如果他们从一位医生那里得不到，就会去找另一位医生。此外，病人和医生不会花太多时间讨论问题，平均就诊时间为 17.4 分钟。患者只想知道该服用什么药物，然后医生开出必要的处方。

问题是药物通常可以治疗症状并缓解即时疼痛，但不能解决疼痛的原因，不能治愈疼痛。只有改变生活方式才能做到这一点，但对于大多数患者来说，这太费事了。在后面的章节中，我们将使这一点变得更容易——也许比以往任何时候都更容易。

第七章

心血管病谎言："他汀是预防心脏病的明智之选"

当一个人的薪水依赖于他对某事的不理解时，要让他理解这件事是很难的。

——厄普顿·辛克莱

我来给你讲一个男人的故事。就像每个人都会变老一样，他也老了，健康开始衰退。为了看看年龄对他造成了什么伤害，他做了一些血液检查，发现自己患有血脂异常，即身体脂质异常，换句话说，他的血液中脂肪过多。由于这种情况被认为与心脏病发作和脑卒中风险相关，他服用了一种据称可以治疗这种情况的药物。

但医生说，单靠药物是不够的。他必须多锻炼，注意饮食。他被要求低脂肪、高碳水化合物饮食，用加工过的种籽油代替饱和脂肪——这是这种情况下会给出的标准建议。他远离了饱和脂肪和胆固醇，甚至减少了来自任何肉类的脂肪摄入。

但这一切都是徒劳的。并不是因为他最后死了（毕竟我们最终都会死），而是因为他还是死于心脏病和脑卒中，他的饮食和药物本来是被设计用于预防这些疾病的。

他不是随便某个人，吃的药也不是随便某种药物。他是我的父亲，而他所服用的正是他汀类药物。因此，这个关于"他汀是预防心脏病的明智之选"的谎言，对我而言有着切肤之痛。目睹太多家庭因此类悲剧而破碎，我愿尽绵薄之力，成为解决问题的一分子。

心血管疾病的确凿事实

心血管疾病（CVD）是一种血管疾病，是全球头号杀手，每年导致 1,790 万人死亡。[227] 虽然它涵盖了与血流相关的一系列健康问题，但大多数人熟悉的是其最为人知的两种影响——心肌梗死和脑卒中。

当没有足够的血液到达心肌导致部分心肌坏死，即发生心肌梗死。梗死是指由于缺乏携氧血液而导致组织坏死。

心肌梗死是由缺血性心脏病引起的，冠状动脉中的血流受阻无法抵达心肌。由于阻塞的动脉来自心肌，因此也被称为冠状动脉疾病，有时临床上也将其称为冠心病。

脑卒中与心脏病发作相似，不过这种情况下是大脑缺乏携氧血液导致脑组织坏死。由于大脑和心脏一样重要，这也会导致死亡。

重要器官会因为一种叫作动脉粥样硬化的疾病而坏死。在这种情况下，动脉中斑块积聚，导致动脉不仅变窄，而且变得僵硬。所有这些斑块都含有胆固醇，情况严重时，胆固醇碎片会脱落进入血流，导致更远端的动脉堵塞。[228]

疾病会随着时间的推移而发展。虽然重点在于心脏和脑的堵塞，但动脉粥样硬化会影响任何血管。例如，当肾脏被堵塞时，会导致肾衰竭；当发生在视网膜上时，会导致失明；当发生在四肢时，会导致截肢。根据美国心脏协会（AHA）的数据，心脏病导致的死亡人数是脑卒中导致的两倍多。[229]

这些可怕的疾病通常被归咎于饮食中过多的脂肪。但如果我告诉你，饮食中的脂肪与这些疾病的关系比你想象的要小，你会作何感想呢？

饮食－心脏假说

主流观点认为，高胆固醇和饱和脂肪饮食是导致我们今天看到的所有心脏病的原因。这种被称为饮食－心脏假说或脂肪假说的观点因生物学家安赛尔·基斯和美国心脏协会播出的电视特别节目等的营销而广为流传。

在1900年左右，心脏病仅导致约10%的美国人死亡，但到1950年，这一数字已增加至30%。1954年，一位名叫大卫·克里切夫斯基的研究人员发表了一篇实验的论文，他给兔子喂食胆固醇，复现了第一章中提到的尼古拉·阿尼奇科夫的工作。和以前一样，兔子出现了阻塞动脉的斑块。克里切夫斯基博士随后发表了另一篇论文，描述了多不饱和脂肪（例如种籽油中的脂肪）如何降低胆固醇水平。

考虑到心脏病发病率的上升，这项研究提供了一个现成的答案："少吃胆固醇，少吃动物产品，多吃含有植物油及其健康脂肪的产品"。饮食－心脏假说诞生了，人们很快就接受了。

但事情没那么简单。对世界各地人群的各种研究表明，无论他们吃肉还是吃蔬菜，心脏病的发病率都差不多。克里切夫斯基的里程碑式研究（就像之前阿尼奇科夫的研究一样）是针对食草的兔子进行的，而不是针对杂食的人类。心脏病看起来更像是衰老过程的一部分，而不是饮食中脂肪作用的结果。

但饮食－心脏假说已经迅速流行起来，所有关于它的讨论都开始渗透到媒体中。美国心脏协会的欧文·佩奇、杰里迈亚·斯塔姆勒和安塞尔·基斯向公众解释了脂肪假说，并提出了一个解决方案：所谓的"谨慎饮食"。

这种饮食是后来几十年"健康饮食"的先驱，用玉米油、人造黄油、鸡肉和冷麦片代替了黄油、猪油、牛肉和鸡蛋等传统主食。得益于电视的力量，这种饮食风靡美国。

还记得 20 世纪 90 年代的早餐麦片广告吗？广告中麦片与牛奶和橙汁一起出现，它们也反映了这种谨慎饮食模式。

但并非所有人都同意这一模式。当时的心脏病专家保罗·达德利·怀特（艾森豪威尔总统心脏病发作时的私人医生）质疑美国心脏协会成员，指出 20 世纪传统食品更为普遍但心脏病发病率相对较低。怀特不支持谨慎饮食，因为随着美国人的饮食习惯逐步偏离传统食品，心脏病发病率却不断上升。

怀特对旧烹饪习惯的辩护无法阻挡新的"健康饮食"热潮，科学文献也对此束手无策。1957 年，纽约卫生局营养部主任诺曼·乔利夫为一群中年商人创建了一个"抗冠心病俱乐部"，让他们可以亲自尝试这种谨慎饮食。广告业利用其巨大的影响力，向大众推广低脂食品和玉米油。[230]

70 年后的今天，我们仍在用自己的健康和医疗支出（为这种饮食实验）买单。

这种持续影响力的一个例子是，许多谷物被宣传为有益心脏健康或获得美国心脏协会认证。这些谷物对你有好处。毕竟，像美国心脏协会这样的组织不会把它的名字放在随便什么东西上，对吧？

如果我告诉你，美国心脏协会会收取费用以换取代言，你会怎么想呢？美国心脏协会的"心脏检查"标志出现在如可可泡芙、糖霜迷你麦片等含糖谷物和高糖果汁产品上。根据 2013 年的一起诉讼，该公司还允许其心脏检查标志用于金宝汤公司的汤品上，这种汤钠含量极高。[231]

但美国心脏协会并不是最恶劣的罪犯，这一名号当属澳大利亚国家心脏基金会。2011 年，他们被发现为麦当劳的麦香鱼和麦乐鸡代言，称其有益心脏健康。在此之前，2008 年《星期日电讯报》还指出，该基金会代言了比萨、馅饼和香肠卷。这些丑闻摧毁了这个基金会的名声，他们不得不放弃快餐代言来重建信誉。[232]

上述事件显示了食品工业的力量。他们可以随心所欲地塑造公共卫生领域，并将垃圾食品重新定义为"健康食品"以牟取私利。

但他们所说的并不总是错的。

血液中的胆固醇

饮食中的胆固醇并不像声称的那样糟糕。许多人重新接受了这个事实，开始毫无负罪感地吃鸡蛋。但是，如果食物中的胆固醇不是造成这些心脏病的根源，那么血液中的胆固醇呢？它必定脱不了干系。

当讨论胆固醇时，人们经常谈论 LDL 即"坏"胆固醇，或 HDL 即"好"胆固醇。根据脂肪假说，高 LDL 水平会增加患心脏病的风险，而高 HDL 会降低这种风险。但让我们仔细看看 LDL。

现代医学中公认的观点是 LDL 对人体有害。据疾控中心称，LDL 占人体胆固醇的绝大多数，但如果水平过高，它们会在动脉中形成斑块，导致心脏病或脑卒中。[233]

相比之下，HDL 会吸收胆固醇并将其放入肝脏，然后肝脏将其排出体外。[234] 现行健康饮食指南不仅明智地建议限制饱和脂肪摄入，还提倡减少糖分摄取。他们推荐食用鱼类、低脂食品、全谷物、植物油、水果和蔬菜。简而言之，他们的建议是对传统"谨慎饮食"的现代化改良。[235]

但他们也提出了另一项建议：他汀类药物。据疾控中心称，这些药物可以减缓肝脏胆固醇的产生，清除现有的血液胆固醇，有助于延缓心脏病发生。[236] 美国和欧洲关于高血胆固醇的管理指南都将他汀类药物列为控制高 LDL 的首选方法。[237]

欧洲心脏病学会 2019 年的指南更加具体，指出 LDL 水平高于 190 mg/dL 属于高风险，而基线水平为 70 mg/dL。[238]

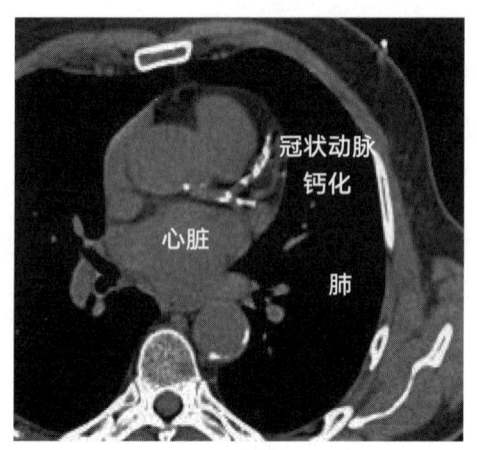

图 7-1　心脏 CT（中间灰色区域）显示钙化（白线），
表明冠状动脉实际存在动脉粥样硬化

但这是真的吗？升高的 LDL 是否会增加心脏病发作的可能性？

事实证明，这又是一个错误。仅凭 LDL 不足以预测心脏病发作的可能性。相反，最好查看实际血管以发现造成了什么损害。幸运的是，这不需要有创操作。我们可以进行心脏 CT 扫描。与用数字进行猜测不同，CT 扫描使用 X 射线观察血管内的斑块积聚情况，从而可以更准确地评估心脏病发作风险。[239]

在一项对 23,143 名具有不同 LDL 水平的患者的研究中，LDL 与动脉粥样硬化风险之间没有相关性，主要风险因素是动脉中存在钙化斑块。斑块越少风险越低，斑块越多风险越高，而 LDL 水平也与斑块无关。

2009年《美国心脏杂志》的一项研究进一步削弱了LDL对心脏病风险的重要性，该研究在136,905名因心脏病住院的患者中发现，四分之三的人具有健康的LDL水平。[240]

关键在于：LDL并不像声称的那么重要。

为什么LDL的地位如此固化？

如果LDL并不重要，为什么每个医疗保健专业人员都视其为心脏病的巨大风险？因为LDL很容易测量，也很容易用他汀类药物治疗。因其触手可及，医生们纷纷开始研究，但要让每个人都相信到LDL的危害，还需要更多努力。

这需要雄厚的资金。在这方面，制药公司甚至令非法毒品企业相形见绌。首选药物正是他汀类药物。

根据2018年的美国心脏协会科学声明，40岁以上的美国人有25%服用他汀类药物。[241]为了对抗胆固醇，他汀类药物极受依赖，以至于一位医生曾经开玩笑说，"总有一天他们会把他汀类药物放入供水系统"。

为什么要开他汀药来对抗一种对心脏病风险影响不大的指标呢？恐惧是问题的一部分。心脏病是全球头号杀手，所以每个人都认为必须采取一些措施。这种紧迫感让制药公司占据了上风，销售多种不同类型的他汀类药物。

这些资金具有强大而深远的影响。例如，制药公司资助他汀类药物的研究，而大学和医学院很乐意接受这些资金；制药公司资助美国心脏协会，而美国心脏协会又将他汀类药物推广为对抗心脏病的盟友；制药公司资助教育项目、旅行会议和午餐会，以取悦那些会开他汀类药物的医生；制药公司还花钱做广告，吸引医生和患者把他汀想得跟他们一样好，又让广告商非常满意。

他汀药承诺能使对抗心脏病和脑卒中变得简单，只需要一粒药丸，医生非常乐意为它开具处方。医生和患者都感觉他们做的事会带来健康。许多团体甚至也感觉他们似乎正在帮助降低头号杀手的风险。但医学和其他许多东西一样，是基于实证而不是感觉。让我们看看这些数字。

先提醒一句：并非所有赢利的药物都是可疑的。虽然与经济上不成功的药物相比，经济上成功的药物更可能有效，但制药公司纯粹的经济实力会诱使他们歪曲事实。

他汀类药物为很多人赚了很多钱。但它们有效吗？让我们看看一个代表性他汀类药物阿托伐他汀（其商品名为立普妥）的广告，它大胆宣称：使用该药物可使心脏病发作风险降低 36%。听起来像是一种强效药物！有这么好的效果，难怪立普妥能赚钱。媒体看到这个 36% 后大肆宣传、到处强调，甚至医生也向患者重复这句话。

然而，这则广告极具误导性，这个比例数字被夸大了。

这是怎么做到的？下图显示了用于生成 36% 这一数值的实际数据。最左边的柱状图综合了非致死性心梗和致死性冠心病的总数。[242]

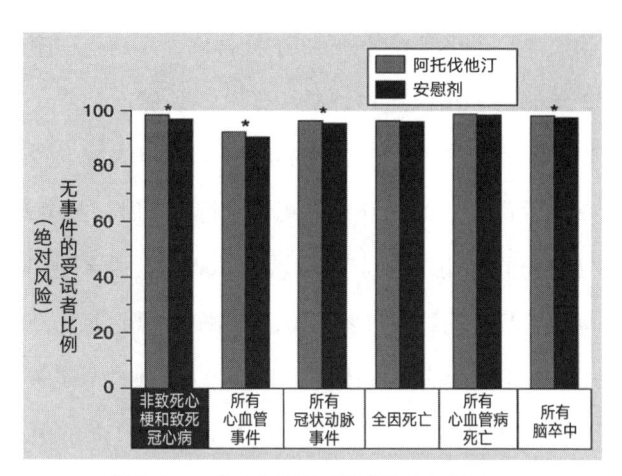

图 7-2 广告中提到的试验中的实际结局

试验中,一组服用他汀类药物(阿托伐他汀),而另一组服用糖丸,也称为安慰剂。服用药物的组中,98.1%的人没有心脏病发作,有 1.9%的人心脏病发作。然而,服用安慰剂的患者中,97%的人也没有心脏病发作,只有 3%的人心脏病发作。两者的差异只有 1.1%。

这 36%是从哪里来的?

这是一种统计叙诡。制药公司没有使用 1.1%这个数据,而是使用了一种称为相对风险降低的统计方法。

它的原理如下:安慰剂组有 3%的患者心脏病发作,他汀类药物组有 1.9%的患者心脏病发作。将其差异 1.1 除以 3,得到约 0.36,即 36%。虽然该公司确实在免责声明中称,3%的安慰剂组患者心脏病发作,而立普妥组的心脏病发病率约为 2%,但几乎没有人读到这句话,36%才是广告的重头戏。

但医生不会被愚弄到吧?那你就想错了。

1996 年，对一项医学测试的综述报告称，疾病死亡率降低了 24%。2002 年的另一项综述声称减少了 21%。然而，公众并不知道，这只相当于每 1,000 名患者中的死亡人数从 5 人减少到 4 人。

当对 9 个欧洲国家的 5,000 名患者进行调查时，其中 92% 的人高估了这种药的益处，达到 10 倍甚至 100 倍，或者他们根本没意识到。例如，27% 的英国患者认为，使用这种药后每 1,000 名筛查的患者中，死于该疾病的人数会减少 200 人。那些只是被愚弄的患者，医生应该不会落入这个陷阱。但实际上，31% 的医生也被"减少 25%"的说法误导了。[243]

夸大益处是药物营销的主要方式——所有他汀类药物都是这样营销的。大卫·戴蒙德博士、乌费·拉文斯科夫博士和其他人指出，相对风险概念的使用让人们错误地相信那些对降低死亡率无效的药物的有效性。[244, 245]

有些人可能会说，由于心脏病的致命性，1% 的益处仍然值得。但所有药物都有副作用，他汀类药物也不例外。和你从广告中得知的大不相同，即使我们承认减少 2% 的人群中的冠心病事件和死亡率降低的确有所帮助，但他汀类药物确实对健康有不利影响。

大型制药公司不想让你知道的他汀类药物的副作用

他汀类的副作用并不小，它与癌症、白内障、糖尿病、认知障碍和骨骼疾病的发病率增加有关。为了掩盖这些副作用的普遍性，制药公司使用绝对发生率而不是相对发生率来展示药物的好处，因为这使得副作用看起来并不重要。

他们使用的另一个技巧是将症状分成许多类别。根据美国食品药品监督管理局不良事件报告系统，不良肌肉症状记录在 11 个类似的类别中。大多数类别报告的不良反应很少，因为它们分散在许多不同的亚型中。然而，这些累加在一起就变得很严重，足以显示他汀类药物对肌肉有多危险。[246]

鲜为人知的磨合（洗脱）期

对他汀类药物的临床试验中一个未讨论的点是，在试验正式开始前的磨合期内，符合条件的受试者中有 26% 在服用辛伐他汀后退出了研究。[247] 他们没有给出退出的原因，但很可能是因为药物的副作用。这种退出隐藏了副作用的真实发生率，使得该研究无法可靠地了解副作用有多严重。

心脏病专家阿西姆·马洛特拉在他 2022 年出版的《无他汀生活》一书中指出，34% 服用他汀类药物的患者停服了药物，却没有告诉开具处方的医生，因为担心医生会对他们感到失望。马洛特拉说，这些患者是因为药物的副作用而停止服用的。[248]

你可能会说："但那些他汀类药物已经过时了，新的他汀药当然会更好吧？"让我们拭目以待。

新的和改良的他汀类药物如何？

简短的回答是，新的他汀类药物也没那么好。2022 年的一项研究对 21 项临床试验中的他汀类药物进行了研究，涉及 143,000 名参与者，发现绝对风险降低不到 1%。研究人员得出结论："他汀类药物的绝对益处不大。"换句话说，它们几乎没用。[249]

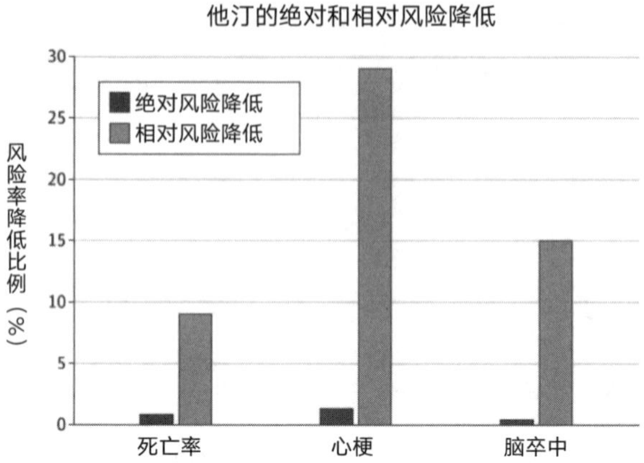

图 7-3　21 项临床试验分析中 143,000 例患者服用他汀类药物后的风险降低情况

研究指出，如果你以前有过心脏病发作，他汀类药物可能会有所帮助。但是这些信息是复杂的，被各种竞争利益扭曲了。这种情况仍在迅速演变，所以在这里没有更多可讨论的了。

科学而非商业角度下的 LDL 作用

让我们仔细看看 LDL，它通常被认为是心脏病的罪魁祸首。一个悬而未决的问题是 LDL 颗粒大小如何影响心血管疾病的风险。事实证明，并非所有 LDL 颗粒的大小都相同：虽然大多数颗粒很大且浮力强，但有些颗粒很小且密度大。根据研究，这些小且密度大的 LDL 颗粒（称为 sd-LDL）与冠状动脉疾病有关。相反，他汀类药物针对的是大而浮力强的 LDL 颗粒，但其导致心脏病的风险很小。

然而，他汀类药物无法降低小颗粒 LDL，而饮食中的碳水化合物会增加小颗粒 LDL 水平。[250] 问题在于，标准的 LDL 胆固醇血生化测试将大颗粒和小颗粒的 LDL 混为一谈，因此无法进行区分。[251]

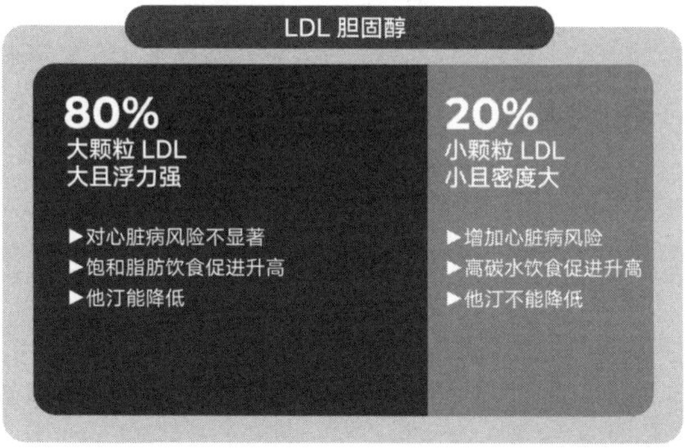

```
                    LDL 胆固醇

    80%                         20%
    大颗粒 LDL                   小颗粒 LDL
    大且浮力强                   小且密度大

    ▶对心脏病风险不显著          ▶增加心脏病风险
    ▶饱和脂肪饮食促进升高        ▶高碳水饮食促进升高
    ▶他汀能降低                  ▶他汀不能降低
```

图 7-4　不同类型 LDL 胆固醇的对比

脂蛋白（a）

脂蛋白（a）[LP(a)] 是一种 LDL 变体，这种由基因突变影响着约 20% 的人口，使其成为心血管疾病最常见的遗传风险因素。

脂蛋白(a)与心血管疾病密切相关，被认为是由肝脏分泌的，[252] 它还会增加凝血。

但为什么会有这种基因突变，它有什么生存优势？例如，镰状细胞性贫血是一种可怕的疾病，会干扰血液携带氧气的能力，但因为可以预防疟疾，这种基因得以延续。同样，脂蛋白(a)促进凝血，它可能在创伤和出血更为常见的史前时代发挥了一定作用。

一篇论文指出，增加饮食中的饱和脂肪可能会降低脂蛋白(a)。

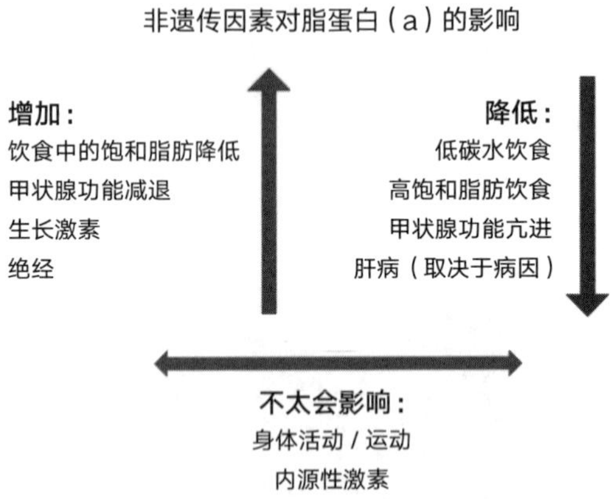

非遗传因素对脂蛋白（a）的影响

增加：
饮食中的饱和脂肪降低
甲状腺功能减退
生长激素
绝经

降低：
低碳水饮食
高饱和脂肪饮食
甲状腺功能亢进
肝病（取决于病因）

不太会影响：
身体活动 / 运动
内源性激素

图 7-5　低碳水化合物、高脂肪的饮食倾向于降低脂蛋白（a）浓度[253]

而至于他汀类药物，它们可能会增加脂蛋白(a)。[254]

心血管疾病的其他风险因素

QRISK3 是一种免费的心血管疾病在线预测模型工具。[255] 它根据用户对几个问题的回答预测未来 10 年内心脏病发作或脑卒中的风险。它不仅使用年龄、种族、家族史和糖尿病等风险因素，还使用了一些与血脂无关的变量，如吸烟、慢性肾病和类风湿性关节炎。这表明影响心脏病风险的因素是复杂而多面的。

但我们如何区分好坏呢？一项历时 21 年、针对超过 28,000 名女性的重要观察性研究探索了她们为何会患上冠心病。研究结果计算为风险比，如下图所示：

冠心病风险对比图

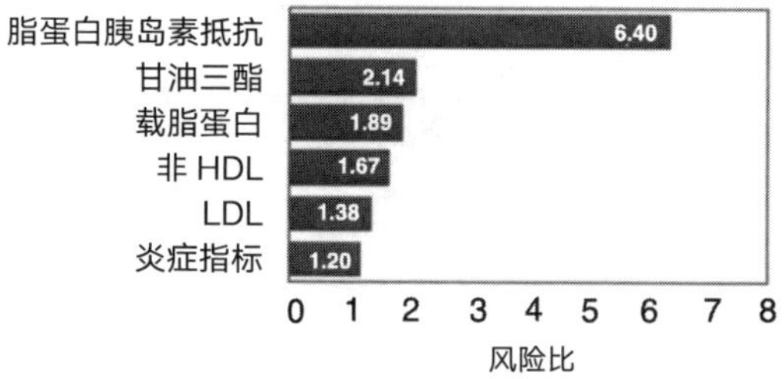

脂蛋白胰岛素抵抗　6.40
甘油三酯　2.14
载脂蛋白　1.89
非 HDL　1.67
LDL　1.38
炎症指标　1.20

风险比

图 7-6　哪些生物标志物对冠心病的风险最大

事实证明，最大的风险因素不是 LDL 胆固醇，而是脂蛋白胰岛素抵抗。[256,257] 事实上，LDL 胆固醇是一个较低的风险因素。

脂蛋白胰岛素抵抗用于测定胰岛素风险，是贯穿本书讨论的代谢性疾病的标志物。让我们来看看一些密切相关疾病的风险比。

2 型糖尿病、代谢综合征、高血压、肥胖症和吸烟对心脏病发作的预测效能远高于 LDL。所有这些疾病都可以通过生活方式调整来治疗。因此，代谢疾病最能预测心脏病发作风险，而不是人的 LDL 水平。

马洛特拉的论文《饱和脂肪不是主要问题》也印证了这一点。他指出，过去心脏病并不常见。但现在，三分之二因心脏病发作入院的人都患有代谢综合征，尽管它们的胆固醇水平是正常的。因此，他质疑胆固醇是否是导致心脏病的罪魁祸首。[258]

就连尿酸（果糖代谢的标志物）也会增加心脏病风险。[259] 相比之下，心脏病家族史与心脏病风险的相关性较弱，这表明生活方式起着更大的作用。家族史肯定有一定影响,但并不是决定健康命运的唯一因素。

冠心病风险对比图

指标	风险比
2型糖尿病	10.71
代谢综合征	6.09
高血压	4.58
肥胖症	4.33
吸烟	3.92
早发冠心病家族史	1.50
脂蛋白胰岛素抵抗	6.40
甘油三酯	2.14
载脂蛋白	1.89
非HDL	1.67
LDL	1.38
炎症指标	1.20

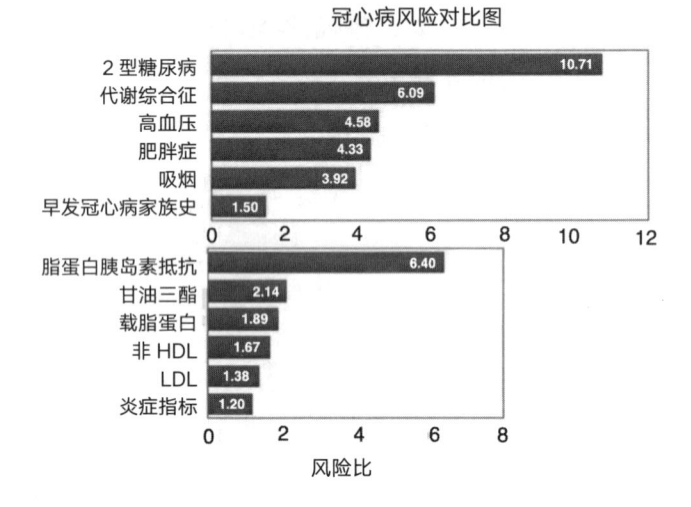

图7-7 哪些标志物对冠心病的风险最大

最后一个风险因素是吸烟。根据约翰斯·霍普金斯大学的研究,肺癌并不是吸烟带来的唯一风险。吸烟还会升高血压、增加血液黏稠度,这两者都会增加心脏病发作的概率。[260]

此外,即便是非吸烟者也会受到影响。每年约有34,000人因二手烟而死于心脏病。[261]据疾控中心数据,吸烟也会改变血液化学成分,促进斑块的更快形成。[262]

既然吸烟会严重损害血管结构,让我们把注意力转向动脉最重要的结构之一:内皮糖萼。

什么是内皮糖萼，为什么它至关重要？

如前所述，内皮糖萼位于血管内，是血管内皮细胞表面的一层，由蛋白质和碳水化合物构成。当它健康时，它光滑平整且非常薄，但同时，它也十分脆弱。糖、炎症、应激等都会造成内皮糖萼损害。[263]

糖尿病、炎症或高钠状态时出现的湍流剪切应力和氧化应激也会对内皮糖萼造成损害。内皮糖萼的损伤发生得很快，5分钟内就会出现局部缺损，而如果在炎症状态下30分钟内就会有70%的破坏。被破坏的内皮糖萼会引起促血栓形成的活化血小板和白细胞的增加，而且它不再能起到屏障的作用，所以钠很容易进入。[264] 显然，代谢综合征对内皮糖萼的损害最大。想想我们讨论过的一切：果糖、钠和糖尿病。现代饮食的许多危害来自过量的果糖，事实证明，果糖可能才是心脏病流行的更主要原因，而不是脂肪或LDL胆固醇。如果我们想要健康，就必须戒掉糖和药丸。很明显，精制糖是新型的烟草。

第八章

癌症谎言："大部分癌症是由 DNA 的累积损伤导致的"

> 对于每一个复杂的问题，都有一个简单、直接、易懂且错误的解答。
>
> ——亨利·路易斯·门肯

癌症是仅次于心脏病的第二大杀手。和心脏病一样，它也引起了政府的注意。虽然政府官员没有对此提出靠不住的饮食建议，但他们已经向癌症宣战了。

1971 年 12 月 23 日，理查德·尼克松总统大张旗鼓地签署了《国家癌症法案》，成立了国家癌症研究所（NCI）。这项法案提供了 16 亿美元，用于寻找癌症的病因和治疗方法。这项资金充足的计划被称为"抗癌战争"，人们相信癌症将在 1976 年，也就是美国建国 200 周年之际被消灭。

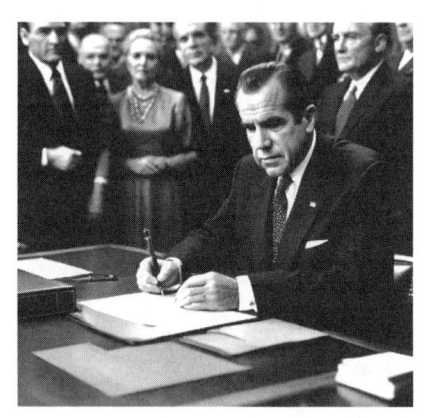

图 8-1　1971 年尼克松总统签署《国家癌症法案》的情景再现

然而 46 年后，巴拉克·奥巴马总统发表了他的最后一次国情咨文，称"我们来让美国成为一劳永逸地治愈癌症的国家"，这象征着另一场抗癌战争，他称之为"登月计划"。

2022 年，乔·拜登总统通过"登月计划 2.0"再次提高了赌注。其宏伟目标是在未来 25 年内将癌症死亡率降低 50%，并改善癌症患者的生活质量。

这些法案和计划的结局是什么？下页这张图说明了一切。

如你所见，右侧的条形图显示癌症死亡率并没有下降，而是持续上升。考虑到美国人口的增长，平均癌症死亡率大致保持稳定或略有下降。

然而，癌症不应该保持稳定，它应该被治愈。问题仍然未被解决。

更讽刺的是，在 1971 年签署《国家癌症法案》时，与尼克松站在一起的人是参议员泰德·肯尼迪。他在制定初版《国家癌症法案》和创建国家癌症研究所方面发挥了重要作用。2008年，肯尼迪患上脑癌，他接受了最高标准的护理，享受到了自20世纪70年代以来的所有医疗技术进步，但还是于2009年去世。经过半个多世纪的努力，我们仍然没有在显著降低癌症死亡率方面取得进展。

在讨论可以做些什么之前，让我们先看看到底什么是癌症。

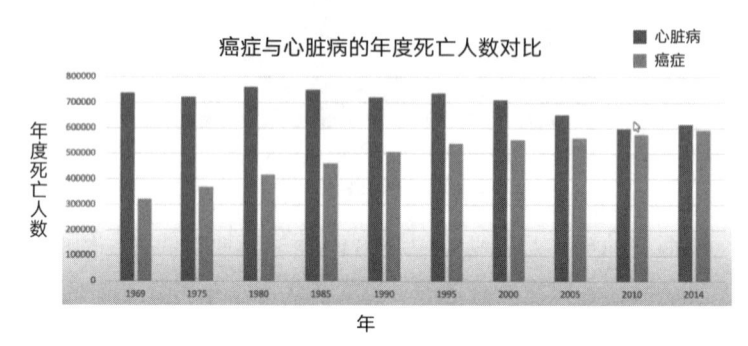

图8-2　1969—2020年美国心脏病和癌症死亡人数（改编自韦尔等人撰写的《1969—2020年美国心脏病和癌症死亡趋势和预测》）

什么是癌症？

癌症是细胞不受控制的增殖。免疫系统对细胞繁殖进行检查和调控，但是当我们的免疫防御失效时，细胞会过度繁殖，从而干扰其他身体系统。癌症可以在任何类型的细胞中发展，会影响所有多细胞生物。

癌症是根据其细胞来源类型来定义的。例如，前列腺中的癌细胞导致前列腺癌，乳腺中的癌细胞导致乳腺癌。虽然癌细胞保留了其来源细胞的许多特性，但它们也具有一组共同的特征：

1. 不受控制的生长。这是癌症的定义特征，也是它如此危险的原因。癌细胞不停地生长，形成危险的肿瘤。第一处出现的肿瘤被称为"原发肿瘤"。

2. 扩散到全身。原发肿瘤并不是癌症的唯一危险之处。癌细胞还可以转移到身体的不同部位，如肺、肝、脑和骨骼，并形成继发性肿瘤。这被称为转移，通常标志着癌症无法轻易移除。

3. 不会死亡。普通细胞在一定数量的复制后死亡并被身体丢弃，为新细胞腾出空间。然而，癌细胞没有这样的限制，它们可以无限分裂。

1951 年，在从 31 岁的亨丽埃塔·拉克斯身上提取宫颈癌细胞样本时，癌细胞的永生性受到了特别关注。这些细胞被称为海拉（HeLa）细胞，它们一直存活，不会衰老。高达 5,000 万吨海拉细胞被培养用于疫苗、遗传学、药物开发和癌症研究。截至 2010 年，有 60,000 篇科学论文以海拉细胞为研究主题。[265]

癌症是非常可怕的敌人——不断生长、快速扩散、永生不死。然而，我们也已经开发出某些武器来对抗它。

砍伤、烧伤、毒害

基于癌细胞的共同特征，人类已开发出多种治疗方法。

第一种治疗方法是最简单和最古老的——通过手术切除癌细

胞。如果患者在手术中幸存下来，手术就是成功的。例如，一位乳腺癌患者的癌细胞如果尚未扩散到身体其他部位，可以通过切除乳房来治愈癌症。但是，如果癌细胞已经扩散、手术无法治愈，则该癌症被称为无法手术或无法切除。

第二种治疗选择是放射治疗，因为放疗会杀死快速生长的细胞而不会杀死缓慢生长的细胞。然而，放射治疗不仅影响癌细胞。毛发和肠壁细胞也会被杀死。如果操作得当，放射治疗可以有效阻止癌症。但它有刺激新癌症发展的风险，这些新癌症可能在治疗数年后出现。

第三种方法可能是最著名的癌症治疗方法——化疗。这种治疗方法可以追溯到第二次世界大战。1943年，德国轰炸了意大利港口的一组盟军舰艇。数百名军人被一种散发着大蒜味的神秘化学物质灼伤，并导致失明。原来，在轰炸中受损的一艘美国船只充满了芥子气，这是德国人在第一次世界大战中使用过的一种毁灭性的化学武器。[266]

士兵的组织样本被送回美国，药理学家路易斯·古德曼和阿尔弗雷德·吉尔曼偶然间得到了其中一些样本。他们是医学领域的权威，因撰写1941年里程碑著作《治疗学的药理学基础》一书而闻名。

古德曼和吉尔曼在样本中注意到，一种在淋巴瘤中增殖的细胞大量减少。随后的测试表明，芥子气中的活性成分氮芥可以杀死淋巴瘤患者的癌细胞。这一发现为我们所知的化疗奠定了基础。

化疗靶向的是细胞快速生长和增殖，而癌症正是由此而引起的。1942年，（针对化疗）开展了一项部分成功的临床试验。[267]抗癌斗争又增加了一种新武器——事实上是一种战争武器。

这三种方法——手术、放疗和化疗——仍然是癌症的标准治疗方法，用更诚实和残酷的方式描述，就是砍伤、烧伤或毒害患者。

但这些方法有效吗？

谁赢得了抗癌战争？

简短的回答：癌症本身。

更详细的回答：国家癌症研究所在1986年和1997年分别撰写了关于抗癌战争的进展报告。几十年来对患者的砍伤、烧伤和毒害带来了一些好消息，也带来了一些坏消息。好消息是，许多人的生命从淋巴瘤、白血病和睾丸癌等癌症中被拯救出来。坏消息是，标准治疗只能挽救4%的癌症患者。与此同时，自1950年以来，癌症死亡率上升了9%。癌症治疗方面取得的微小进展被吸烟和不良饮食等生活方式因素所掩盖。有报告称，如果要在抗癌方面取得实质性进展，研究重点必须从治疗研究转向预防研究。[268]

但如果癌症的"生长模式"不能概括全貌怎么办？还有什么其他方法可以解释癌症？

一位德国科学家可能在20世纪30年代就找到了答案。

奥托·沃伯格博士及其发现

奥托·沃伯格博士是为德国纳粹政府工作的科学家。与许多为纳粹工作的科学家不同,沃伯格是一名同性恋犹太人。他之所以能活下来,只是因为比起对同性恋或犹太人的害怕,希特勒还是更害怕癌症。

1931年,沃伯格因发现新陈代谢(特别是呼吸)的关键特征而获得诺贝尔生理学或医学奖。[269] 他的发现与癌症的主要相关性涉及癌细胞如何处理葡萄糖。

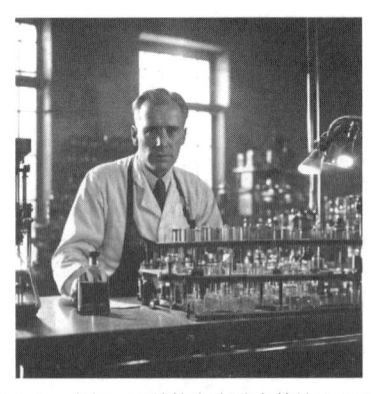

图 8-3 奥托·沃伯格在实验室的情景再现

为了了解背景,我们需要看看生命的历史。很久以前,当氧气较少时,葡萄糖通过发酵代谢,从而产生少量能量。即使氧气更充足的时候,这个过程仍然有效。它现在被称为有氧糖酵解。

但随着细胞进化并变得更加复杂,它们获得了一种称为线粒体的结构。有了线粒体,细胞可以通过发酵相同数量的葡萄糖产生17倍的能量。这个过程被称为呼吸。

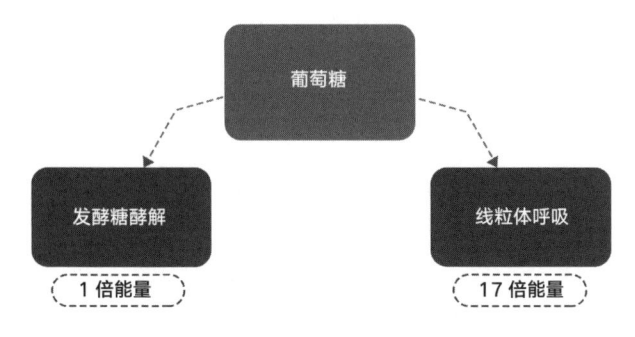

```
        葡萄糖
   ↙         ↘
发酵糖酵解     线粒体呼吸
 1倍能量       17倍能量
```

图 8-4　葡萄糖代谢的替代途径

沃伯格发现，在氧气充足的情况下，癌细胞通过效率较低的糖酵解方法代谢的葡萄糖比正常组织多 10 倍，这被称为沃伯格效应。

1956 年，根据数十年的研究，沃伯格在一篇具有里程碑意义的论文《癌细胞的起源》中得出结论：癌细胞之所以转向发酵，是因为它们的线粒体受损，这表明癌症是一种代谢性疾病。[270]

这一发现令人惊叹，却从未流行起来。沃伯格与纳粹的关系可能玷污了他的社会地位，但更有可能的是，另一项将定义未来几十年生物科学的发现掩盖了它：DNA 双螺旋结构的发现。

DNA 与癌症的关系

J. D. 沃森和 F. H. 克里克于 1953 年发表了一篇论文，详细介绍了 DNA 的双螺旋结构。[271] 这一发现为研究人员提供了一个对抗癌症乃至所有疾病的新的靶点。

由于 DNA 具有大量但数量有限的组合，科学家更愿意处理它，而不是处理几乎无限复杂的代谢相互作用。科学家将 DNA 这种分子视为人类健康的万能钥匙。因此，大部分资金和注意力都集中在 DNA 研究中，而代谢研究受到的关注则较少。

随着对 DNA 的强烈关注，一种新的癌症模型诞生了。这个模型超越了生长、扩散和永生的描述，它还忽略了沃伯格的代谢理论，提出了癌症的起源。

根据这一新理论，DNA 会在生物体的生命过程中发生突变。其中一些突变是有害的，影响细胞繁殖的突变是最危险的，通常会导致癌症。[272] 这被称为体细胞突变理论，因为突变发生在体细胞中。这意味着这些变化通常不是直接遗传的。这是目前公认的癌症起源假说。

但有证据表明这个理论是正确的吗？

体细胞突变理论

致癌因素
物理因素
化学因素
感染因素
遗传因素

随机基因突变

正常细胞　　癌前细胞　　癌症

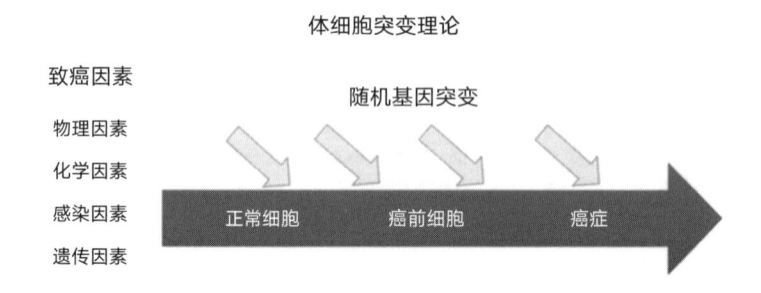

图 8-5　体细胞突变理论表明癌症是由按顺序发生的随机基因突变引起的

体细胞突变理论的证据

对癌变 DNA 的深入研究取得了有希望的结果，在动物和人类中发现了会产生癌症的基因。它们被称为致癌基因。致癌基因可以被称为致癌物的物质激活，包括辐射、石棉、烟草、某些病毒等。

这种新的癌症模型带来了除了砍伤、烧伤或毒害之外的另一种选择：靶向基因。如果一些基因可能导致癌症，那么针对这些基因就可以对抗癌症。例如，HER2/Neu 基因通常有助于细胞生长，但癌细胞会利用它进行扩散，这种作用在乳腺癌中非常明显，破坏该基因是现代乳腺癌疗法的关键。[273]

曲妥珠单抗（商品名赫赛汀）是一种针对 HER2/Neu 基因的药物。通过抑制这种致癌基因，曲妥珠单抗可以阻止癌细胞生长。它不像放疗和化疗那样针对健康细胞，尽管它可以与化疗同时使用。[274]

开发曲妥珠单抗的基因泰克公司自推出这种药物以来的 10 年间赚了 67 亿美元。[275] 然而，虽然它在靶向基因的方式上具有革命性，但功效不足以显著减少癌症。当将基因疗法添加到女性乳腺癌患者的标准化疗方案中时，4 年生存率提高了 2.9%，10 年生存率提高了 8.8%，最多只能算是小幅增长。

然而，有一种更有效的方法可以用基因疗法对抗癌症。

费城染色体

在癌变的白血病细胞中发现了 22 号染色体的异常，这种异常通常被称为费城染色体（以其发现的城市命名）。费城染色体与一种罕见的白血病有关，称为慢性粒细胞白血病（CML）。[276]

与针对 HER2/Neu 基因的药物一样，有一种被称为伊马替尼或格列卫的药物可以针对慢性粒细胞白血病。但与赫赛汀的轻微益处不同，这种药的效果更加明显，慢性粒细胞白血病患者的 5 年生存率从 30% 跃升至 70%。[277]

这是体细胞突变理论的重大成功，其原理促成了一种癌症的治愈。但这不会是最后一次。

肿瘤抑制基因

癌症的另一个因素是可以防止正常细胞癌变的肿瘤抑制基因的损伤。1979 年，有一半的人类癌症中都发现了 TP53 肿瘤抑制基因的突变。[278] 根据得克萨斯大学肿瘤抑制基因数据库，已知有 73 种基因的突变可能导致癌症。[279] 肿瘤抑制基因问题与卵巢癌、肺癌、结直肠癌、头颈癌、胰腺癌、子宫癌、乳腺癌、膀胱癌等癌症有关。[280]

大多数突变是通过环境获得的，还有一些是因为遗传。靶向基因疗法用于对抗这些癌症，几乎所有的基因疗法都针对致癌基因而不是肿瘤抑制基因。[281] 这是因为改变肿瘤抑制基因可能会导致癌症，而非治疗癌症。

基因疗法被视为对抗癌症的一大进步，其愿景是针对每个患者进行个性化治疗。主要实现手段是绘制所有相关突变，然后为每种突变制造药物。这样就可以从源头上切断癌症，而不是一直依赖砍伤、烧伤或毒害的方式。

尽管基因疗法取得了成功，但体细胞突变理论开始出现裂痕。

反对体细胞突变理论的证据

体细胞突变的理论假设癌症的根本原因是随时间推移发生的 DNA 损伤。由于体细胞突变会导致肿瘤，研究人员推测这就是大多数癌症发生在中老年阶段的原因。年龄越大，突变就越多；突变越多，其中某种突变导致癌症的可能性就越大。

但有一个问题，一些长寿物种如裸鼹鼠、某些蝙蝠、大象和蓝鲸并不会患上癌症。[282] 如果寿命这么长的动物能够长期不患癌症，那（对于癌症的发病机制）一定有其他解释。

同样，如果每个细胞的突变率恒定，那么更大的动物（细胞更多的动物）理应患更多的癌症，然而实际上，更大型的动物却并不比小型动物患更多的癌症，这就是所谓的佩托悖论，以首次观察到这一现象的统计学家理查德·佩托的名字命名。[283, 284, 285]

实际上，最近的一项研究表明，长寿哺乳动物的突变发生得更慢，这表明突变率本身是由进化决定的。这意味着癌症不仅取决于时间流逝，还源于生物体的遗传构成和衰老过程本身。[286] 例如，大象有20个TP53基因拷贝，这有助于它摧毁DNA受损的细胞，从而降低患癌的可能性。[287]

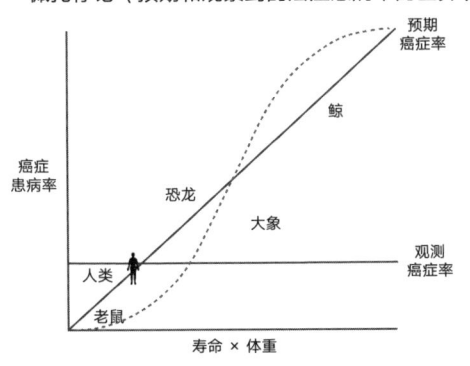

图 8-6　佩托悖论表明，癌症患病率本应该与动物的寿命与体重的乘积呈正比[288]

大型动物拥有丰富的肿瘤抑制基因可能是佩托悖论的关键。来自世界各地的大象，包括灭绝的猛犸象等，都拥有大量抗肿瘤的 TP53 基因。[289] 这表明，动物要么进化出更好的抗癌能力，要么就会变得充满癌细胞。然而人类只有一个 TP53 基因，因此无法像大象那样受其保护。[290]

但还有另一个复杂因素：弓头鲸也没有多余的肿瘤抑制基因拷贝，但它们的寿命却超过 200 年。[291] 这个谜题短期不会得到解决，科学家们决心获取尽可能多的数据，并了解人类遗传密码的作用。解决方案就是人类基因组计划。

基因测序：癌症的答案?

从 1990 年到 2003 年，美国国立卫生研究院启动了人类基因组计划。这项庞大的工程旨在首次绘制人体中的每个基因，有望通过揭示遗传疾病的来源和提供治愈所有疾病的路线，来彻底改变医疗系统。

测序的完成揭示人类大约有 20,500 个基因。[292] 媒体纷纷报道，对医学新时代的前景津津乐道。《时代》杂志声称，科学家们已经"破解了密码"，很快就会解开阿尔茨海默病和癌症的秘密。[293]

2001 年，《纽约时报》在多篇文章中报道了该项目的进展。[294] 鉴于 DNA 损伤是癌症的主要原因，这是一个巨大的成就。了解了人体每个基因的作用原理，就意味着确定了基因疗法的靶点。

显然，下一步是绘制导致癌症的 DNA 突变图谱（根据体细胞突变理论）。由此产生的项目被称为癌症基因组图谱（TCGA），已于 2018 年完成，分析了超过 33 种癌症类型，以最终了解癌症的基因工作原理。利用这些数据，该项目希望能诊断、治疗和预防癌症，[295] 以制造靶向致癌基因和使其失活的药物为目标。这个愿景雄心勃勃，值得称赞。

然而，与人类基因组计划完成时所伴随的欢呼声不同，癌症基因组图谱项目的完成并没有迎来盛大庆祝，也没有媒体的大规模宣扬。怎么会这样？

首次对人类基因组进行测序为治愈癌症和遗传病带来了极高的希望，然而，癌症基因组图谱项目并没有轻易取得突破，也没有找到简单的药物靶标。

体细胞突变理论启发了所有这些基因测序的工作，该理论认为是致癌基因和肿瘤抑制基因中的特定突变导致细胞癌变。然而，英国癌症体细胞突变目录（COSMIC）显示，癌细胞有许多随机突变，而不仅仅是少数几个。[296] 也许，如果一个细胞累积了足够多的随机突变，它就会变成癌细胞。问题是有 355 种癌症根本没有发生突变。此外，一项针对 31,717 名癌症患者和 26,136 名非癌症患者的研究发现，癌症患者身上出现的突变也同样存在于非癌症患者身上。[297]

可以这么说，除了一两个例子外，靶向癌症基因似乎不起作用。[298] 除了少数几个成功案例外，癌症治疗并没有发生太大变化，甚至可以说完全没有变化。治疗方案保持不变，还是手术、放疗和化疗。所有这些研究之后，我们仍然卡在原来的老办法里面。

175

但是格列卫呢？

格列卫给人们带来了希望，即基因疗法将治愈大多数癌症。但格列卫是独一无二的，因为它针对的突变是独一无二的——对于除了慢性粒细胞白血病以外的癌症，再也没有像费城染色体那样明晰的目标。

另一个问题是费城染色体也出现在未患慢性粒细胞白血病的人身上。如果慢性粒细胞白血病的病因仅仅是这种突变，就不该出现这种情况。更糟糕的是，大约20%的患有费城染色体突变的慢性粒细胞白血病患者甚至对格列卫没有反应。

因此，一定还有其他因素在起作用，而不仅仅是一种药物靶向的突变。

研究发现，格列卫通过消耗能量来影响没有费城染色体突变的骨髓瘤癌细胞。这与任何直接的遗传效应无关。[299]

有一些引人入胜的实验将肿瘤细胞的细胞核转入正常细胞内，反过来再将正常细胞核转入肿瘤细胞内（细胞核是细胞的核心，也是DNA的所在地）。该理论假设，将癌细胞的细胞核转入正常细胞会使其癌变，而将正常细胞核转入癌细胞会使其变正常。

但相反的是，具有癌细胞核的正常细胞仍然保持正常，而具有正常细胞核的癌细胞却仍是癌变状态。[300] 这些发现表明，癌状态不是由细胞核中的基因决定的，而是由包含线粒体的细胞质决定的。这是击垮癌症体细胞突变理论的最后一击。

随着基因导向治疗癌症的可能性步步式微，新的治疗方法不断涌现。最新的是免疫疗法，它与免疫系统协同作用，并开始在某些癌症中显示出显著的前景。然而，仍然需要一种新的癌症模型。

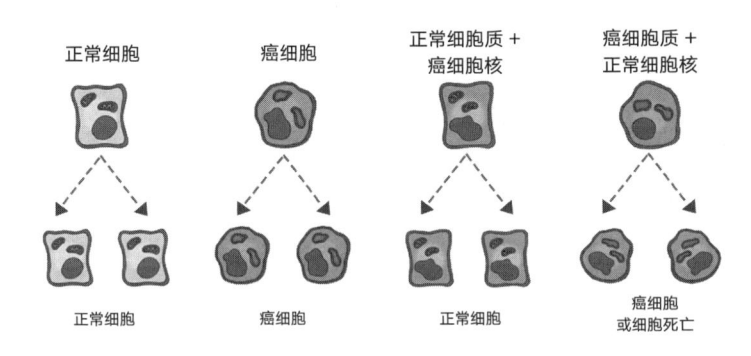

图 8-7　细胞核移植实验

还记得沃伯格认为癌症起源于代谢吗？体细胞突变理论的失败启发研究人员尝试了这条新途径。

癌症是对原始习性的回归：返祖模型

2007 年，国家癌症研究所勇敢地承认了他们在抗癌方面的失败。他们资助了全国 12 个研究中心，聚集了不同类型的科学家，从基本原则出发以得出癌症的新视角。其中有些科学家对癌症几乎没有专业知识。其中一位是物理学家保罗·戴维斯，他研究了癌症的四种行为：生长、迁移、永生和糖酵解。[301]

看一眼下面的图表，就会得出一个显而易见的结论：癌细胞的行为更像单细胞生物。[302] 一种被称为返祖模型的新理论出现了。在

177

这种模型中，癌细胞在应激时会恢复为更原始的单细胞生物中的行为，由进化的复杂性引起的受控行为被剥夺，导致细胞在一种误导性的求生尝试中疯狂繁殖。

细胞层面	单细胞生物体	多细胞生物体	癌细胞
生长	有	无	有
永生	有	无	有
迁移	有	无	有
糖酵解	有	无	有

图 8-8　单细胞生物、多细胞生物和癌细胞的特征表

细胞不是在为人体着想。细胞只是单纯在为自己着想，并且会不择手段地把其他细胞从自己的路上挤开。[303]

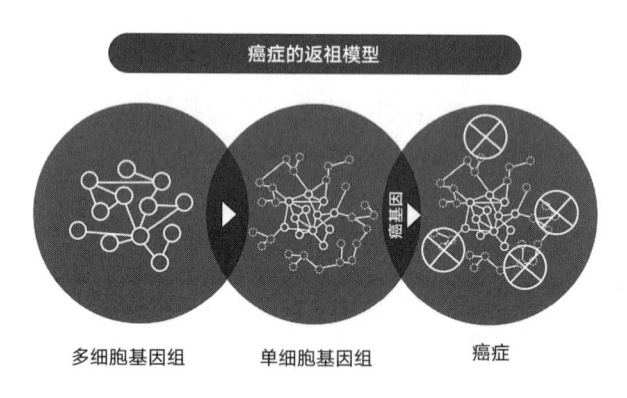

图 8-9　揭示致癌物在多细胞生物体内诱导的 DNA 返祖程序

这种行为曾一度帮助单个细胞存活，但随着多细胞生物的发展，这些行为被抑制，以保证整个生物体的利益。但当面对损伤 DNA 本身或其修复能力的环境威胁时，潜在被压制的"不惜一切

代价生存下去"的返祖程序就会启动。这种行为可以比作计算机故障时的"安全模式"。大多数驱动癌症的基因都来自多细胞生物刚刚出现的时代,为这一观点提供了支持。[304]

已知的癌症病因

让我们来看看已知的癌症病因。所有这些病因都属于细胞的应激源,但并非所有都会导致 DNA 突变。

- 感染:有的会导致 DNA 发生突变,有些则不会。
- 炎症:例如由烟草引起的。
- 辐射:会导致突变。
- 化学物质:可能导致突变。
- 营养因素:通常不会导致突变。

突变会导致细胞损伤,如果 DNA 发生足够多的变化,就会触发返祖生存程序,将细胞的行为返为类似细菌的行为。它并不具备细菌的所有特征,只具备生存和自我运转所需的基本能力。但要触发这种效应,致癌损伤必须尚不致命:强度足以影响细胞,但不会杀死细胞。致癌损伤还必须是持续性的,一次损伤不会触发这种返祖现象,但随着时间的推移,多次损伤才会触发。除了辐射和感染等因素外,营养不良最有可能引发这种致癌变化。

最小化癌症风险

降低癌症风险的第一步是预防,越早越好。避免慢性应激源,无论是烟草还是糖类。预防癌症就像预防任何其他健康问题一样,远离精制碳水化合物和种籽油,因为它们是胰岛素抵抗、炎症和非癌性代谢问题的主要驱动因素。糖尿病、心脏病、癌症——所有这些毁灭性的疾病都与代谢问题密切相关,这的确令人咋舌。但我们何必如此惊讶呢?新陈代谢本就是我们身体运转的方式,干扰代谢必然产生有害影响。在对口腹之欲的追求中,我们在慢慢地毒害自己。

第二步当然是筛查,以确保任何癌症都不会被我们的预防计划遗漏。接受结肠镜检查和医疗专业人士推荐的任何其他适当的筛查。

如果我们不幸被确诊并接受化疗、手术或放疗(我们应该这样做),然后得知癌症已到晚期的悲惨消息,我们会想自己本来可以做些什么来避免这种结局呢?要是我没有狼吞虎咽地吃蛋糕就好了,要是我能多自己做饭就好了,要是我当时能多活动一下就好了!也许那样的话,我就不会躺在这里了。

现在就行动吧,不然你就只剩下"要是"了。

第九章

阿尔茨海默病谎言：
"阿尔茨海默病是一种由 β 淀粉样蛋白积聚引起的渐进性、无法治愈的疾病"

宁愿有无法回答的问题，也不愿有无法质疑的答案。

——理查德·费曼

我的母亲在晚年患上了阿尔茨海默病。每个目睹挚爱亲人患上痴呆症的不幸的人都知道接下来会发生什么：我的母亲忘记了我是谁，忘记了她是谁，忘记了她的生活是怎样的……她完全忘记了如何活着，再也无望恢复以前的功能。随着记忆力衰退每周恶化，妈妈得到了当时最好的常规医疗护理——与今天所能得到的一样。

他们给了我母亲什么大胆而创新的治疗方法来帮她控制这种记忆衰退呢？让她待在病房里，让她吃含糖的食物，直到她死去。他们就是这么治的。

但如果我告诉你不必这样，有办法控制阿尔茨海默病呢？在讨论这个问题之前，我们应该对这一疾病有个清晰的认识。

阿尔茨海默病大流行

阿尔茨海默病是一种影响500万美国人的疾病，到2050年，预计该病的影响人数将增至1,500万。它的特征是痴呆，即大脑功能（思考、记忆、推理）的丧失，直到无法再完成任何日常任务。[305]这种退化是渐进的，随着时间的推移会越来越严重，主要影响65岁及以上的人。

阿尔茨海默病与我们迄今为止讨论过的所有慢性病都不同。所有其他疾病和病症都有某种形式的治疗方法，至少在控制症状方面有一定效果。尽管主流医学治疗忽略了潜在的代谢问题，但仍为患者寻求更有效的解决方案赢得了时间。对于阿尔茨海默病，情况则截然不同。人们为这种疾病投入了不计其数的资金，世界各地的许多研究人员投入了大量时间和精力来研究这种疾病，全球人口老龄化加剧了这种紧迫性。然而，即使它是每个人无一例外都得面临的风险，却没有任何一种药物可以有效治疗这种疾病。就连创造了首批有效的新冠疫苗之一的制药业巨头辉瑞公司，也放弃了开发治疗阿尔茨海默病的药物。[306]这也并不奇怪——因为阿尔茨海默病试验的临床成功率接近0%。[307]

没错——接近于零，所有尝试过的方法都无法阻止疾病的进展。在所有致命的慢性病中，阿尔茨海默病是唯一无法阻止的。

但还有更糟的，我们甚至没有这种疾病的模型。对于心脏病，我们知道动脉阻塞可以进行疏通或建立旁路；对于脂肪肝，我们知道肝脏内有多余的脂肪沉积；对于癌症，我们知道快速分裂的细胞团可以通过手术切除、放射线烧掉，或用化疗杀伤；对于糖尿病，我们可以比较胰岛素水平与血糖的关系。但阿尔茨海默病表现为严重的认知障碍，我们所能衡量的仅仅只是大脑功能如何——它记住了什么，它如何解决问题，哪些脑区在起作用，等等。我们的理解就止步于此了。

阿尔茨海默病的阶段

我们唯一可以确定的一点是，这种疾病的全面爆发通常会在长达 20 年的潜伏后出现。这是由于该病分为五个进展缓慢的阶段：临床前期、轻度认知障碍、轻度痴呆、中度痴呆和重度痴呆。根据梅奥诊所的说法，每个阶段有不同的特征。[308]

临床前期

此阶段很难察觉，通常仅在研究环境中看到。它可能是完全静默无声的。没有明显的症状，因此只能通过脑部扫描发现。这些扫描检测到一种被称为 β 淀粉样蛋白的蛋白质，它标志着阿尔茨海默病的发生。此阶段可以持续数年甚至数十年，然后才进入下一阶段。在这一阶段，大多数人完全不知道疾病已经产生。

轻度认知障碍

轻度认知障碍（MCI）只会对大脑功能产生轻微影响。虽然没有严重到影响日常生活，但它会导致对容易记住的事情（例如对话或最近发生的事件）的记忆丧失。患有轻度认知障碍的人也难以判断完成一项任务所需的时间。虽然轻度认知障碍与阿尔茨海默病有关，但患有轻度认知障碍的人并不一定患有阿尔茨海默病。

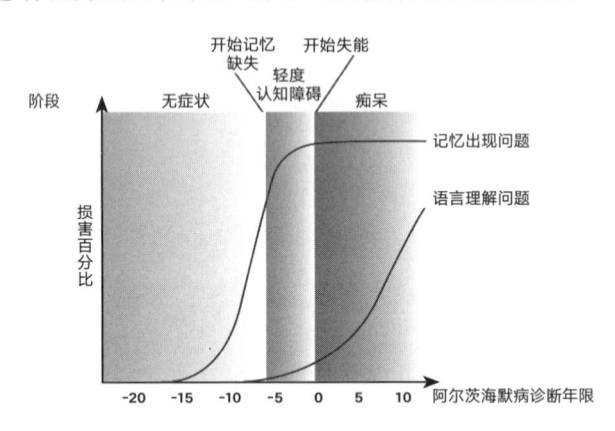

图 9-1　在症状出现之前，阿尔茨海默病可能已经存在数十年

轻度痴呆

但如果轻度认知障碍发展为轻度痴呆，患者就将被诊断为阿尔茨海默病。新学到的信息会很快被遗忘，解决复杂的问题（计划家庭活动、平衡账单等）变得困难，很难找到合适的语言来交谈，即使在熟悉的地方也会迷路，日常生活变得困难。

中度痴呆

记忆力下降变得更严重。处于这一疾病阶段的人会忘记自己在哪里、今天是星期几,甚至忘记自己在和谁说话。他们常常走神,所以得有人一直照顾他们。他们越来越多地忘掉自己的过去和信息。

记事变得非常困难,因此他们在选衣服、洗澡和上厕所时经常需要帮助,有时他们甚至可能大小便失禁。记忆的缺失导致处于这一阶段的人经常愤怒地发泄,并产生毫无根据的怀疑,甚至可能引起幻觉。

重度痴呆

患有重度痴呆症的人甚至不能说话,最多只能说几个单词或短语。他们根本无法照顾自己,吃饭、穿衣、上厕所时都需要全程帮助。甚至像走路和吞咽这样简单的任务也没法完成,膀胱和肠道功能无法控制。

阿尔茨海默病患者需要 3~20 年才能经历所有这些阶段,患者的死亡往往来自肺炎(因为吞咽功能受损),或因无法照顾自己而导致的脱水、营养不良、跌倒、感染。

对大脑的深远影响使阿尔茨海默病成为我们迄今为止讨论过的最可怕的疾病之一。由于其破坏性影响,人们进行了大量研究,关于其作用机制的一个公认理论是 β 淀粉样蛋白理论。

已知的病因?阿尔茨海默病的 β 淀粉样蛋白理论

健康的大脑有数十亿个神经元,它们共同传递信息,使人体得以行动。大脑消耗了身体 20% 的能量，比任何其他器官都要多。而且大脑血管密集，所以身体需要付出巨大的努力来保护大脑的安全。

阿尔茨海默病会侵袭大脑。神经元死亡、神经元间连接丢失，导致精神心理功能的大量丧失。首先消失的是存储记忆的神经元，因此导致了记忆丧失。然后，疾病继续发展，侵蚀与语言、推理和社会行为相关的脑区，导致痴呆。最后，更多的脑区被破坏，患者失去自理能力。这种功能退化会持续到患者死亡。

但是，是什么导致了大脑的物理退化呢？公认的解释是 β 淀粉样蛋白斑块。

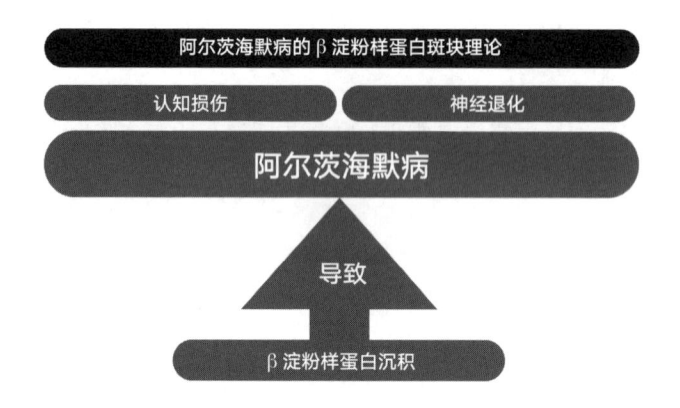

图 9-2 根据这一公认的理论，β 淀粉样蛋白是阿尔茨海默病的病因

这些斑块由前体蛋白形成，聚集在神经元之间。一种被称为 β 淀粉样蛋白 42（Aβ42）的毒性变体以异常水平聚集，破坏神经元功能。这还不是唯一的危险因素，一种名为 tau 的蛋白质聚集在神经元内，阻止化学物质和营养物质的运输。这些蛋白质的集合被称

为神经原纤维缠结,共同导致大脑功能退化。在β淀粉样斑块和神经原纤维缠结的双重打击下,就可以解释由此造成的脑损伤。上述理论被认为是这种疾病最有可能的解释。[309]

但事实真的如此吗?有理由对此表示怀疑:如果β淀粉样斑块导致阿尔茨海默病,那么斑块的数量应该与症状的严重程度成正比。然而,美国国立卫生研究院的一项研究调查了97名没有痴呆或认知障碍的人的大脑。研究发现,40%的人有淀粉样斑块;20%的人的这些斑块甚至符合阿尔茨海默病的诊断标准,但他们并没有出现阿尔茨海默病患者的典型记忆丧失。[310]另一项研究发现,阿尔茨海默病的典型大脑退化可以在没有淀粉样斑块的情况下发生。这使得问题变得更加复杂。[311]

基于这种疾病模型没有开发出任何成功的疗法,针对β淀粉样蛋白的药物未能延缓或逆转这种疾病。[312]最糟糕的是,即使没有β淀粉样蛋白斑块的个体,一旦出现神经元损伤,也会患上阿尔茨海默病。[313]

最后,甚至有报道指出,淀粉样蛋白的研究报告中存在科研造假。科学家最近发现,许多相关论文中都存在明显伪造的图像,其中包括2006年《自然》杂志上的一篇具有里程碑意义的论文,该论文将β淀粉样蛋白56(Aβ*56)与阿尔茨海默病联系起来。[314]

虽然淀粉样斑块和tau蛋白缠结是阿尔茨海默病的一部分,但它们只与阿尔茨海默病有关——上述证据表明它们可能并没有导致这种疾病。但是如果淀粉样蛋白和tau蛋白不是罪魁祸首,那么还能是什么呢?

替代理论和残酷的事实

淀粉样蛋白假说尚未产生任何治疗方法,但并不意味着没有取得进展。首先,记忆和认知是大脑最活跃的过程之一,但对于导致这一过程崩溃的原因尚无明确的共识。

越来越清楚的是,阿尔茨海默病并非由 β 淀粉样蛋白沉积等单一原因引起,而是由许多不同原因引起,每种原因需要分别治疗。

许多因素可导致被认为是阿尔茨海默病的认知和大脑变化。一个被忽视的原因是海鲜中的汞中毒。众所周知,汞会导致认知障碍,许多接受汞中毒治疗的人都不再有认知障碍。一些牙齿填充物中也含有汞,也可能导致记忆问题。

另一个已知的认知障碍原因是铅。新西兰的一项研究发现,儿童时期接触铅与 30 多岁时心理功能减弱高度相关,[315] 而且环境中的铅暴露越来越普遍。

众所周知,铅和汞中毒都很难通过常规血液检测来诊断。

霉菌中毒也会导致记忆问题。2004 年的一项研究发现,接触有毒霉菌导致 31 名接触者认知功能下降。[316] 治疗霉菌中毒具有挑战性,需要特殊的专业知识,但如果处理得当,记忆问题通常可以得到改善。

杀虫剂也会对大脑产生不良影响。清洗食物虽然是个好办法,但并不总能去除杀虫剂残留。避免杀虫剂的唯一方法是吃有机食品,虽然可能很昂贵,不过还是比在疗养院的记忆护理科接受治疗便宜。

导致阿尔茨海默病的一个可能的来源是感染和炎症。当炎症反应正常进行时，它可以消除身体中的有害刺激，但有时也会损害周围组织。疱疹病毒，如人类1型疱疹病毒、人类2型疱疹病毒和巨细胞病毒以及丙型肝炎病毒都与痴呆症有关，甚至感染牙齿和牙龈的细菌，例如牙龈卟啉单胞菌也与阿尔茨海默病有关。[317] 还有莱姆病，其表现方式多样，其中之一就是记忆力受损。截至目前，研究人员还没有足够的证据来确定治疗感染是否可以降低阿尔茨海默病的风险。然而，患有阿尔茨海默病的人往往有脑组织感染。这是因为在阿尔茨海默病患者中，正常情况下将病原体和有害物质挡在脑外的血脑屏障可能受损，使得有害物质进入并造成进一步损害。[318] 虽然目前没有方法可以解决这个问题，但这是一个活跃的研究领域。

阿尔茨海默病的另一个可能原因非常简单：头部创伤。创伤性脑损伤（TBI）在从事对抗性运动（如足球或拳击）的人中很常见。如今我们知道，轻度创伤性脑损伤（不会使人失去意识）和严重创伤性脑损伤都会导致阿尔茨海默病风险上升。头部受伤对老年人尤其凶险，他们的身体往往比年轻人更脆弱。[319] 甚至有证据表明，频繁的创伤性脑损伤会导致痴呆症在较年轻的时候发生。[320] 因此，降低痴呆风险的一个明显方法是降低头部受伤的风险，但这只是最低限度的预防。一些专家甚至主张在让孩子参加诸如橄榄球等高强度运动之前，对APOE4等位基因（会增加阿尔茨海默病的风险）进行DNA测试。

最后，不良空气质量会影响认知功能。2016年的一项加拿大研究报告了痴呆症与居住在繁忙道路附近存在关联。[321] 此外，对生活在污染地区的老鼠和狗的研究表明，肮脏的空气会导致认知障碍，这一发现也适用于人类。这并不意味着所有受空气污染影响的人都会患上痴呆症，[322] 不过接触一氧化二氮、一氧化碳和臭氧仍与痴呆症风险增加有关，这表明空气质量问题可能导致长期认知能力下降。[323]

然而，尽管这些阿尔茨海默病的病因可能很有趣，但没有一个像代谢疾病那么突出。

代谢疾病间的秘密联系

与本书讨论的许多其他疾病一样，代谢问题和阿尔茨海默病有着强烈但鲜为人知的关联。阿尔茨海默病患者已被证实存在脑葡萄糖代谢失调，且通常与大脑斑块、神经纤维缠结或该病的其他临床症状有关。[324] 正如本书前文所述，阿尔茨海默病有时被称为"3 型糖尿病"。

玛丽·纽波特博士的丈夫患上了阿尔茨海默病，她想找到一种方法来帮助丈夫应对这种疾病。她决定采用生酮（低碳）饮食，搭配大量的椰子油。据纽波特称，她丈夫的病情明显好转，部分恢复了以前的脑功能。她将大部分脑损伤归因于饮食中过多的糖，并指出 70% 的 2 型糖尿病患者会患上阿尔茨海默病。[325] 这些结果使纽波特深受鼓舞，因此写了一本书，名为《阿尔茨海默病有救了》。

马修·菲利普斯博士在此基础上更进一步，他进行了一项小规模、前瞻性、随机试点临床试验，以确定 12 周的改良生酮饮食是否会改善阿尔茨海默病患者的认知功能。他发现，采用生酮饮食的患者日常功能和生活质量得到改善。这表明，纽波特关于生酮饮食益处的断言是有道理的。[326]

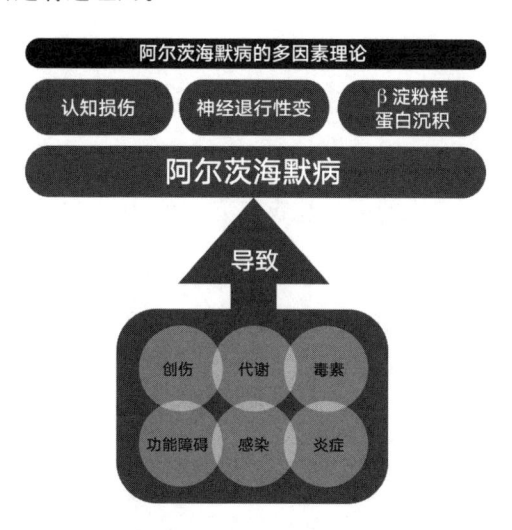

图9-3 多种原因导致阿尔茨海默病，β淀粉样蛋白沉积是该理论的下游效应

虽然阿尔茨海默病背后的机制未被完全阐明，但线粒体功能障碍似乎是一个关键因素。[327] 其他因素还包括抑郁、肥胖症、心血管疾病、缺乏运动和睡眠不足。

还记得我们谈到的果糖代谢及尿酸对一氧化氮造成的严重破坏吗？这种破坏不仅在血管中发生，在大脑中也是如此。果糖代谢制造尿酸，而尿酸会抑制一氧化氮酶，从而降低血管和大脑中一氧化氮的可用性。[328,329]

尿酸会损害利用一氧化氮的所有三个区域——血管、免疫系统和大脑，前两者分别与心脏病和癌症有关，而后者与痴呆有关。

191

另外，尿酸也出现在代谢综合征中。根据《延世医学杂志》在2017年发表的一项研究，阿尔茨海默病的发病率与糖尿病密切相关，糖尿病患者的大脑表现出与其他区域相同的胰岛素抵抗。[330] 同样，2007年的一项研究发现代谢综合征与阿尔茨海默病之间存在高度相关性。[331] 这些研究表明代谢问题与认知障碍之间存在显而易见的关联。

另一个需要考虑的因素是我们第二章中的朋友 TOR（也称为 mTOR），从酵母细胞到人类细胞，它是代谢的主要控制器。其激活会诱导 β 淀粉样蛋白的产生，反过来激活更多的 mTOR。[332]

由于 mTOR 对代谢至关重要，因此阻断它理应对阿尔茨海默病产生一定的影响——根据2010年的一项研究，事实确实如此——用药物阻断 mTOR 可以防止大鼠的阿尔茨海默病样症状，降低其 β 淀粉样蛋白水平，从而延缓疾病的发作。[333] 另一项研究发现，由于该药物抑制了小鼠的 mTOR 活性，因此可以在临床前阶段使用，来预防或减缓疾病的发生。[334]

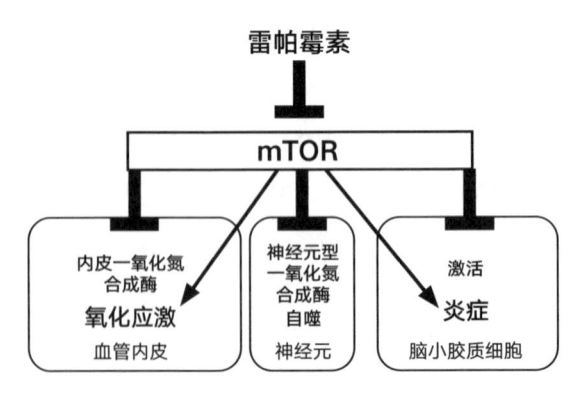

图 9-4　mTOR 驱动的大脑衰老和功能障碍模型

得克萨斯大学获得了 200 万美元的资助用于进行一项双盲、安慰剂对照临床试验，其中 40 名患有轻度认知障碍或早期阿尔茨海默病的患者将每天服用一剂药物来降低 mTOR，并定期接受一系列脑健康评估，另一半参与者服用安慰剂。

受益于这一发现的不仅仅是啮齿动物，加州大学洛杉矶分校的科学家戴尔·布来得森迈出了有效治疗阿尔茨海默病的第一步。他创建了旨在预防甚至治疗阿尔茨海默病的各种原因的首批综合性计划。

实验性治疗

布来得森在 2022 年《纽约时报》畅销书《终结阿尔茨海默病》中写道，阿尔茨海默病的治疗一直很困难，因为它通常是在认知衰退开始后才被诊断出来的，而以前的方法只侧重于靶向淀粉样斑块的药物。他认为阿尔茨海默病不是一种单一的疾病，而是多种因素的结果，最终导致痴呆和神经退行性变。

为了解决这个问题，布来得森开发了一个囊括去除毒物、纠正缺陷和改变生活方式的计划，包括消除碳水化合物、吃有机肉类、进行剧烈运动以及服用椰子油和褪黑素。根据案例研究，这种治疗方案不仅减缓了认知功能下降的速度，甚至还逆转了认知功能下降。[335] 这种方案和给减肥者或糖尿病患者的建议不谋而合，进一步强调了阿尔茨海默病与代谢综合征的相关性。但它远不能称作对所有患者都有用的良药，即使有了布来得森的发现，我们的认知仍在不断演变发展。

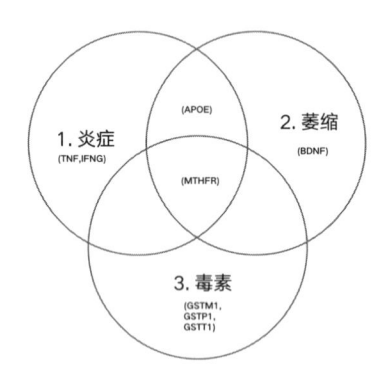

图 9-5 阿尔茨海默病的三种可能亚型与相关的遗传标志基因名称

并不是每个人都对"布来得森方案"感到满意，在 2021 年刊登于《柳叶刀》的文章中，乔安娜·赫尔穆特博士批评了布来得森在研究中使用的方法。[336]

尽管受到批评，但越来越多的研究中心开始使用多维度治疗方法，包括去除毒素、纠正缺陷和坚持生酮饮食以保持代谢健康。

值得注意的是，阿尔茨海默病可能不是由如 β 淀粉样蛋白累积这样的单一因素引起的，它更应该被视为与心脏病类似的一种需要多种形式治疗的疾病，以解决机体的不同问题。需要承认这种疾病的代谢本质，未来任何有效的治疗方法也将通过治疗潜在的代谢疾病实现，以及治疗可能导致这种退行性疾病的毒素、炎症、头部创伤和其他并发症。

由于治疗方法很少，我们仍然无法找到治愈手段。但随着真相一步步浮出水面，我们正取得一些进展。我们也许还能挽救一些记忆。

第十章

心理问题谎言："代谢对心理健康作用甚微"

苦难造就了最坚强的灵魂，最伟大的人物身上都烙上了伤疤。

——纪伯伦

1835 年，英国博物学家查尔斯·达尔文抵达南美洲，也就是现代智利海岸附近。他的发现和收藏后来改写了物种的起源，包括人类的谱系。

同样来自英国的亨利·福克斯·塔尔博特制作了世界上第一张照片底片，一个新的行业随之诞生。两百多年后，每天拍摄的照片几乎有 50 亿张。[337]

同样在 1835 年，医学领域传来了一个不那么轰动但同样具有开创性的消息。4 月 1 日，《医学－外科杂志与评论》发表了主流医学文献中第一篇将身心健康联系起来的综述文章。[338]《健康哲学或人类身体和心理构成的阐述》是生物医学文献数据库 PubMed 中整个心理健康类数据记录时间最早的期刊文章。

如今，即使是半个多世纪前完成医学院学习的医生也明白心理健康在整体健康中发挥的关键作用。我的假设并不在于心理状况直到最近几年才成为问题，而是心理状况的恶化与饮食和生活方式选择的恶化有关。

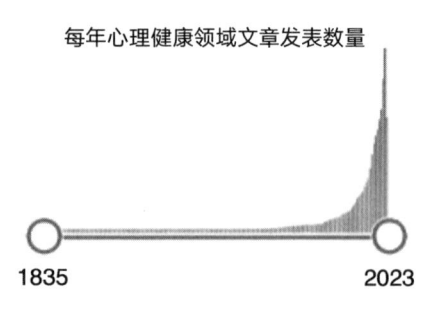

每年心理健康领域文章发表数量

1835　　　　　　　　　　2023

图 10-1　随时间变化的出版量图显示，从出版的角度来看，在千禧年到来之前心理健康领域一直非常平静

从 2005 年到 2015 年，抑郁症发病率上升了 18%，影响了全球 3.22 亿人。同一时期焦虑症发病率上升了 15%，有 2.64 亿人患有一种或几种精神心理疾病。6,000 万人被诊断患有躁郁症，2,100 万人患有精神分裂症。

与其他慢性疾病一样，据医学权威称，精神疾病在世界范围内呈上升趋势，原因尚不明确。公正地说，我们对心理问题的了解甚至比本书中介绍的其他疾病更为有限。

对于心血管疾病，有一个涉及炎症和其他因素的血管斑块形成的理论机制，以及关于管道堵塞的比喻。

我们知道癌症是细胞无限生长，肥胖是身体脂肪增加，胰岛素和葡萄糖异常预示着糖尿病。

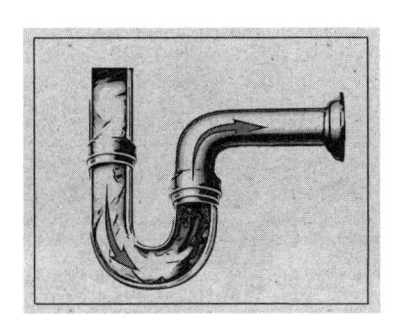

图 10-2　心血管疾病比喻：管道堵塞

但对于阿尔茨海默病，我们不了解记忆丧失的机制，因为我们不知道人类记忆的真正工作原理。但我们至少还有比喻，比如计算机上的数字磁盘驱动可以储存记忆。

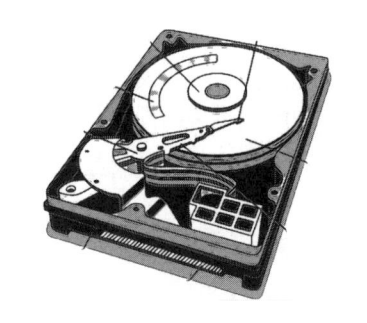

图 10-3　阿尔茨海默病的记忆比喻：
坏掉的磁盘驱动器[339]

然而对于本章中介绍的大多数类型的精神疾病，我们甚至缺乏一个粗略的比喻。要将抑郁症、强迫症、焦虑症、分裂情感性障碍、精神分裂症或创伤后应激障碍比作什么呢？

我们既没有知识也没有隐喻来描述心理问题，只有一个模型。

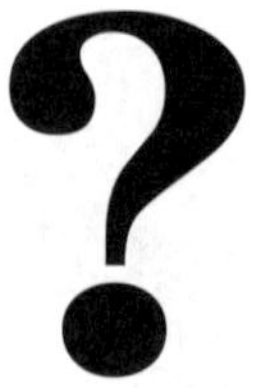

?

图 10-4　精神分裂症隐喻：未知

当前的心理状况模型

我们至少知道一部分导致精神疾病的生物、心理和社会因素，还有精神病学这个医学专科。这为我们提供了一个相对稳健的模型来描述心理状况。

你可能听过心理问题的化学失衡理论，它将精神疾病解释为大脑化学失衡的结果。制药公司喜欢这种解释，因为有助于他们售出药物来修复这些失衡。然而，这一理论受到了广泛的批评，它并没有得到普遍认可，而且缺乏关键细节。[340]

目前不存在也不可能有一个科学的精神疾病化学失衡理论。这一理论需要一组相互关联的假设，所有假设都由严谨的研究支持，以整合成一个连贯的整体。但这些假设并不存在，因为临床研究有所局限，且结果尚无定论。如果没有有用的假设来解释精神疾病的机制，就不存在理论。[341]

虽然批评化学失衡理论的反精神病学组织得出了正确的结论，但理由是错误的。从科学意义上讲，从来就没有理论。制药公司推广了选择性血清素再摄取抑制剂（SSRI）和其他药物，但精神病学界从未齐心协力推广仅基于化学失衡的精神疾病理论。[342]

生物因素确实对精神疾病有重大影响，包括抑郁症、双相情感障碍和精神分裂症。然而，它们并不是导致此类疾病的唯一因素。

生物心理社会模型是解决心理问题的一个有力工具。乔治·恩格尔于1977年首次提出该模型，它表明，除了遗传和激素等生物因素外，理解精神疾病还需要考虑贫困和犯罪等心理社会因素。下图显示了这些因素在生物心理社会模型中是如何相互关联的。

心理问题的生物心理社会模型

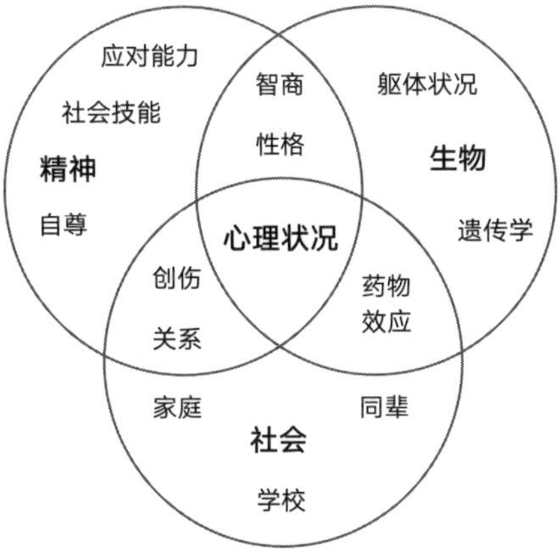

图10-5 精神病学界至少30年来一直坚持这一模型，新的研究得出了与该模型一致的发现

例如，重度抑郁症与炎症有关，初步证据表明抗炎药物也可以改善抑郁症。炎症也与躁郁症有关。产后抑郁的风险因素包括不良婚姻关系、应激性生活事件、对怀孕的消极观念以及缺乏社会支持。

我们可能没有一个有用的比喻来描述精神疾病，更不用说理解其机制了，但至少还有一个可用的模型。人们期待着能够根据这个模型找到有效的治疗方法。不幸的是，这一点未能实现。

心理问题治疗的失望状况

当今的心理问题治疗包括药物、脑刺激、对话疗法甚至手术，它们效果如何？答案是不尽如人意。精神分裂症影响了1%的美国人口，在一项对6,642名精神分裂症患者的研究中，只有4%的患者达到了可以被视为康复的程度。[343]

精神分裂治疗结果（样本量 = 6,642）
（3年期成人观察性研究）

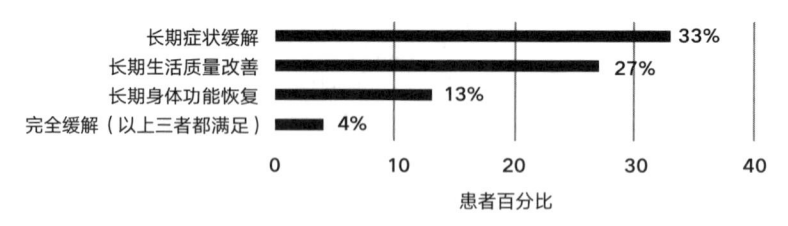

指标	百分比
长期症状缓解	33%
长期生活质量改善	27%
长期身体功能恢复	13%
完全缓解（以上三者都满足）	4%

图 10-6　精神分裂症的康复率为 4%

全美国有超过1,700万人患有持续两周以上的重度抑郁症，其中约三分之一是难治性抑郁症。在尝试药物、心理治疗和电休克疗法后，他们仍然没有康复。

2019年，美国食品药品监督管理局将裸盖菇素疗法（来自迷幻蘑菇和火人节等节日的迷幻药裸盖菇素）指定为难治性抑郁症的"突破性疗法"并使其接受临床试验测试。

当初步临床证据表明一种疗法比现有疗法有显著改善时，美国食品药品监督管理局会将其归类为"突破性疗法",旨在加速通常进展缓慢的药物开发和审查过程。这一归类本身就表明现有治疗方法的有效性有限。

创伤后应激障碍影响美国1%~6%的人口。美国食品药品监督管理局正在通过突破性疗法分类推动另一种致幻药物来治疗这种疾病。这种药物是MDMA,也就是人们口中说的摇头丸。

虽然这些治疗方法似乎很有希望,但它们是在没有全面了解精神疾病的情况下开发的。在接受《连线》杂志采访时,美国国家心理健康研究所(NIMH)前主任汤姆·英塞尔博士总结了他的经历:

> 我在美国国家心理健康研究所工作了13年,推动了神经科学和遗传性躯体疾病的研究。当我回顾过去时,我意识到,虽然我以为自己成功地让很多优秀的科学家发表了很多非常好的论文,而且花费相当大,我认为大概是200亿美元,但我们在减少自杀、住院率和改善数千万精神疾病患者的康复方面并没有取得任何进展。[344]

这种模式在开发治疗手段方面有多有效?不是很有效。治疗一种你甚至还没有开始理解的东西是很困难的。

精神病学家加勒布·加德纳和阿瑟·克莱曼的一篇评论文章指出,在科学医学的旗帜下,精神病诊断和药物泛滥成灾,但人们对精神疾病的病因或治疗方法都缺乏生物学理解。[345]如果不了解精神疾病的病因或治疗方法,常规治疗方法不起作用也就不足为怪了。突破性疗法的使用承认了这些缺点，并试图探索当前方法的替代方案。

但是，如果你不需要依赖实验性药物来治疗精神疾病，会怎么样？

代谢疾病会导致精神疾病吗？

本书反复出现的主题是，代谢如何驱动从肥胖症到阿尔茨海默病的各种疾病，那么代谢能在精神疾病中同样发挥作用吗？证据是什么？我们讨论过的这些代谢疾病是否与精神疾病有关？

我想感谢精神病学家、研究员克里斯托弗·帕尔默，他在发展这一研究方向的工作对本章的其余部分产生了很大的影响。对于那些想要更深入、更细致地研究该主题的人，我推荐他的书《大脑能量》，该书认为许多精神疾病其实是大脑的代谢紊乱。

接下来，我们将研究文献中代谢疾病与精神疾病之间的关联。但我们必须继续重申：相关性并不等于因果关系，我们可能发现的任何关联都只表明变量一起变化，并不意味着一个变量导致另一个变量。让我们回到之前讨论过的肺癌和手指发黄的例子。许多因吸烟而手指发黄的人患有肺癌，但手指发黄不会导致肺癌，肺癌也不会使患者的手指变黄。然而，如果都不存在关联，因果关系的可能性就更小了。

考虑到这一点，让我们来看看精神疾病与本书中涵盖的各种代谢病表现之间的关系。

肥胖和精神疾病

重度抑郁症、躁郁症和精神分裂症都与肥胖率增加有关，肥胖者比健康体重的人更容易患情绪障碍。[346] 在第一次因精神疾病住院后，近三分之二的精神分裂症患者和超过一半的躁郁症患者在此后20年内变得肥胖。[347] 肥胖会加重 I 型双相情感障碍的病程，并损害认知能力。[348] 肥胖者患情绪障碍或焦虑症的可能性高出 25%，[349] 而含更多垃圾食品的饮食会导致更高的肥胖和抑郁症发病率。[350]

为什么会这样？也许可以通过以下发现来解释：身体质量指数较高的个体脑回路连接会发生变化，从而导致情绪和认知紊乱。[351]

糖尿病、抑郁症和躁郁症

全球约有 5% 的人口被诊断患有抑郁症。然而，在糖尿病患者中，抑郁症的发病率为 25%。精神分裂症患者患糖尿病的可能性是普通人群的 3 倍。[352] 被诊断患有抑郁症的患者患糖尿病的可能性比普通人高 60%。[353] 新发精神分裂症患者通常也有血糖失调，即使尚未达到糖尿病的标准。[354] 躁郁症是一种我们知之甚少的复杂疾病。在过去的几十年里，还没有专门针对躁郁症开发出新的疗法。然而，越来越多的证据表明，与健康对照组相比，脑乳酸水平升高是躁郁症的生物标志物。[355]

乳酸水平升高与线粒体功能障碍有关，其原因在于线粒体氧化磷酸化或呼吸作用转化为细胞质糖酵解。50% 的躁郁症患者葡萄糖代谢受损。脑成像显示，躁郁症患者与阿尔茨海默病患者的脑葡萄糖利用率下降类似（尽管程度较轻）。[356, 357]

对于患有严重精神疾病的人来说，糖尿病通常先于肥胖症出现。[358]

心血管疾病、精神分裂症和躁郁症

精神分裂症和躁郁症患者比一般人群更容易患心血管疾病。[359] 抑郁症也是心血管疾病的主要危险因素。对于健康人群，抑郁症会使心血管疾病的风险增加50%～100%，而对于已患有心血管疾病的人群，抑郁症会使心血管事件的再发风险增加50%～150%。[360] 20%的冠状动脉疾病患者和33%的充血性心力衰竭患者患有抑郁症。

寿命

心理状况会影响寿命，因为精神障碍与死亡率增加有关。精神分裂症将预期寿命缩短了10～30年，躁郁症使预期寿命缩短9～25年，重度抑郁症使预期寿命缩短7～18年。[361] 总体而言，男性平均缩短10年，女性平均缩短7年。

虽然这一群体的自杀率较高，但他们的主要死因仍然是糖尿病、心血管疾病和癌症。[362] 正如我们在前面章节中讨论过的，前两种疾病属于与精神障碍相关的代谢疾病，第三种可能也是。

精神疾病的代谢疗法

如果你认为一些精神疾病的代谢理论非常前沿，那么精神疾病的代谢治疗应用就堪称"狂野西部"——充满未知与机遇的蛮荒之地。目前的数据很少，而且是个例，没有人敢说这些治疗可以完全取代标准疗法。但在某些情况下，它们确实能使患者停药或至少减少药物治疗。在这一大前提下，让我们来看看精神疾病的代谢疗法。主要的治疗性代谢手段是酮症，通过禁食或生酮饮食实现。我要再次感谢帕尔默倡导这种方法。

在本章中，我们将探讨生酮饮食作为精神障碍代谢疗法的应用。

酮和癫痫

代谢疗法的最早应用之一是治疗癫痫等脑部疾病。自希波克拉底时代以来，禁食就被认为是停止癫痫发作的有效方法。然而，人能禁食的时间是有限的，直到1921年，一种模仿禁食的饮食被开发出来。这是种低碳水化合物、高脂肪的生酮饮食，可以降低TOR。它取得了与禁食相似的效果，并在一段持续时间内缓解了癫痫发作。

然而，药物一经开发（虽然有显著的副作用），生酮饮食就不再受欢迎了——当抗癫痫药物出世，癫痫的代谢治疗就停止了。糖尿病也曾用类似的饮食方案来治疗，但后来也被胰岛素注射取代。

有趣的是，许多用于治疗癫痫的药物也能有效治疗精神疾病，反之亦然。这些药物包括安定、利眠宁和丙戊酸钠。事实上，精神分裂症、躁郁症和抑郁症中也发现了线粒体功能障碍和代谢异常，未经治疗的精神分裂症患者经常出现糖代谢异常。

因此，以乔治亚·埃德为首的前沿精神病学家决定重新审视使用生酮饮食治疗精神疾病。证据表明，精神疾病的潜在主要代谢干预措施是通过生酮饮食降低 TOR。

生酮饮食对精神疾病症状的效果

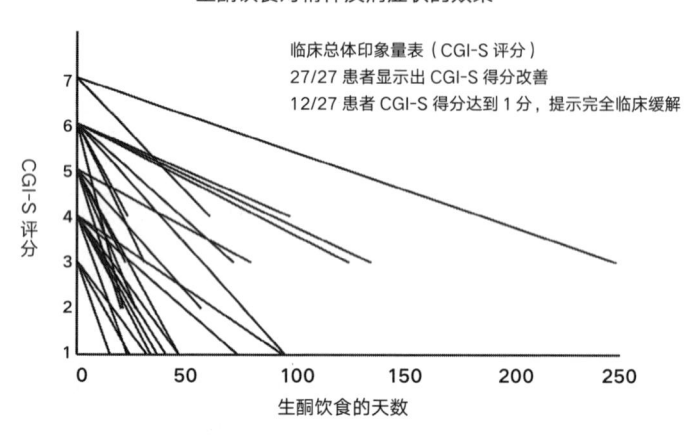

临床总体印象量表（CGI-S 评分）
27/27 患者显示出 CGI-S 得分改善
12/27 患者 CGI-S 得分达到 1 分，提示完全临床缓解

图 10-7 不同精神疾病患者接受生酮饮食后，临床症状严重程度与时间的关联

研究人员对法国精神病院收治的 31 名精神病住院患者进行了回顾性分析。这些患者虽然进行了强化治疗，但症状控制仍不理想。他们被安排了严格控制的生酮饮食：含 75%～80% 的脂肪、15%～20% 的蛋白质和仅 5% 的碳水化合物（每天最多只能摄入 20 克），干预时间根据患者需要持续 6～248 天。

在 31 名患者中，有 28 名成功坚持了生酮饮食。其中 12 名患者患有躁郁症，6 名患有重度抑郁症，10 名患有精神分裂症，随后其中 27 名接受了评估。干预结束时，每一位患者都报告症状有所改善。几乎所有患者（96%）都减轻了体重，12 名患者（44%）实现了临床缓解，超过一半（64%）的患者出院并减少了药量。[363]

遗憾的是，我们还没有大型临床试验。然而，早期证据支持了生酮饮食对癫痫和其他神经系统疾病的治疗益处。这表明，同样的代谢手段也可能有益于精神健康。如今，全球约有 500 家代谢生酮饮食中心，用于治疗癫痫。

生酮和抑郁

目前抑郁已成为让人丧失正常生活能力的首要原因。正如我们之前所见，肥胖与精神疾病有关，肥胖在世界各地呈上升趋势。好消息是，单纯的减重就能改善抑郁症状。[364]

许多关于在癫痫中应用生酮饮食的研究报告显示，生酮饮食能改善情绪、精力、睡眠和思维清晰度，这表明它有可能应用于抑郁症治疗。在针对抑郁症的标准测试中，生酮饮食对大鼠显示出抗抑郁作用。[365] 另一项临床试验将一组遵循生酮饮食的患者与另一组采用低脂饮食 24 周的患者进行了比较，每四周跟踪一次健康相关的生活质量指标。低脂组报告了更少的躯体疼痛，但生酮饮食组没有，身体成分评分没有其他差异。然而，生酮饮食组的活力和心理状况有所改善。[366]

目前，通过代谢疗法治疗重度抑郁症的临床试验正在进行。

酮和酒精使用障碍

酮和酒精使用障碍与大脑葡萄糖代谢减退有关，乙醇（存在于酒精中）会产生酮体，大脑会依赖这种酮体。代谢疗法背后的理论是，生酮饮食有助于维持酮体，从而使得患者无需依赖酒精。

一项为期三周的住院试验比较了采用生酮饮食与遵循标准高碳

水化合物饮食的酒精使用障碍患者的健康状况。研究发现，生酮饮食可以减轻酒精戒断症状并改善大脑代谢，而且这一组需要的苯二氮䓬类药物比高碳水化合物组更少。[367]

本书撰写时，一项耗资数百万美元的大型研究正在进行，以评估生酮饮食对酒精使用障碍的影响。

电子游戏暴力的出局和含糖汽水暴力的兴起

如果导致慢性疾病和精神疾病的代谢异常也影响我们包括愤怒和暴力在内的日常行为，那我们该怎么办？如果含糖汽水也是导致这些异常的可能原因又该如何？

暴力不是真正的精神疾病，而是一种功能失调的行为。这里提到的（汽水和暴力的）关联比我们目前探讨的其他关联更具推测性。尽管如此，如果这一关联的确存在，那么对现代社会的影响将非常深远。

如果你想在最短的时间内提高TOR、制造最大程度的代谢紊乱，请同时服用葡萄糖和果糖。为了加快胃肠道吸收，可以以液体形式（如含糖汽水）饮用。

佛蒙特大学经济学教授萨拉·J.索尔尼克和哈佛大学公共卫生学院的大卫·海明威探讨了汽水摄入与暴力之间的可能关系。他们做的并非对照研究，研究只显示了相关性，而不是因果关系，所以可能还存在许多隐藏或混杂的变量。不过他们还是发现了以下几点：

每周饮用超过5罐软饮料的青少年（占样本的近30%）携带武器并对同龄人、家庭成员和约会对象施暴的可能性显著增加（携带

武器 $p<0.01$，三项暴力指标 $p<0.001$）。一般来说，p 值越小，我们观察到的效应越可能是"真实的"。频繁饮用软饮料会使实施攻击性行为的概率增加 9%~15%，即使在校正了性别、年龄、种族、身体质量指数、睡眠习惯、吸烟、饮酒甚至家庭聚餐等因素后也是如此。[368] 换句话说，大量饮用软饮料与暴力和攻击性增加有关。这是否源于摄入大量葡萄糖和果糖导致的代谢紊乱？如果确实如此，那么不喝汽水的生酮饮食很可能有助于恢复心理平衡，减少攻击性和暴力行为。

对精神健康未来的希望

当药物和主流疗法失败时，代谢疗法可能会成功。古希腊人都知道禁食可以治疗癫痫，也许该拾起这种被遗忘的智慧了。

然而，患有精神疾病的患者并不应该在没有医疗监督的情况下开始生酮饮食。精神药物会干扰葡萄糖代谢，在无监督的情况下采用生酮饮食可能会造成更大的危害。如果你觉得应该采用生酮饮食来治疗精神障碍，首先要寻求医疗专业人士的许可。

以生酮饮食形式进行的代谢疗法为未来带来了希望。在充分的安全监控下，它可以用来治疗甚至治愈难治性精神疾病，甚至可以在症状恶化之前作为逆转早期症状的一线干预措施。通过打破"代谢对精神健康影响不大"这一谎言，我们有望创造更幸福、更健康、更安全的社会。

第十一章

衰老谎言:"衰老是磨损累积的必然结果"

  人生的悲剧在于我们老得太快却聪明得太晚。

——本杰明·富兰克林

  过去我和许多医生一样,都认为慢性病是衰老的自然结果,每个人最终都会经历,但现在我不再这样想了。

  为什么要在一本关于严重慢性病的书中,专门用一章讨论衰老和长寿?肥胖症、糖尿病、高血压、心脏病、癌症和阿尔茨海默病都有一个共同的风险因素,几乎超过了其他任何因素。这个因素就是衰老。

  年龄是人类大多数发病和死亡原因的最大单一风险因素。例如,烟草并不是肺癌的最大风险因素,而是衰老。你可以一辈子不吸烟,但随着年龄的增长,你患肺癌的风险还是会增加。

  下图显示了衰老与年龄相关疾病死亡率之间的相关性。

年龄是许多疾病的风险因素

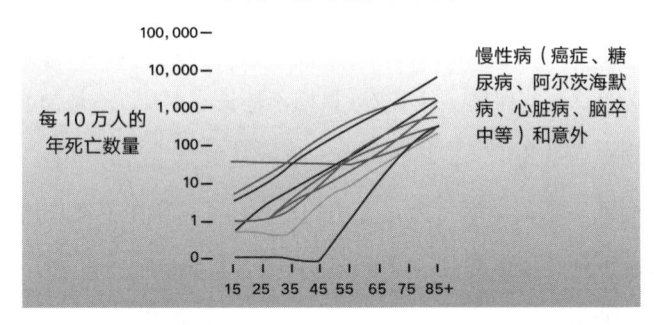

图 11-1　各种原因的死亡率与年龄的关系（修改自《Millbank 季刊》，80 卷第 1 期，2002 年）

现在，让我们探讨延长寿命的根本途径——延缓衰老过程！相较于许多现代医学热衷追求的替代方案，这是一个显而易见却具有压倒性优势的解决方案。

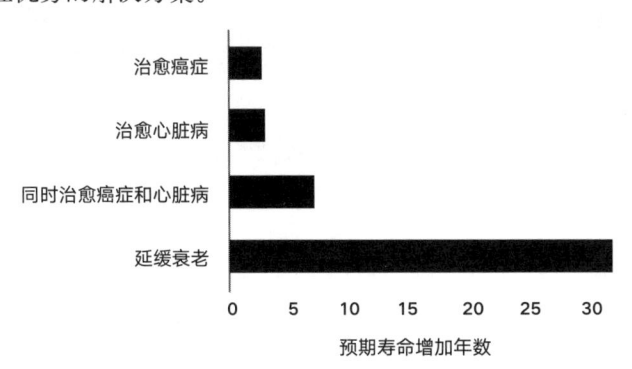

图 11-2　治愈癌症和心脏病与延缓衰老而延长的预期寿命对比（修改自《公共政策和老龄化报告》，2019 年）

治愈癌症或心脏病将使预期寿命增加不到 5 年，同时治愈两者将使预期寿命增加不到 10 年，但如果我们能够延缓衰老，我们可以将人类的预期寿命延长超过 30 年。如果我们能够理解和延缓衰老，我们就可以减轻本书中所有疾病状况的影响。

长寿红利

为什么医疗保健关注长寿？目标不是长寿本身，不是为了延长生存寿命，而是为了延长健康寿命，也就是健康生活的年限。延长生存寿命而不延长健康寿命是无用的，人们不希望在不延长健康寿命的情况下延长生存寿命。否则，这意味着在养老院里再忍受10年慢性疾病的折磨，依靠护理人员来维持生命，而你的身体已经垮掉了。

延长健康寿命被称为死亡率曲线平缓化。下图说明了这一概念。

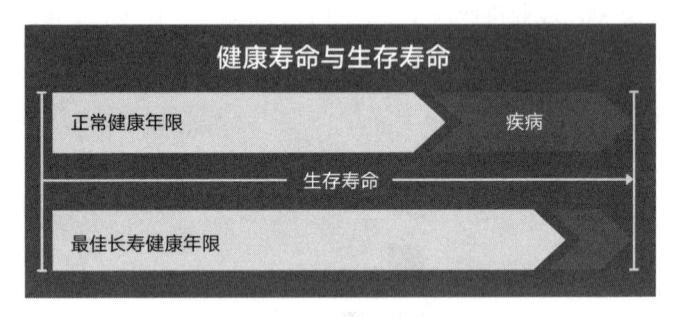

图11-3 延长健康寿命以达到最佳长寿的效果[369]

延长寿命的目标就是我们所说的可忽略衰老，这意味着随着年龄的增长，生存能力不会下降，死亡率不会增加，生殖能力也不会下降。对于大多数动物来说，死亡风险会随着年龄的增长而呈指数上升，而裸鼹鼠拥有相对平坦的死亡率曲线，它们在成年后不会衰老。[370]通过改变某些与代谢有关的疾病过程，可以延长50岁女性的预期寿命。这意味着奶奶将能够看着她的孙辈长大。本书中导致疾病的代谢因素是否也会同样导致衰老？

在我们讨论衰老谎言之前，让我们先看看当前的衰老模型。

磨损假说

2021年版《衰老生物学手册》写道：

> 简单的规则是，无生命实体和生物实体都会经历与时间相关的、演进性的逐渐恶化……生物学没有特殊的规律，但继承了物理和化学的基本规律，就像无生命的个体和物质一样。[371]

目前公认的衰老模型是：衰老是我们身体累积磨损的必然结果。多年来，关于衰老的一个流行假设是，衰老的主要原因是随机分子损伤的积累。[372, 373, 374]

分子损伤的原因多种多样，从DNA复制错误到蛋白质糖基化，但人们特别关注由活性氧（ROS）引起的损伤，例如超氧化物（O_2^-），这是一种作为氧化代谢副产物产生的自由基。[375, 376, 377]

如果分子损伤导致衰老，那么防止损伤积累的细胞维持水平就是衰老速度的重要决定因素。寿命的遗传决定因素很可能与细胞如何实现这种自我维持有关。[378, 379] 简而言之，衰老反映了随机损伤积累与常规维持水平之间的平衡（即损伤－维持范式）。

我们把衰老想象成一辆高里程数的汽车抛锚了。但事实是生物并不一定会以这种方式"磨损"，除非它们被设定了这样的程序。

程序性细胞死亡

随着多细胞生物和细胞特化的出现，所有细胞都不能无限生长。为了确保生物体的生存，需要控制每个特化群体的细胞数量。

例如，一个人需要的皮肤细胞比肝细胞多，细胞死亡程序（称为凋亡）就是为管控这一过程而进化出来的。多细胞生物细胞分裂次数的限制称为海弗利克极限，以解剖学家伦纳德·海弗利克的名字命名。

多细胞生物的细胞谱系通常被设定为在一定时间后死亡。线虫（秀丽隐杆线虫）说明了这一过程。当它成熟为成虫时，总共会产生1,090个细胞，其中131个死亡。这些细胞在线虫生长的特定阶段死亡，表明细胞死亡是受控的，而非随机的。这131个细胞在发育过程中的特定阶段死亡，个体之间也存在一致性，表明细胞凋亡具有高度的准确性和可控性。[380]

但是，简单蠕虫的细胞死亡与大型动物或人类的衰老有何关系？

程序性生物死亡

为了整个生物体的利益，细胞凋亡启动了单个细胞的死亡。那么是否存在控制整个生物体的寿命的死亡程序——也许是为了整个物种的利益？

秀丽隐杆线虫有大约20,000个基因——与人类相同，但少于水稻。在研究线虫如何衰老时，科学家发现细胞死亡不是随机的，而是取决于细胞的类型。其1,090个细胞的普遍衰老特征被程序式设定为能量代谢下调，包括线粒体呼吸。[381]

这些发现表明，细胞的死亡是受程序式设定的，并且这种程序控制着生物体的寿命。

重新编程细胞死亡

如果寿命是被程序式设定的，那么可以通过改变基因来增加寿命吗？一篇具有里程碑意义的研究论文表明这是可以的。回到秀丽隐杆线虫，一种名为 daf-2 的基因突变与功能性 daf-16 基因配对时，线虫的寿命加倍了——这是截至当时最长的一次寿命延长。[382]

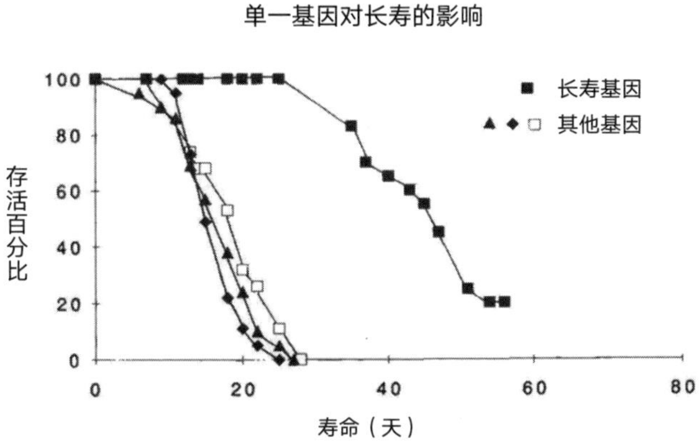

单一基因对长寿的影响

图 11-4 秀丽隐杆线虫存活比例与各种基因组合的关系图

长寿基因的研究表明存在一个可以控制细胞寿命的程序。那么 daf-2 基因到底起什么作用？daf-16 基因活性的主要调节器是胰岛素或胰岛素样生长激素 1 的信号通路，抑制该通路可延长蠕虫、苍蝇、小鼠和人类的寿命。[383]

有生命体是永生的吗

事实上，许多单细胞生物都是永生的，如果没有发生灾难，只要有食物，它们将无限期地继续生存。否则，就不会有变形虫了。变形虫通过称为二分裂的过程进行繁殖，其中细胞核首先分裂成两等分，然后，细胞质分成两部分，每个部分都有一个细胞核。有一些单细胞生物会衰老——随着时间的推移，它们分裂变慢，最终死亡。不对称分裂的细菌和酵母也会衰老。然而，在理想的生长条件下，对称分裂的细菌和酵母可以永生。

多细胞生物呢？

老鼠的寿命为3年，但裸鼹鼠的寿命可达32年，亚洲象的寿命可达48年，而非洲象的寿命则为60~70年。鲑鱼需要4~9年才能性成熟，然后回到它们的出生地，产卵，死亡。

弓头鲸是寿命最长的哺乳动物之一，寿命可达200多年。一只名为"明"的北极蛤活了507年，几乎是其典型寿命225年的两倍，而春氏单根海绵的寿命甚至可达11,000年。[384] 水螅和灯塔水母不会因年老而死亡。

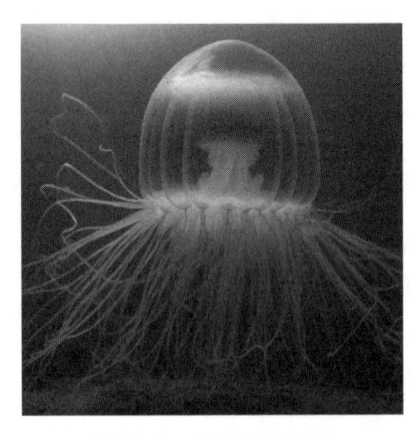

图11-5　永生的灯塔水母

灯塔水母这种永生的水母利用一种称为"转分化"的过程来逆转衰老，是少数被认为永生的多细胞生物之一。

多细胞生物的生殖细胞（精子和卵子）必须无限期地存活。否则，我们就不会在这里了。我们之前讨论过亨丽埃塔·拉克斯的癌细胞如何在理想的实验室条件下无限分裂。这种细胞谱系现在是医学研究的重要组成部分。

如果衰老是由 DNA 累积损伤引起的，那么克隆、细胞核转移甚至生殖行为就都不可能成功了。此外，与年龄相关的首要死因是心脏病，而其主要驱动因素并不是 DNA 突变。如果衰老是由累积的磨损引起的，那么为什么某些细胞可以完全避免这种损伤？为什么整个动物界的情况大相径庭？

长寿是中了基因彩票吗？如果一切都与基因和程序式设定有关，那么我们的父母应该决定我们的寿命。尽管人们普遍认为长寿是由于遗传而在家族中代代相传，但对寿命的遗传率估计值往往很低（在 15%～30% 之间）。[385]

在 2018 年的一篇焦点论文中，字母表公司的子公司卡利科生命科学与家族网合作确定了长寿的遗传度。他们研究了 19 世纪～20 世纪中叶超过 400,000 人的记录，发现配偶的长寿相关性高于兄弟姐妹。论文的结论是，19 世纪和 20 世纪初出生的人群中，人类长寿的真正遗传率远低于 10%。[386]

拉伦综合征是一种遗传缺陷，其特征是胰岛素样生长激素 1 水平低。除了身材矮小外，拉伦综合征患者几乎能完全免受癌症、糖尿病和心血管疾病的侵害。[387] 与野生小鼠相比，生长激素受体敲除小鼠（其基因突变模拟了拉伦综合征）的衰老过程被延迟，寿命最多延长了70%。[388] 看来，衰老和长寿是由许多因素造成的，而细胞代谢和生长是共同的潜在机制。

海弗利克最近提出了一个有趣的观察结果，也许随机误差、磨损和准程序系统的组合都在起作用。他的文章标题说明了一切："熵解释了衰老，遗传决定论解释了长寿，未定义的术语解释了对两者的误解。"他认为"长寿是程序化的"，而衰老是"损伤的积累"。[389]

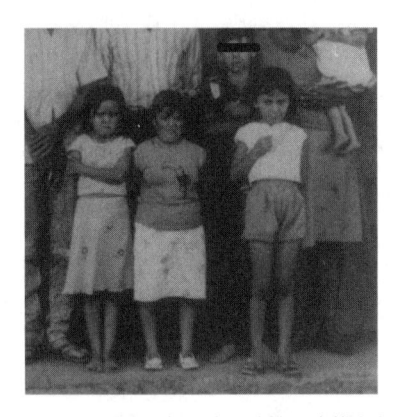

图 11-6　三名患有生长激素受体缺乏症的患者 [472]

海弗利克进一步指出：

> 未能区分衰老的基本生物学（生物老年学）与年龄相关病理学（老年医学），以及进一步区分这两者与长寿的决定因素，是我们理解衰老过程的最大障碍。这一点的最好例证是，在"老龄化研究"的标题下，被误导的政策制定者已将大部分可用资金用于研究与年龄相关的疾病。然而，老年医学的任何进

步都不会增加我们对衰老基本生物学的了解。[390]

磨损确实会发生,并可能导致细胞死亡。但它是否限制了寿命?衰老和细胞磨损会增加与年龄相关的表型,例如虚弱、白发和皱纹,但它们很少导致死亡。我们寿命的具体限制往往是由特定疾病和衰老状况造成的。事实上,记录死亡原因的法律文件——死亡证明——表明了死亡的根本原因以及导致直接死亡的任何中间状况。"年老"不是一个可接受的原因,取而代之的应该是诸如支气管肺炎、肺栓塞、急性心肌梗死等具体疾病或病理状况。

虽然人们都会因为磨损而经历与衰老相关的某些变化,但他们的寿命本身是由特定的衰老疾病决定的。没有人"死于老龄",他们死于以衰老为首要风险因素的特定疾患。我们在前几章中讨论过的那些似乎不是由随机累积的损伤或磨损造成的。这些疾病(以及许多衰老表型)是由精心设计的细胞生长或功能亢进模式引起的:癌症是一种细胞增殖功能亢进,动脉粥样硬化性心血管疾病是血管修复功能亢进,阿尔茨海默病是 β 淀粉样蛋白沉积功能亢进,肥胖是脂肪过多的结果,2 型糖尿病是由胰岛素过多引起的。脑卒中、癌症甚至阿尔茨海默病导致的死亡通常会使身体的大多数其他组织在死亡时保持功能。这些疾病都有相同的潜在代谢和炎症病因。

但衰老与疾病并非分离,而是相互联系的。它们共同决定了寿命。理解衰老相关疾病是研究长寿的基础。图 11-7 说明了衰老和疾病之间的错误二分法,并提出了一种理论,认为晚年疾病是由野生型基因作用引起的，从而导致死亡。[391]

了解慢性病的病理学对于理解衰老至关重要，正如我们将看到的，它们具有共同的潜在机制。

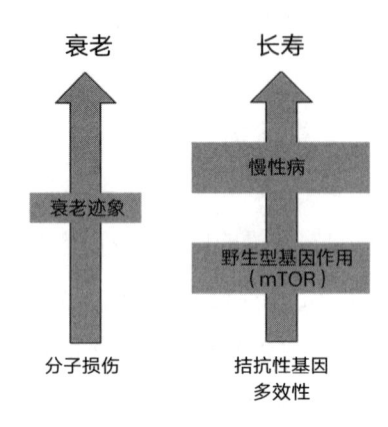

图 11-7　分子损伤会导致一些衰老的表型，但能否长寿是由拮抗性基因多效性导致的功能亢进所驱动的老年慢性病决定的

衰老的功能亢进理论

如果环境和遗传因素导致磨损和衰老，那么死亡（决定了寿命）又由什么驱动呢？它仅仅代表衰老和精力耗竭吗？

几乎所有关于衰老的论文都以这种方式开头：衰老是由分子损伤积累引起的功能衰退。对于大多数科学家来说，细胞衰老这个词意味着细胞生命周期的结束，更准确地说，是繁殖能力的永久丧失。这被称为"细胞衰老的黄金标准"。然而，将细胞周期停滞与衰老疾病联系起来的尝试都没有成功。高龄的人和动物并不会因细胞增殖停止而死于骨髓衰竭或肠道萎缩。恰恰相反，衰老相关疾病与过度增殖性疾病相关，如癌症、白血病、器官肥大（如前列腺肥大）、动脉粥样硬化斑块、组织纤维化、肥胖症等。

例如，人类死亡的主要原因之一心脏病不是由细胞周期停滞或DNA损伤引起的。相反，细胞生长和功能过度（或功能亢进）通过一系列过程导致高血压、动脉狭窄和阻塞，最终造成了致死性的心脏病发作。

21世纪，越来越多的实验证据将IGF-1和TOR等生长因子与衰老联系起来。这被称为衰老的功能亢进理论，由肿瘤学家米哈伊尔·布拉戈斯克隆尼提出。根据该理论，衰老相关疾病不是由于功能衰退引起的，而是由于细胞功能亢进——因此衰老、衰老相关疾病不是由分子损伤的积累引起的，而是由信号通路（如mTOR）的不恰当激活引起的。[392] 在生命早期，激活这些信号通路是有益的，因为可以促进生长。

布拉戈斯克隆尼使用准程序概念提出了功能亢进理论。例如，假设你想要用热水泡茶，在烧水壶里烧了一些，这在生命早期很有用。但在生命后期，水烧干了还继续加热，烧水壶就会烧坏。在这里，一个有明确目标的烧开水目的性程序（在生命早期很有用）变成了一个徒劳无用的准目的性程序，导致烧坏烧水壶。[393]

1957年，乔治·C.威廉姆斯提出了拮抗性基因多效性的概念，作为衰老和老化的进化性解释。拮抗性基因多效性是指一个基因控制多个性状，其中至少一个性状在生命早期对生物体的适应性有益，而至少一个性状由于自然选择力的减弱或其他环境因素在生命后期对生物体的适应性有害。[394]

拮抗性基因多效性是解释衰老如何通过进化而形成的指导观点，因为自然选择有利于生命早期繁殖，因此有助于物种赢得进化生态位，直到某个临界点。因此，这是一场（通过早期繁殖）争夺成功下限的竞赛，以牺牲生命后期健康为代价，不断优化生理机制以赢得早期繁殖的竞争。

尽管早期繁殖的优先地位也存在着一些制衡因素（例如祖母效应）：我们的文化传承能力（相对于其他灵长类动物）延长了物种寿命（相对于其他灵长类动物），因为祖父母可以为孙辈的繁殖成功率做出贡献。但总体来说，自然选择仍倾向于优先保障早期繁殖，一旦关键繁殖期结束，这一系统就会分崩离析。

若昂·佩德罗·德·马加良斯博士用建造房屋来类比，想象地毯铺设工人在建筑项目完成后仍然继续毫无意义地工作，随着地毯层数不断增加而导致房门无法打开，最终就没人能进出这个房子了。[395]

衰老细胞是功能亢进的细胞。它们保持代谢活跃，抵抗细胞凋亡，分泌促炎细胞因子、趋化因子和生长因子。[396]

我们所继承的特定"长寿基因"并不决定寿命。相反，在早期发育中有用的正常基因在生命后期可能继续正常运作或异常增强，从而根据环境和生活方式因素驱动衰老疾病。我们已有的正常主要调节通路在生命后期受到生活方式和其他因素的影响，激活某些有害的生长准程序，并驱动慢性衰老疾病。这不仅仅是随机突变导致的细胞逐渐磨损，而更像是一种准程序化的发展，导致癌症、心脏病和阿尔茨海默病，进而结束人们的生命。

需要澄清的是，在功能亢进模型中同样存在分子损伤的累积，而分子损伤会导致生物体死亡（决定寿命），除非生物体首先死于功能亢进导致的衰老。分子损伤和细胞功能亢进所致的衰老同时发生，但后者是一个限制生命的过程，进展更快。

那么，我们怎么知道功能亢进性衰老会限制生命，而分子损伤的积累则不会呢？

海弗利克指出，衰老导致死亡的观念源自于衰老与长寿概念的混淆，而这两者是相关但不同的过程。衰老是一个过程，定义为特定的表型、整体磨损、虚弱和机体崩溃的发展；而寿命则取决于导致死亡的特定慢性病的发生。当机体的修复或替换系统无法再维持正平衡时，就会出现衰老的表型。衰老解决的是"为什么身体会出问题"，而长寿解决的是"我们能活多久"。[397]

因此，也许分解代谢的随机磨损通过导致了衰老表型使我们变老，但是合成代谢过度亢进才会导致最终致死的老年病，从而决定了寿命。这至少可以部分解决准程序化衰老理论和分子损伤衰老理论之间的冲突。

是什么导致了功能亢进？

那么，是什么途径导致了这种机能亢进，是否存在一条主控制途径驱动所有生物体的发育和代谢？

TOR当然是个显而易见的选择。在生命早期，TOR会促进健康发育，直到25岁左右。此后，TOR仍会驱动生长，但这时人开始慢慢变老而非长大。胰岛素、生长因子和营养素会激活TOR通路，该通路不仅促进蛋白质生成、细胞质增大和脂肪储存，还会抑制自噬，即身体对老旧细胞的破坏。

在生命早期发育过程中，增殖细胞中的细胞质量增长与细胞分裂形成平衡，而在静息细胞中，细胞周期和 TOR 都会被阻断以防止功能亢进。但在生命后期，当细胞周期受阻但 TOR 仍然活跃时，细胞就变得过度活跃，并对胰岛素和生长因子产生抵抗。细胞进入了衰老状态，并与衰老和衰老相关疾病紧密关联。

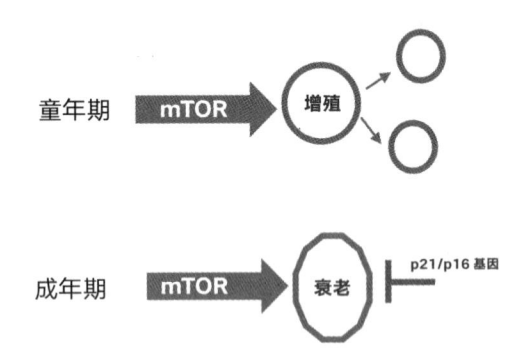

图 11-8　在童年期，TOR 激活会导致细胞分裂和增殖；在成年期，TOR 激活而细胞周期受阻会导致衰老

如果代谢是衰老的通常因素，那么 TOR 呢？如果 TOR 促进这种代谢活动（这是衰老的普遍因素），那么是否存在一种专门阻断 TOR 的药理学手段呢？的确有一种药物可以做到这一点。

雷帕霉素

让我们来看看雷帕霉素（Rapamycin），这种神奇药物，是目前最有效的抗衰老药物。

雷帕霉素的故事始于一个叫复活节岛的太平洋岛屿，在大部分历史中，它是地球上最偏远的地方之一。它只能通过水路到达，距离最近的大陆有数千英里，1964 年，当第一座机场落成时，一切都发生了变化。在这座岛屿被永久改变之前，加拿大的研究人员前往并采集了岛屿的原始生态系统样本，他们的发现彻底改变了生物学，其深远影响一直持续到 60 年后的今天。[398]

乔治·诺格拉迪就是这些研究人员的一员。他注意到，当地居民赤脚行走却从未感染过破伤风。他试图在土壤样本中找到破伤风孢子，但收效甚微。不过他没有把所有样本都扔掉，在 1969 年，他将 70 份土壤样本寄给了艾尔斯特制药公司的科学家。[399]

该制药公司的苏伦·赛格尔在样本中发现了一种新细菌。这种细菌被命名为吸水链霉菌，它能产生一种有效的抗真菌抗生素，这种抗生素以复活节岛的土著民族拉帕努伊人命名，即雷帕霉素。赛格尔和他的团队后来发现，雷帕霉素也是一种免疫抑制剂，在癌症治疗方面具有独特应用。[400]

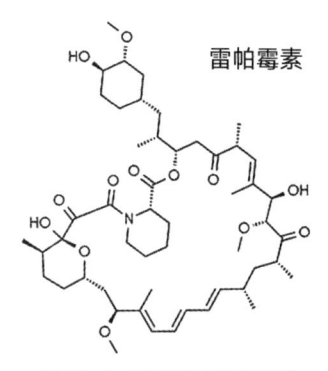

图 11-9 雷帕霉素的化学式

然而，1982年，艾尔斯特关闭了蒙特利尔的实验室，结束了雷帕霉素项目，并将研究人员迁至新泽西，该药物的所有研究工作也随之结束。[401]现存的雷帕霉素库存也被下令销毁。但赛格尔制作了最后一批吸水链霉菌并将其偷运回家。在接下来的几年里，这最后一批一直藏在他的冰箱的一个装满干冰的冰淇淋容器里，贴着"请勿食用"的标签。

1987年，惠氏与艾尔斯特合并，成为惠氏制药公司。赛格尔决定向新老板推销雷帕霉素，然而他的大多数演说都以激烈的争论告终。他被解雇了3次，又被召回了3次。最终，在1989年，赛格尔说服了管理层允许他继续研究雷帕霉素。[402]

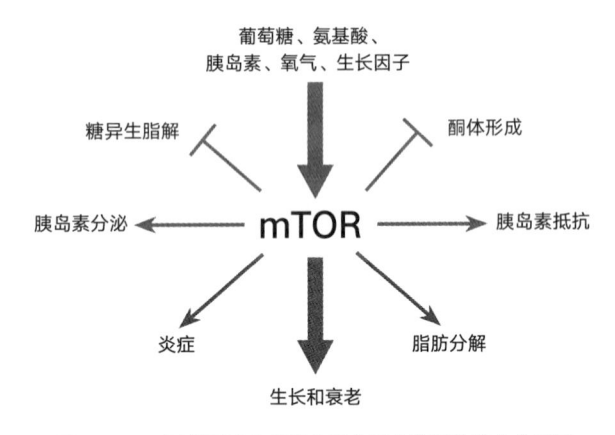

图11-10 雷帕霉素在代谢信号传导中发挥的核心作用图

在艾尔斯特制药公司暂停雷帕霉素研究期间，其他科学家独立进行了各自的研究。他们发现雷帕霉素通过抑制一种以前未知的主传感蛋白起作用。无论是创造性的杰作，还是想象力的失败，迄今为止已知的最重要的蛋白质之一就这么被简单粗暴地命名为雷帕霉素靶标蛋白（target of rapamycin，简称 TOR）或雷帕霉素机制靶标（mechanistic target of rapamycin，简称 mTOR）。[403]

TOR（或 mTOR）是营养信号传导的中心枢纽，它感知细胞中的氨基酸、葡萄糖、胰岛素、瘦素和氧气水平，决定细胞何时生长。这些信息至关重要，如果在没有适量营养物质供能的情况下就启动细胞分裂过程，细胞会死亡而非繁殖。TOR（或 mTOR）还控制许多其他生物过程，包括胰岛素分泌和敏感性、β 细胞生长和衰竭、脂肪合成和脂肪细胞产生。它还会对糖异生、脂肪分解和酮体生成产生负面影响。它控制着生长和衰老。

当抑制 mTOR 时会发生什么？

如果衰老的功能亢进理论是正确的，TOR 会驱动衰老，那么用雷帕霉素抑制它理应可以减缓衰老。

在本章中，我们将重点介绍人类和动物模型中衰老的几种特定表型。如果 TOR 的过度激活是衰老的基础，那么任何能抑制 mTOR 的药物应该不仅仅影响整体寿命，也影响衰老的特定迹象。

牙周病

牙周病（牙周炎）是一种重要的与年龄相关的疾病，影响超过 70% 的老年人。它涉及免疫功能改变、口腔微生物组的病理变化、牙龈系统性炎症以及牙齿和牙龈的腐烂。它是不可逆转的，因此治疗仅限于预防或拔牙。牙齿脱落是一种公认的衰老表型。

一项针对老年小鼠的新研究表明，短期使用雷帕霉素治疗可使口腔恢复活力。它使牙齿周围的骨骼再生并减少炎症，甚至清除口腔中的有害细菌。这些都使老年小鼠的口腔看起来更年轻。[404] 这项研究中，雷帕霉素不仅减缓了衰老对牙周病的影响，甚至逆转了这种影响。

华盛顿大学的乔纳森·安博士的研究小组目前正在研究对人类的类似影响。如果进展顺利，我们有望尽早用上雷帕霉素牙膏。但这还是在动物模型中的结果。雷帕霉素对人类的抗衰老作用有什么证据吗？

雷帕霉素对牙周病的影响
（骨吸收量是牙周病的衡量标准，数值越高，疾病越严重）

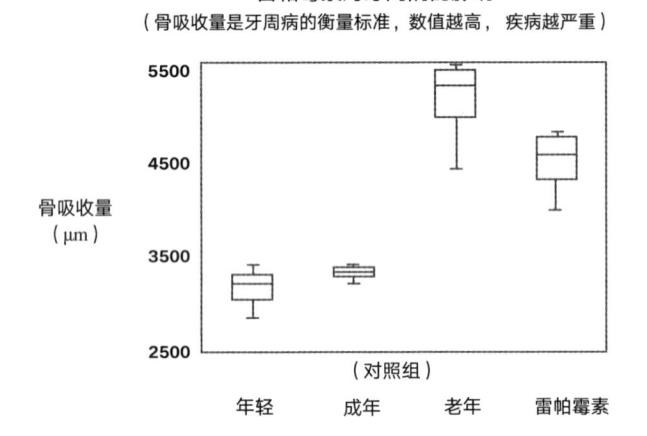

图 11-11 施用雷帕霉素后小鼠模型的牙周病逆转[405]

皮肤变化

皮肤变化是最明显的衰老迹象之一，这包括皱纹、皮肤松弛和肤色暗沉。在一项盲法对照临床研究中，局部应用雷帕霉素超过 8 个月可减少衰老细胞、炎性细胞因子和皱纹，有效逆转衰老的影响。[406] 结果通过皮肤活检证实，效果非常惊人。

2022 年，美国食品药品监督管理局批准了一种含有 0.2% 雷帕霉素的外用凝胶护肤配方，用于治疗面部血管纤维瘤。虽然获批的适应症并不针对衰老迹象，但这种超适应症使用已经开始流行。

局部雷帕霉素施用对皮肤老化的效应

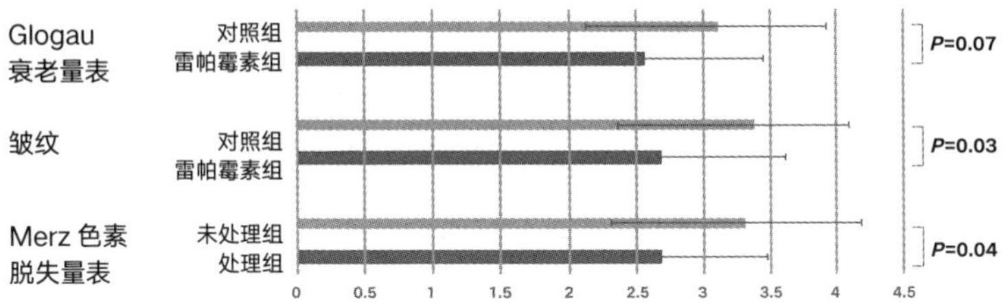

指标	组别	数值	显著性
Glogau 衰老量表	对照组 / 雷帕霉素组	~3.1 / ~2.6	P=0.07
皱纹	对照组 / 雷帕霉素组	~3.4 / ~2.7	P=0.03
Merz 色素脱失量表	未处理组 / 处理组	~3.1 / ~2.6	P=0.04

图 11-12　一项对照试验显示局部应用雷帕霉素对人类皮肤老化的影响

听力损失

美国 65 岁以上的人群中约有三分之一患有与年龄相关的听力损失，75 岁以上的人群中这一比例增加到约一半。导致听力损失的潜在机制仍不清楚，目前临床上还没有直接预防或缓解这种病的治疗方法。耳蜗是听觉的主要感觉器官，听力丧失可能与外耳蜗毛细胞数量的减少有关。一项研究表明，对晚年小鼠模型施用雷帕霉素可以减少听力损失。然而，这种减少也可能是一种延迟或延缓，而不是完全的预防。[407]

卵巢衰竭（更年期）

女性的生殖系统比几乎任何其他器官系统衰老得都快。研究表明，对年轻和中年小鼠进行短期雷帕霉素治疗可以延长功能性生殖寿命。[408] 研究人员现在正在考虑在晚年使用该药物来延迟女性的更年期，同时延长卵巢寿命。一项临床试验正在进行，以确定雷帕霉素是否可以逆转卵巢早衰。

衰老引起的慢性疾病

没有人会死于皱纹、更年期、牙周病或其他衰老表型，因此，尽管它们提示了衰老，但它们并不直接决定寿命。

波士顿大学医学院对新英格兰地区超级百岁老人（活到110岁或以上的人）的研究表明，他们受慢性疾病的影响并不比别人有丝毫减缓。当他们患上癌症或心脏病时，会和其他老年人一样受到影响。不过他们的慢性病发病时间会延迟。这些疾病是死亡的真正原因，决定了寿命。

以下阐述了一些重大慢性病以及雷帕霉素对它们的影响。

心脏病

从苍蝇到人类，所有动物都会患上与年龄相关的心肌病，即心功能随时间推移下降。我们可以在世界顶尖的马拉松运动员身上看到这种衰退。迪米特里昂·约达尼迪斯保持着98岁完成马拉松比赛的纪录，成绩为7小时33分钟。马拉松最佳成绩在25岁到28岁时达到顶峰，然后逐渐下降，在60岁时急剧变差。这意味着人类中与年龄相关的心肌病从25岁开始，并在60岁时显著增加。

这是什么原因造成的？随着跑步者年龄的增长，心脏射血分数会因这种心肌病而下降。跑马拉松是衡量心脏泵血能力的良好、可控的指标。研究发现，雷帕霉素可以部分逆转小鼠和狗的与年龄相关的心功能障碍。[409]

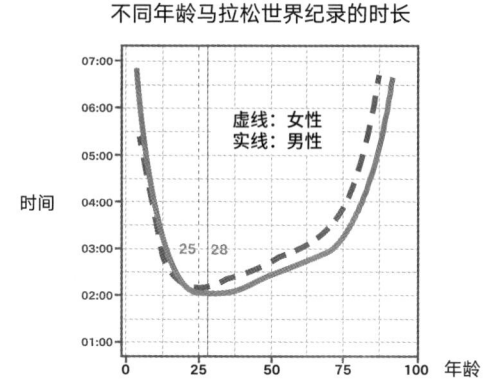

图 11-13　马拉松运动员的世界纪录时间与年龄的关系图

一方面，TOR 抑制剂可以减少细胞生长和增殖，另一方面，它对头号杀手动脉粥样硬化性心血管疾病有什么影响？

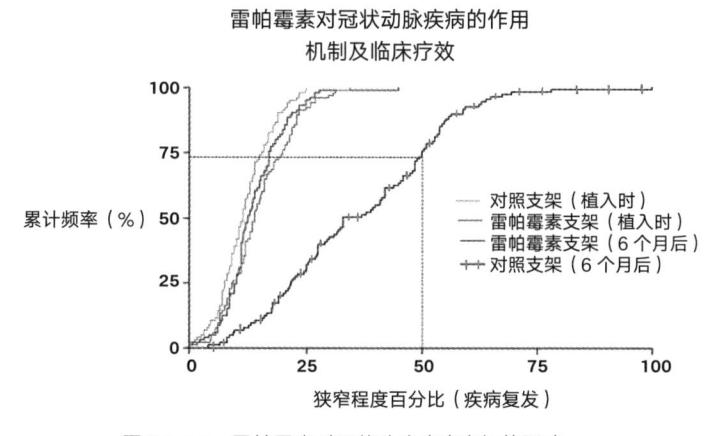

图 11-14　雷帕霉素对冠状动脉疾病支架的影响

研究人员已经发现，mTOR 信号的激活会导致内皮功能障碍和泡沫细胞的形成。[410] 他们还指出，老化的泡沫细胞构成了阻塞动脉的斑块，这些衰老的泡沫细胞会在动脉内积聚并不断累积形成有害阻塞。[411]

2003 年，美国食品药品监督管理局批准使用雷帕霉素涂覆心脏冠状动脉支架，以防止动脉内膜平滑肌增生引起的再狭窄或阻塞。

癌症

雷帕霉素及其类似物以其独特的抗癌特性而闻名。其他癌症化疗药物都属于能杀死细胞的细胞毒性药物，而雷帕霉素具有阻止细胞生长和分裂的细胞抑制作用。

1999 年，美国食品药品监督管理局首次批准雷帕霉素用作免疫抑制剂，以防止器官移植排异。其后续的两次获批都是用于癌症治疗：2007 年雷帕霉素获得美国食品药品监督管理局批准用于治疗肾癌中最常见的转移性肾细胞癌，2021 年美国食品药品监督管理局批准雷帕霉素用于治疗恶性血管周上皮样细胞肿瘤。

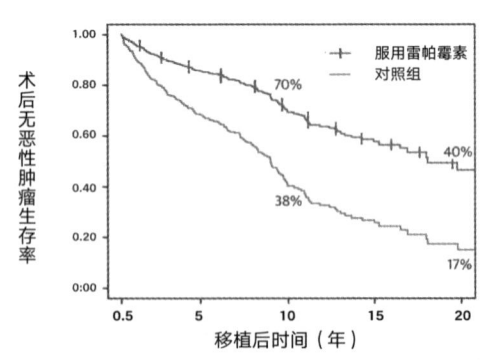

图 11-15　心脏移植患者中，服用雷帕霉素与未服用（对照组）的无恶性肿瘤生存率对比图

研究人员证实 TP53 基因突变与头颈部癌症有关。功能性 TP53 抑制 mTOR 通路发挥抗癌作用，而 TP53 异常突变导致了 mTOR 持续激活，这种异常激活与患者的总生存期显著缩短直接相关。mTOR 抑制剂雷帕霉素和 RAD001 减轻了小鼠的肿瘤负担，为人类的临床应用提供了重要依据。[412]

恶性肿瘤仍然是心脏移植后 5 年内最常见的死亡原因。与服用其他药物的患者相比，服用雷帕霉素（又名西罗莫司或 SRL）的患者患恶性肿瘤的风险显著降低。无论是否存在恶性肿瘤，他们的中位生存期都延长了。[413]

免疫功能

65 岁及以上的成年人占美国流感相关死亡人数的 90%，他们对流感疫苗的抗体反应较弱，这一现象在新冠病毒流行时期更显重要。

研究人员评估了 mTOR 抑制剂 RAD001 对人类衰老过程中免疫功能下降的影响。65 岁或以上的人接受了雷帕霉素衍生物（称为雷帕霉素类似物）的六周治疗，然后在两周后接种流感疫苗。他们发现抗体反应增强了 20%，从而增强了对上呼吸道感染的保护。更少的 T 细胞经历程序性死亡，从而增强了免疫系统。值得注意的是，T 细胞也能对抗癌症，因此增加健康 T 细胞的数量有助于预防癌症。[414]

阿尔茨海默病

许多研究报告称，抑制 mTOR 明显减少了小鼠模型中阿尔茨海默病的神经病理学特征，这使人们呼吁使用雷帕霉素治疗人类痴呆症。在一项研究中，雷帕霉素在几种不同的阿尔茨海默病小鼠模型中表现出有益作用。它减少了β淀粉样蛋白、有害的tau蛋白积聚和缠结，而这些都存在于阿尔茨海默病患者的大脑中。它甚至恢复了脑血流，保护了血脑屏障，防止病原体和其他危险物质进入大脑，防止神经元丢失，改善大脑功能。它比迄今为止已知的任何阿尔茨海默病疗法效果都要好。[415] 但需要注意的是，在一项研究中，当小鼠口服雷帕霉素时，该药物增加了大脑中的斑块，[416] 因此雷帕霉素的疗效可能不像想象中那么直接。

目前，得克萨斯大学正在进行一项小型双盲安慰剂对照临床试验，研究雷帕霉素对阿尔茨海默病的作用。

长寿本身呢？

针对导致寿命缩短的因素的干预措施可以使人更长寿、更健康。然而，几乎不可能进行人体试验来评估实验治疗的效果。由于人类已经很长寿，研究人员可能需要监测500~1,000名70岁老人长达5~10年才能获得有意义的结果。[417]

这样的研究需要大量的资源、耐心和长远的眼光。这就是我们使用小鼠的原因：它们的生物学特征与人类非常相似，但寿命约为3年，使得测试实验疗法更加容易。然而，小鼠中的试验结果并不总是100%可转化。在小鼠身上显示出积极效果的药物可能会在人体试验中失败。[418]

带着这一警告,让我们来看一些在小鼠上测试的长寿干预措施。

长寿研究的黄金标准是所谓的国家老龄化研究所干预测试计划(ITP)。该计划已经用数十种药物、补充剂、食物、植物提取物、激素和肽对中年小鼠进行了测试。事实上,任何人都可以向他们建议测试的物质。

只有6种物质对寿命显示出显著的益处。白藜芦醇、鱼油、姜黄素和绿茶都没有通过测试,而阿司匹林表现稍佳。但测试失败并不意味着该药物永远无法延长寿命,只是特定剂量和给药方案不起作用。

雷帕霉素表现如何呢?它在所有(小鼠)实验中独占鳌头,将雌性小鼠的中位寿命延长高达18%,雄性小鼠延长了10%。

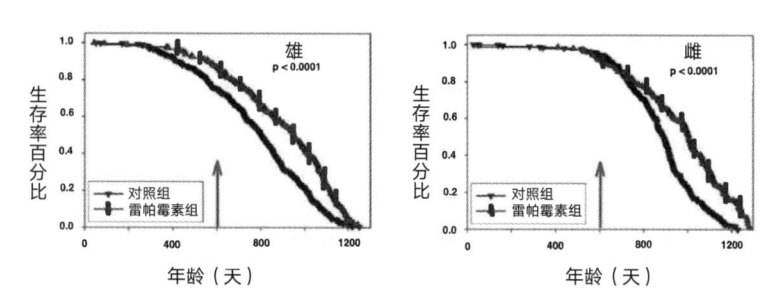

图 11-16 雷帕霉素治疗小鼠与对照组小鼠的生存率与年龄的关系,按性别分类 [419]

在另一个例子中,研究人员表明,对中年小鼠进行3个月的雷帕霉素治疗足以将预期寿命延长60%,并改善健康寿命指标。

了解雷帕霉素和mTOR后可以提出一种新的、更强大的衰老

235

理论。无论是通过改变生活方式、使用雷帕霉素等药物，还是两者兼有，通过调控 mTOR，我们都可能延缓衰老和衰老引起的慢性疾病，从而延长健康寿命。雷帕霉素是最有效的抗衰老药物。通过抑制 mTOR，雷帕霉素可以延长所有模型生物的寿命、改善功能，并改善小鼠几乎所有组织和器官的病理状态。人类已将其安全地应用于其他适应症长达 20 年，不过其对人类寿命的影响尚不清楚。[420]

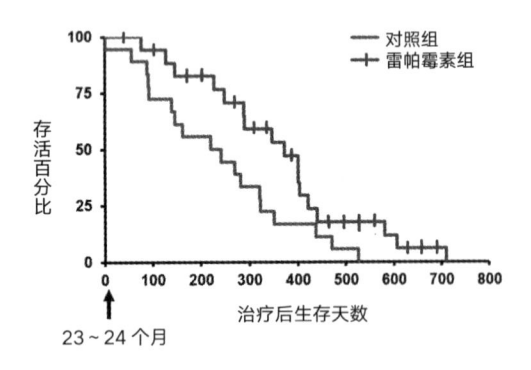

图 11-17　23~24 个月大的雄性小鼠在雷帕霉素治疗后存活百分比、生存天数与对照组的关系图 [421]

　　雷帕霉素使几种小鼠的寿命延长了 10%~60%。在动物身上，它可以延缓甚至逆转几乎所有与年龄相关的疾病或功能衰退。除本书介绍的慢性疾病外，雷帕霉素还对黄斑变性、线粒体疾病、肌肉萎缩、干细胞功能和更年期有疗效。[422,423]

　　热量限制对动物的寿命产生了最简单、最一致的效果，雷帕霉素似乎模仿了热量限制并引发了自噬，这使雷帕霉素能够延缓甚至逆转衰老。

雷帕霉素和其他药物

慢性病是由 mTOR 和功能亢进引起的,影响营养代谢的策略将影响寿命。糖尿病药物如阿卡波糖和二甲双胍,以及 mTOR 抑制剂如雷帕霉素,理应可以延长寿命。

二甲双胍是治疗 2 型糖尿病的一线药物,本身对死亡率影响不大(经国家老龄化研究所干预测试计划进行测试),但当与雷帕霉素同时使用时,小鼠的平均寿命增加了 23%。[424] 二甲双胍也具有治疗神经退行性疾病的潜力。[425] 阿卡波糖是美国食品药品监督管理局批准的 2 型糖尿病治疗药物,它通过防止淀粉在肠道中分解为糖,使得餐后血糖峰值趋于平缓。

在对 4 个月大的小鼠进行测试时,阿卡波糖使雄性小鼠的最长寿命增加了 11%,平均寿命增加了 22%;雌性小鼠的最长寿命增加了 10%,但平均寿命仅增加了 5%。后续研究表明,阿卡波糖在老年期施用的效果大约降低了一半。[426] 喂食雷帕霉素、阿卡波糖和苯丁酸混合物的小鼠经历了体脂降低,认知能力提高,力量和耐力增加,且心脏、肺、肝脏和肾脏中与年龄相关的病变严重程度降低。这比任何单一药物都有显著改善。[427] 在一项尚未发表的试验中,将阿卡波糖与雷帕霉素合用,可使雄性小鼠的平均寿命延长 29%,但对雌性小鼠并没有产生类似的效果。[428]

糖尿病药物卡格列净可阻断肾脏中的葡萄糖转运蛋白 SGLT2,它使雄性小鼠的最长寿命延长了 9%,但对雌性小鼠没有影响。人体试验显示,它降低了 31% 的心力衰竭住院率和心血管死亡率。[429]

17-α 雌二醇可改善代谢功能,增强胰岛素敏感性,减少脂肪和炎症，它用于治疗人类脱发。然而，在 10 个月大的小鼠中，它使雄性的最长寿命延长了 12%，中位寿命延长了 19%，但对雌性没有影响。在 16 个月大的小鼠中，最长寿命增加了 7%，而中位寿命也增加了 19%。[430] 测试的其他一些药物对雌性的影响大于雄性，也有一些对两性的作用相近。

药物与生活方式

> 魔鬼最恐怖的伎俩就是让世界相信他并不存在。
> ——查尔斯·波德莱尔

医学界试图让世界相信衰老不是一种疾病，而是一种正常的健康状态。对抗衰老的第一步就是要打破这种谣言。

与许多健康状况不同，如果我们不对衰老的来临采取任何措施，我们所有人都将面临 100% 的死亡可能性。虽然衰老本身不会导致死亡，但它会导致一系列慢性疾病，最终夺走你的生命。肥胖症、高血压、2 型糖尿病、非酒精性脂肪性肝病、癌症和心血管疾病，这些衰老的慢性疾病似乎都是同一类代谢疾病的不同表现形式。

雷帕霉素是一种具有强大抗衰老作用的处方药，似乎是一种治疗甚至预防衰老及其伴随的所有慢性疾病的简单解决方案。我们该不该直接服用这种药物呢？

这个问题不容易回答。

首先，我们并不真正了解雷帕霉素及类似物的作用原理。研究者从复活节岛带回泥土之前，我们甚至不知道人体内有 TOR 的存在；即便知道了雷帕霉素，科学家也花了 30 多年时间才将这种土壤细菌制成有用的药物。现在研究进展虽然很迅速，但我们也才刚刚开始了解代谢和慢性病如何相互作用以影响衰老和寿命。

所有药物都有副作用和风险，包括雷帕霉素等长寿药物。记住，它首次获得美国食品药品监督管理局批准的适应症是抑制免疫系统以防止器官移植排异，这足以让大多数医生望而却步，所以雷帕霉素目前只能凭处方获得。高剂量雷帕霉素通常用于治疗癌症和预防器官移植排异，但可能导致口腔溃疡、白内障、高血压、贫血和糖尿病。它还可能增加感染风险、出血和某些类型的癌症风险，例如皮肤癌。然而，在抗衰老试验中，雷帕霉素通常以低剂量使用，除了罕见的口腔溃疡外，很少产生副作用。[431]

本书讨论了抑制 mTOR 的有益作用，但我们不该急于完全抑制它。当 mTOR 被激活时，它会增加蛋白质合成、刺激肌肉生长，这也是你在运动时锻炼肌肉的方式。mTOR 过少可能与肌肉萎缩有关，[432] 但这似乎不是雷帕霉素使用导致的问题。然而，我们在理解 mTOR 和雷帕霉素方面确实还需要做更多的工作。此外，对于那些 25 岁以下的人来说，mTOR 可能需要在发育过程中保持激活。这些都强调了我们在这个领域还需要学习非常多的东西。

长寿并不只是服用雷帕霉素或其他药物组合那么简单。希望你能明白，大多数代谢疾病都没有一种简单的药可以治愈，对于衰老来说，可能也是如此。有明确的证据表明，生活方式是延长寿命的主要因素，没有其他方法可以绕过它。正如运动无法纠正不良饮食一样，雷帕霉素也无法纠正不良的生活方式。

难怪我们的医疗保健系统正在退化。并没有简单的药物或手术可以实现代谢健康，但这一点制药公司不会告诉你，他们只想卖药。你需要掌控自己的生活方式以延长寿命。

没时间拖延了。用企业家塞斯·高汀的话来说，等到你准备好的时候几乎肯定为时已晚。越早采取行动，就能活得越久、越好。

那么，如何不开药方就降低 mTOR 呢？还能做哪些事来降低患慢性病的风险并延长寿命呢？

第十二章

计划：简单的生活方式改变可以预防和逆转由主流医学引起的疾病

没有计划的目标只是一个愿望。

——安托万·德·圣-埃克苏佩里

前几章反复出现的这样一个主题：在慢性疾病流行的背景下，现代医学面临着日益严峻的挑战。现代主流医学路径与我所表达的许多观点相矛盾，且仍将持续。

这并不新奇，这种矛盾的起源可以追溯到现代医学教育体系形成之时。具体而言，这种纷争是所谓的种子和土壤理论之争。

种子和土壤

种子理论，或者说更广为人知的叫法为细菌理论，是一种以疾病为中心的理论。它强调病原体如细菌和病毒为疾病的种子，必须针对病原体进行治疗，消灭它们才能清除疾病。这种方法首先通过公共卫生措施，后续通过针对性的药物，因其在治疗许多疾病方面的简单性和有效性而受到追捧。[433]

当应用于传染病时，该理论的确收效甚佳。例如，脊髓灰质炎的病因是什么？感染脊髓灰质炎病毒。结核病的病因是什么？感染结核分枝杆菌。然而，这种方法在应用于当今影响我们的慢性病时却失败了。

心脏病的病因是什么？LDL？并非如此。正如我们之前讨论的那样，答案远比单纯的 LDL 更为微妙。阿尔茨海默病的病因是什么？大脑中 β 淀粉样蛋白的累积？基于这一假设开发的疗法，其效果已揭示了该理论的局限性。

实际上，这些疾病源于患者体内复杂的网络，包括炎症、胰岛素抵抗、代谢疾病，当然还有 mTOR 过度激活。其中一些因素对年轻人有益，但对老年人来说却是致命的。

这让我们走向了另一种疾病理论：土壤理论。

土壤理论，也称为宿主理论或地形理论，是一种以健康为中心的理论。它认为大多数病原体本质上是清道夫，只在宿主虚弱时才会引发疾病。土壤理论强调人体自身组织和细胞的功能失调是疾病的起源，恢复其功能将改善机体健康和对感染的抵抗力。[434]

那么，这两种理论是如何兴起的，为什么只有一种成为公认的疾病理论呢？

在 19 世纪，化学家、微生物学家路易斯·巴斯德和有机化学家安托万·贝尚就传染病的起源进行了一场旷日持久的辩论。巴斯德支持细菌理论，而贝尚则主张地形理论。[435] 最终巴斯德的理论胜出。种子理论成为疾病的主导范式，而土壤理论逐渐被人遗忘。种子理论现在被应用于大多数疾病，包括占西方主要死亡原因的非传染性"生活方式"疾病。在前面的章节中，我们已经看到了这种理论是如何作用的。

以疾病为中心的理论认为，病原体是导致这些疾病的原因，所以治疗方法包括抑制或消灭这些病原体，最常见的方法是使用药物。高 LDL 胆固醇会导致动脉粥样硬化，因此药物旨在降低其水平；细胞核突变会导致癌症，因此基因疗法试图针对这些突变。然而，尽管花费数十年和数十亿美元研究生产药物，但种子理论未能遏制慢性病的流行。[436]

以健康为中心的范式认为，这些慢性病是人体对"由生活方式引发的单一疾病"所产生的代谢紊乱和炎症反应。因此，恢复健康的关键是优化代谢和所有下游效应，例如炎症。

从以健康为中心的角度来看，大多数药物旨在抑制或消除反应，而不是解决实际疾病。但禁食和限制碳水化合物饮食等代谢策略也许能够恢复机体功能，从根源上治疗生活方式紊乱。[437]

这些原因就是"土壤因素"：代谢、炎症和毒素。但主流医学方法却主张寻找药物去治疗种子。并不是每个过量摄入糖的人都会患上 2 型糖尿病，就像不是每个吸烟的人都会患上肺癌一样。这些疾病的病因比单一物质更复杂。

这并不是对一切现代医学的控诉，因为有些疾病最好用针对性的药物或手术来治疗。

乍一看，新冠肺炎是种子疾病的最佳范例。感染新冠肺炎病毒后就会得病，反之则不会。但并没有这么简单。为什么完全相同的新冠肺炎病毒，只让某些人患上轻微的流感，对某些人却是致命的？答案在土壤中：这取决于患者感染时的健康状况。就像本书中的其他慢性病一样，年龄是新冠肺炎的最大死亡风险因素。

主流医学已经优化了种子理论——在适宜的情况下它非常有效。然而其他疾病，包括本书中的大多数慢性疾病，都需要土壤理论。一个成功的医疗体系将把种子和土壤结合起来。有证据表明，即使是针对长寿的革命性药物，也需要与生活方式因素相结合才能发挥最大作用。因此，这不是吃一粒药丸就能延年益寿的问题，我们需要采取全局性的方法来保持健康。将种子和土壤理论结合起来，消除坏种子的同时准备最好的土壤。这就是本章标题是计划而不是药丸的原因。

介绍计划

想象一下，医生这么告诉你："在我们开始任何药物干预之前，先把你饮食中的糖、谷物和种籽油去掉，纠正营养缺陷、避免毒物，同时开始进行一些力量和睡眠训练，然后我们再考虑药物。"

制药公司会付钱让我谈谈那些不起作用的阿尔茨海默病药物，保险公司会付钱让我开这些药。但没有人会花钱去告诉大众，很多患者可以通过改变生活方式来逆转疾病。

医生不会让你健康，营养师不会让你苗条，健身教练不会让你健美。最终，你必须对自己负责。

对抗糖和加工食品成瘾是一项挑战，对抗由这种成瘾引起的肥胖症、糖尿病、心脏病、癌症和阿尔茨海默病更是如此。别等到出现症状才开始关注自己的健康。许多疾病可能直到晚期才出现症状，例如糖尿病、高血压、血脂异常、心脏病、脑卒中、阿尔茨海默病和癌症。

现在就开始。从计划开始。这个计划分为三个部分，我们将从最古老的治疗策略的部分开始——我们的营养选择。

计划第一部分：营养

营养是我们大多数人使用的最强大的医疗工具，也是我们每天都要做出的选择。如果你只想改变一种生活方式，那就选择营养吧。

什么时候吃、吃什么、吃多少，对我们的健康和寿命有着最重要的影响。当人们被告知"吃得健康"或"改善饮食"时，往往会走向失败，因为"健康"一词的含义存在令人费解和矛盾的信息。

以下是我在用且认为健康的营养计划。

农业前全食计划

农业前全食计划的本质是让我们的营养模式回归狩猎采集风格。我们当然不是要求你吃乳齿象，而是拒绝持续摄入加工食品、精制碳水化合物、工业种籽油和谷物，这些构成了许多人现在所说的正常营养。

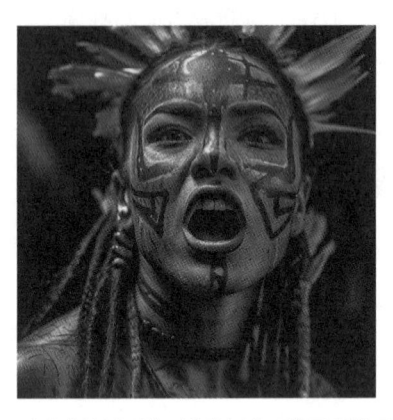

图 12-1　我们的狩猎采集时代的祖先可能早已发现端倪

归根结底就是三件事：什么时候吃、吃什么和吃多少。

什么时候吃？

我们计划中的第一条营养建议不需要改变你吃的东西，甚至不需要改变你吃的量（稍后会详细介绍），但这个小技巧就能让你更健康——无论你吃什么或吃多少。只需改变进食时间。就这么简单：你只要缩短一天的进食窗口（而不是一直不停嘴），就会更健康。

食物的确是新时代的良药。然而，有时候，你能给身体最好的、最有营养的食物……其实是什么也不吃。

在农业革命之前,当广泛农业生产提供了粮食储存和几乎不间断的零食供应时,我们的狩猎采集者祖先可能存在着间歇性进食模式。这使得进食间隔变长,能够产生有益的代谢效应,例如通过酮症燃脂供能并降低 TOR。

科学支持限时进食的选择,什么时候吃和吃什么一样重要。在一项随机对照临床试验中,只需将进食窗口从 12 小时以上缩短到 8 小时,就可以改善代谢健康,表现为体重减轻和舒张压改善。[438]

缩短进食窗口对体重的影响

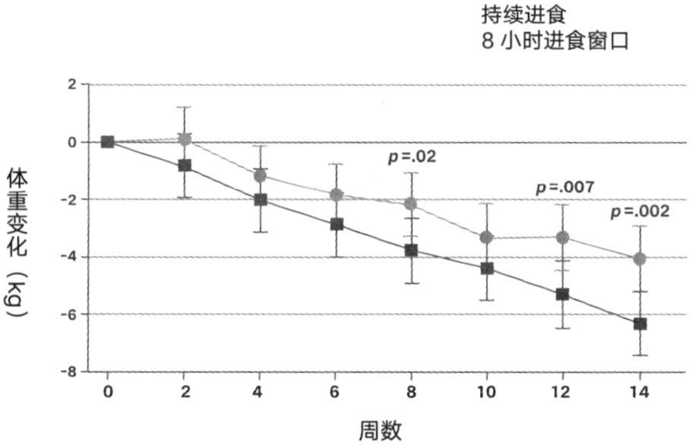

图 12-2 这项研究表明,8 小时进食窗口比持续进食更健康

无论你决定吃什么,最好不要吃餐间零食,每天只需吃两顿甚至一顿饭。同样的食物分成一两顿正餐吃,而不是分多次零散进食往往更健康,能使你更苗条。

研究人员还发现,每天只给狗喂一顿可以改善它的整体健康,包括减少认知功能障碍,降低患肠道、牙齿、骨骼、肾脏和肝脏疾病的概率。[439] 我认为对成年人来说可能也是如此。

20年前，我的营养学家妈妈告诉我每天要吃6~8顿少量餐食。这让我超重，患上糖尿病前期、高血压，而且总觉得饿。现在，我每周吃6~8顿正餐，大多数日子里我只吃一顿饭。我很健康，没有饥饿感。

不考虑进食的内容，进食本身是不健康的吗？并非如此，但任何一顿饭都有导致炎症、胰岛素抵抗和肠黏膜通透性增加。

炎症是对进食的自然保护响应。当外来物进入我们的身体时，会启动mTOR并促炎。如果一直吃零食，mTOR会整天都维持开启状态，对成年狗或人类来说都是不健康的。

每天让我们的身体休息几个小时。一个好办法就是缩短进食窗口。

在12小时内不要吃超过一或两顿饭，4~6小时是最佳进食窗口。其余时间不要吃任何东西，不吃零食。喝水、黑咖啡或不加糖的茶都可以。

你也可以尝试更长时间的间歇性禁食。想要一天中多出更多的时间？想在省下更多钱的同时变得更健康？你可以跳过早餐。如果你想省更多的钱，甚至可以跳过午餐。

当然，请在开始间歇性禁食疗法之前咨询你的医生。

吃什么？

既然我们已经讨论了进食的时间安排，现在来看看进食的内容。

主要吃肉的人（肉食者）和避免吃肉类的人（素食者）之间存

在着一种近乎政治化的部落主义和对抗。

我相信，只要操作得宜，从素食到肉食的几乎任何营养方式都可以是健康的。但要避免加工食品，它让任何饮食都变得不再健康。由于肉类的营养密度更高，健康的素食比以肉类为主的饮食更难实现，但如果注意微量营养素也完全可以实现。然而，在你切换到一种新的饮食之前，如果有任何严重疾病史，请与医生讨论。

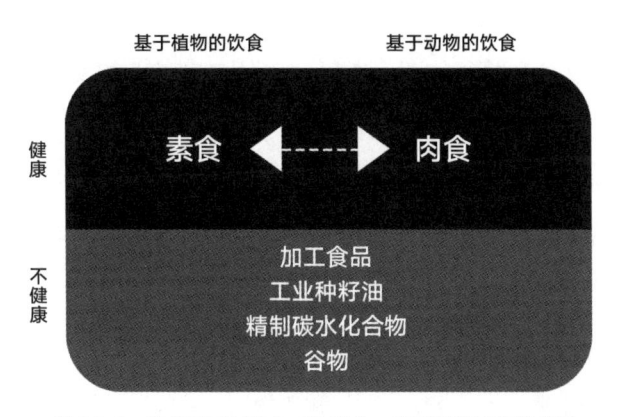

图 12-3　我并不反对肉食或纯素食，我反对加工垃圾食品

要吃得健康，第一步是考虑你吃的是什么：成分是什么？会损害健康吗？

避免食用有害食物，食用有益食物。就这么简单。

什么食物会对你有害？加工食品（这是礼貌的说法），或者它们的真面目：垃圾食品。我们对大型制药公司耳熟能详，其实大型食品公司也是一个道理，它们不会把你的健康放在优先位置：大型食品公司给你一种能选择的错觉，似乎有数百个品牌可供选择。事实上，它们都由少数几家大公司控制，没有一个会将你的健康作为首要考虑。

当烟草行业公司在20世纪80年代收购加工垃圾食品行业时，他们在加工食品上也套用了成熟的成瘾商业模式。他们增加了成瘾物质、降低价格、增加广告，并尤其针对儿童。[440]

他们成功了。毕竟如果人们真的了解垃圾食品造成的危害，就没人会给自己的孩子吃这些东西了。

过去两个世纪，加工食品的消费量急剧增加，包括糖、面粉、白米、植物油和即食食品，与此同时非传染性疾病的发病率也在上升。相比之下，动物脂肪的消费量增加与此类疾病的减少相一致。[441]

加工食品有什么问题？它们富含精制碳水化合物、多不饱和脂肪酸、谷物和麸质，通常与富含亚油酸或omega-6的工业种籽油一起烹饪，而亚油酸或omega-6会导致炎症。

接下来，我们将介绍垃圾食品的三大危害以及应避免的危害：糖和其他精制碳水化合物、种籽和植物油、谷物和麸质。

糖和其他精制碳水化合物

如果你在阅读了前几章所讲的糖和其他精制碳水化合物对我们的代谢健康和寿命有多大危害之后，仍然可以毫无负担地继续食用它们，那说明你没有引起足够重视。总结一下：精制碳水化合物会导致胰岛素抵抗和mTOR，进而导致炎症和大多数主要慢性疾病以及衰老。

种籽和植物油

1901 年，德国需要为 U 型潜艇提供更好的润滑剂，当时的科学家想出了一种从部分氢化的液体植物油中制造固体油脂的方法。后来，该配方被卖给了宝洁公司，宝洁公司决定将其作为烘焙和煎炸食品进行销售。不幸的是，该过程产生了反式脂肪，后来被认为与心脏病有关。宝洁公司的产品 Crisco 起酥油后来改进了配方，将每份食物中的反式脂肪含量减少到 0.5 克以下。这一策略使得 Crisco 的食品标签可以标上"0 反式脂肪"。

宝洁公司随后向美国心脏协会支付了 170 万美元，以推广他们的新产品 Crisco，并散布了"用 Crisco 烹饪比用动物脂肪更健康"的谎言。[442]

我尽量限制对这些种籽和植物油的摄入，它们富含促炎的 omega-6 或亚油酸。这些油包括：菜籽油、玉米油、棉籽油、大豆油、葵花籽油、红花籽油、米糠油、葡萄籽油。它们经常被宣传为"健康植物油"，其实并不是。作为替代，可以使用黄油、牛油、酥油、椰子油、棕榈油、橄榄油和牛油果油等健康油。

谷物和麸质

我认为农业革命是人类历史上最严重的错误。

在冰河时代末期的狩猎采集男性平均身高为 5 英尺 9 英寸（175 厘米），女性平均身高为 5 英尺 5 英寸（165 厘米）。农业兴起后，平均身高急剧下降。到公元前 3000 年，男性身高降至 5 英尺 3 英寸（160 厘米），女性身高降至 5 英尺（152 厘米）。虽然人类身高在慢慢恢复，但现代希腊人和土耳其人仍然没有恢复到他们狩猎采集者祖先的身高。[443]

不仅如此，与狩猎采集者相比，农耕者的牙釉质缺陷增加了近50%，缺铁性贫血增加了4倍，传染病增加了3倍，脊柱退行性疾病也增加了。早期农耕者的平均寿命只有19岁，而早期狩猎采集者的平均寿命约为26岁。[444]

我曾非常喜欢烘焙食品，但为了健康，我现在戒掉了含谷物的产品，无论是全谷物还是其他谷物。吃谷物的农耕者的健康状况要逊色于不吃谷物的狩猎采集者。

谷物有什么问题？

首先，谷物可能含有草甘膦，这种物质被用作除草剂和干燥剂。美国环境保护署和欧盟委员会等组织表示，没有证据表明草甘膦对人类有害，但有研究表明它可能有致癌风险。[445] 鉴于谷物还有其他有害影响，我选择规避这种风险。

谷物会引起炎症。任何饮食都会引起与消化相关的炎症，但谷物的影响比其他食物更显著。谷物还会让细菌毒素通过肠道进入血液，更广为人知的说法是肠漏综合征。这种综合征的一个原因是麸质。虽然我没有乳糜泻，但我无论如何都不想接触麸质。

什么是麸质？

麸质是一个统称，指的是小麦、大麦、黑麦和黑麦杂交种小黑麦中发现的许多不同类型的蛋白质，[446] 这些蛋白质被称为醇溶蛋白。

自然界存在多种醇溶蛋白,但它们都相互关联,并且具有相似的结构和特性。[447]

麸质蛋白具有高度弹性,所以含麸质的谷物常被用于制作面包和其他烘焙食品。麸质占现代饮食的很大一部分,西方人的预估摄入量约为每天 5～20 克。[448]

消化道中的酶很难分解麸质蛋白质。蛋白质的不完全消化使肽(大单位的氨基酸,蛋白质的组成部分)穿过小肠壁进入身体的其他部位。这可能会引发免疫反应,已在几种与麸质相关的疾病(如乳糜泻)中得到证实。[449]

当然,大多数低碳水化合物饮食都不含谷物及其所含的麸质。理论上,没有一种低碳水化合物饮食是"完美的"。但是,当我们"让食物成为药物"的时候,我们可能就不再需要药物了!

在我写这一章的时候,《内分泌、糖尿病和肥胖症的当前观点》发表了一篇关于碳水化合物摄入量、心脏病风险和他汀类药物的惊人文献综述,题为"对于低碳水化合物饮食的高 LDL 胆固醇患者,他汀类药物治疗并无必要"。[450]

酮症

如果遵循这个计划,可能还会获得额外的健康奖励。你可能大部分时间都处于酮症状态,这是一件好事。酮症不是某种时尚的健康热潮。有很多依据表明酮症可能是人类存在的默认健康营养状态,持续了 250 万年,直到大约 12,000 年前的农业革命。[451] 我们的狩猎采集者祖先在很多方面都更糟糕,但在饮食生活方式方面却并非如此。而如今的我们正因生活方式问题付出代价，导致现代代谢疾病、炎症和糟糕的整体健康状况。

什么是酮症？简单来说，就是身体利用酮体来获取能量。碳水化合物是身体的主要能量来源，但是当碳水化合物摄入量减少到每天 50 克以下时，胰岛素分泌就会减少，糖原储备也会耗尽，身体会发生代谢变化。会发生两个过程：糖异生和酮体生成。[452]

糖异生是体内（尤其是在肝脏中）产生葡萄糖的过程。随着葡萄糖可用性下降，糖异生无法满足能量需求。因此，酮体生成开始，产生酮体作为替代的主要能量来源。

低血糖会减少胰岛素分泌，从而大幅减少脂肪和葡萄糖的储存。其他激素变化可能促使脂肪分解增加，产生脂肪酸。[453]

脂肪酸被代谢成基本的酮体，如丙酮，随着生酮饮食的持续，这些酮体会不断积累。这种代谢状态被称为营养性酮症。只要身体缺乏碳水化合物，代谢就会维持生酮状态。

营养性酮症状态被认为是相当安全的，因为酮体以低浓度产生，而不会改变血液 pH 值。它与酮症酸中毒有很大不同，酮症酸中毒是一种危及生命的疾病，其中酮体的浓度要高得多，使血液 pH 值变为酸中毒状态。[454]

酮体很容易被心脏、肌肉组织和肾脏用于供能。酮体还可以穿过血脑屏障，为大脑提供替代能量来源。更重要的是，酮体产生的三磷酸腺苷（有时被称为"超级燃料"）比葡萄糖更多。这使得身体即使在热量不足的情况下也能保持有效的能源产生。酮体还能减少自由基损伤并增强抗氧化能力。[455]

生酮饮食对健康大有裨益。一组志愿者被安排进行3天的生酮饮食。在这短短3天内，他们就减轻了体重，提高了胰岛素敏感性，并减少了炎症。[456]

如果你像我一样患有糖尿病或糖尿病前期，可以改用生酮饮食。糖尿病的生物标志物之一是糖化血红蛋白，是过去两到三个月内平均血糖水平的指标。糖化血红蛋白水平升高意味着患有2型糖尿病。

如何降低糖化血红蛋白水平？少吃精制碳水化合物。碳水化合物限制可显著降低2型糖尿病患者的心脏代谢风险因素。两者下降呈线性相关。下图显示了减少碳水化合物对一组2型糖尿病患者的影响。[457]

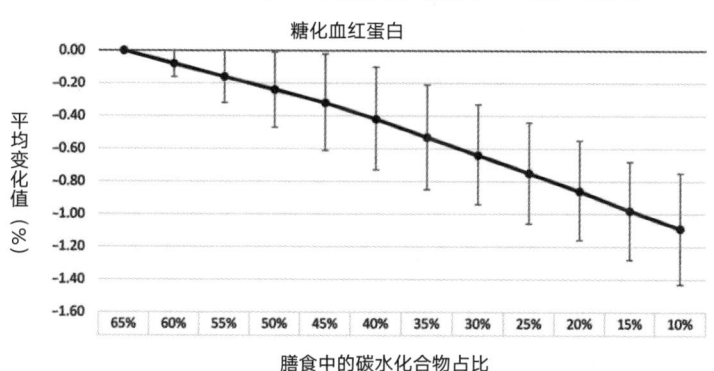

饮食碳水化合物限制对2型糖尿病患者糖化血红蛋白的影响

图12-4 碳水化合物摄入对糖化血红蛋白水平升高者的影响

生酮饮食比注射胰岛素更容易、更便宜、更健康。我们的代谢在酮症状态下功能更佳，酮体提供的能量比葡萄糖多，且不会引发一系列慢性疾病。那为什么现在每个人都如此害怕酮症？

一种常见的反对意见是："生酮饮食不可持续。"我的经验并非如此。我已经坚持生酮饮食4年多了，并不再认为这是一种节食。这就是我的饮食方式，我已经爱上了它。

生酮方法不仅仅是一种饮食，而是一种生活方式，从长远来看，它将为健康和长寿带来回报。

吃多少？

简短的答案是：想吃多少就吃多少。真正改变的是你"想要"的程度。

如果你遵循了其他建议，限制进食时间，避免精制碳水化合物、种籽油和谷物等许多加工食品和垃圾食品的成分，你很可能会处于酮症状态。这对控制你的食欲有非常有趣的效果。换句话说，如果你不让精制碳水化合物过度刺激食欲，食欲就会保持正常，饭后你会感到满足。想想你吃完一片薯片（精制碳水化合物）和一片奶酪（脂肪）后饥饿感的区别。

越早开始越好，而且永远不嫌早（不过要在成年之后）。通过改变生活方式来改善你的健康和寿命也永远不嫌晚。改变生活方式很难，而且比吃药难得多，但它通常更有效。

不过你要避免节食。现在就开始吃你这一生都要吃的东西！这就是维持农业前全食计划的秘诀。

在我们进入下一个主题前，这里还有几个提示：

热量要吃进去，不要喝下去

开始掌控你的营养的一大策略是，不要把热量喝进去。

每个人都知道，适量食用橙子和苹果等水果对健康有益。那么什么情况下橙子或苹果会变得不健康呢？答案是将其放进搅拌机里。

完整水果含有两种膳食纤维：易溶于水的可溶性纤维和不易溶于水的不可溶性纤维。它们共同作用，在小肠内形成一道保护屏障，减缓身体吸收营养物质（包括糖）的速度，防止肝脏因过量糖涌入而将其转化为脂肪。[458]

然而，当你把水果在搅拌机中打成泥时，刀片会破坏不可溶性纤维。没有它，可溶性纤维就无法形成减缓糖吸收的屏障。[459] 因此，果汁将比整果产生更强的胰岛素反应和更剧烈的血糖波动。[460]

下图显示了喝橙汁和吃整个橙子对血糖和胰岛素水平的影响。

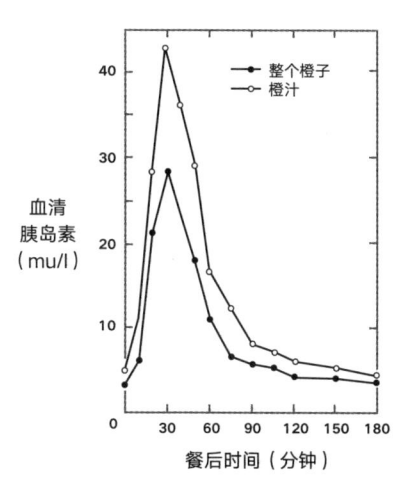

图 12-5　喝橙汁与吃整个橙子对胰岛素水平的影响

小肠中的紧密连接对肠道健康很重要。[461] 果糖会破坏这种紧密连接结构，导致微生物群变化、肠漏和炎症。[462] 如果喝果汁而不是吃整果，你会一次摄入大量果糖，果糖会从小肠直接进入肝脏。

你可能想知道无糖饮料怎么样。即使它们被宣传为无糖或低卡路里,仍然会刺激胰岛素分泌——是胰岛素而不是热量决定了脂肪的储存和肥胖。所以,无糖饮料对控制体重没有帮助,也不是健康之选。它只是众多加工食品和垃圾食品中的一种,是我们健康的敌人。

阅读食品标签

现代商店里 90% 的食物在 100 年前甚至都不存在,而我们今天看到的 90% 的疾病 100 年前也不存在。这仅仅是巧合吗?

你如何识别加工食品或垃圾食品?它们的标签会告诉你答案。所有没有标签的食物都是健康的吗?不尽然,但大多数都是。时刻谨记阅读食品标签。不过更好的选择是,吃那些甚至不需要食品标签的食物。你的购物清单长得和这张越像,你就会越健康。

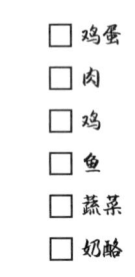

☐ 鸡蛋
☐ 肉
☐ 鸡
☐ 鱼
☐ 蔬菜
☐ 奶酪

图 12-6　嘴巴是通往健康或不健康的第一道大门,所以请尽早明智选择

吃的顺序

现在,你已经储备好了农业前全食计划的食材,用健康的油做了一顿饭。你已经准备好享受一天中的第一顿,最好是唯一一顿了。该大快朵颐了吧?还没有。

这是给你的最后一条建议：注意宏量营养素的摄入顺序。

你吃饭的顺序很重要。先从脂肪和蛋白质开始，最后吃碳水化合物。把碳水化合物放在最后可以减少胰岛素和葡萄糖反应。如果你先吃碳水化合物，胰岛素和葡萄糖水平会急剧上升，然后更大幅地下降。[463]

计划第二部分：其他因素

我们刚刚介绍了如何消除几种源自食物的危害。最佳医疗保健也无法弥补不良的饮食和生活方式造成的危害。但仅靠饮食不足以创造最佳健康，你还需要考虑其他因素。

压力

压力也是一种强大的毒素，特别是慢性压力。慢性压力与皮质醇水平、炎症和胰岛素抵抗有关，你的慢性压力水平越高，就越容易增加体重，并走向我们提到的各种慢性疾病。

一种经常被忽视的减轻慢性压力的方法是养宠物。宠物可以成为我们生活中的重要组成部分，减轻压力并用无条件的爱来促进健康和长寿。我刚刚养了第一只狗，它给我的生活带来了巨变。实际上，任何宠物都可以成为情感支持和减压动物，并教会我们感恩和无条件的爱。

健康生活方式的益处只适用于人类吗？当然不是！虽然宠物与

人类的生物学特征在很多重要方面有所不同,但本书中的许多原则可以应用于我们的狗和猫。例如,有些宠物垃圾食品应该尽可能避免,狗和猫都可能患上各种形式的糖尿病和许多其他慢性疾病。

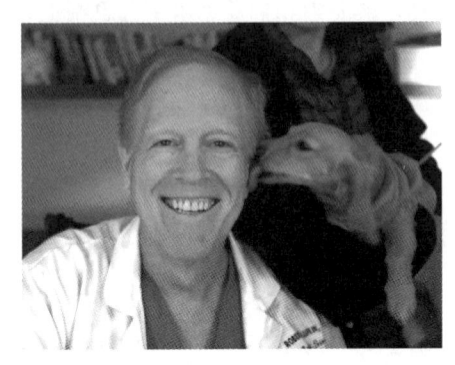

图12-7 我的狗"黄油"和我帮彼此放松

睡眠

睡眠紊乱也对人体有害。你可以调整好饮食,避免毒素和缺陷,但如果睡眠紊乱,你的代谢仍然会紊乱。

几十年来,作为医生,我曾经需要24小时随身携带传呼机。我很自豪能随时被呼叫,认为这让我变得坚强,但现在我才意识到这可能是我患病的原因之一。更糟糕的是,这会让我的病人处于危险之中。

2011年,美国毕业后医学教育认证委员会将住院医师第一年的单次轮班时长限制为每班不超过16小时。一项研究发现,在实施这一限制的几年里,住院医师报告的医疗差错和不良事件下降了超过三分之一,导致患者死亡的医疗差错减少了近三分之二。

然而 2017 年，这一工时限制被摒弃，并再次允许给住院医师安排长达 24 小时的连续工作。[464]

尽量保护你的睡眠和健康。充足的睡眠不仅可以减少工作中的错误，还可以改善你的代谢健康。睡眠会影响控制饥饿和饱腹感的激素，睡眠不足会提高饥饿素（一种刺激食欲的激素）的水平，并降低瘦素（一种抑制食欲并促进饱腹感的激素）的水平。它还会降低将脂肪转化为能量的能力，导致更多的脂肪储存。每晚保证 7～8 小时的充足睡眠，可以帮助你调节食欲和体重。[465]

睡眠质量也很重要，睡眠质量差会降低身体燃烧脂肪的速度。睡眠与昼夜节律不同步也会抑制你的葡萄糖代谢能力，升高皮质醇，并刺激胰岛素过量分泌，导致血糖升高和胰岛素抵抗。[466]

以下是一些优质睡眠的提示：

坚持规律的作息时间。

享受自然光。

睡前避免使用电子设备。

将电子设备从卧室移走并关闭 Wi-Fi。

制定第二天的待办事项清单后清空思绪。

睡前进行轻度拉伸或瑜伽。

使用放松练习，如冥想或深呼吸。

建立每天夜间放松仪式，为睡眠做准备。

总有紧急状况和场合需要我们早起或晚睡，但不要把它变成常态。不要让自己处于睡眠会被打断的状态。如果你的工作要求你晚上醒着，考虑只在需要上班时熬夜，然后在其他时候回到不被打断的睡眠状态。

体育锻炼

把锻炼当成药物，也需要控制剂量，锻炼太多和锻炼太少一样有害。只需要锻炼到足以达到你的健康目标就够了，太多锻炼可能会引发炎症。

通过公开你的锻炼目标来保持锻炼的动力，这会让你没那么容易放弃。我建立了一个免费网站，记录我在固定自行车上完成的里程。起初，我设立了相当于 3,000 英里的跨美国骑行目标，我的计划是每天骑行一小时，约 10 英里。这是我每天早上做的第一件事，在妻子和孩子们醒来之前完成。我利用这段时间阅读科学论文或观看有关健康和长寿的教育视频。

我完成得怎样？第一年后，我超过了 3,000 英里这个目标。因此，我将挑战改为 6,000 英里——跨越美国，然后折返回来！在我写这篇文章时，我刚刚超过了 6,000 英里的标记，所以我又可以更新我的挑战，即骑行绕地球一圈 24,000 英里的目标。

你可以自由设置自己的挑战，接着向所有朋友宣布你的目标，然后去锻炼吧。

大脑锻炼

学习一门新语言或一种新乐器可以让大脑保持活跃。学习一门新语言的方法有很多，传统方法包括去学校学习或找个指导老师，或者注册许多免费的电子学习平台，比如我已经学了1300天的中文普通话。

一旦你开始学习一门语言，就把你首选的虚拟助手中的语言改掉，增加沉浸式学习。例如，我的iPhone的Siri现在只用中文普通话响应我的指令，所以我不能在发音上作弊。

计划第三部分：深入研究和生物黑客

这一部分是可选的，并非所有人都适合，只适合那些喜欢深入挖掘并了解某些东西如何运作的人。

为了方便起见，我们的医疗系统进行了很大的简化。有些人会诟病其过于简单，因为它在很大程度上是二元的。你要么患有糖尿病，要么没有。不过这对保险计费和研究很重要，因为这使"计算"变得更容易。

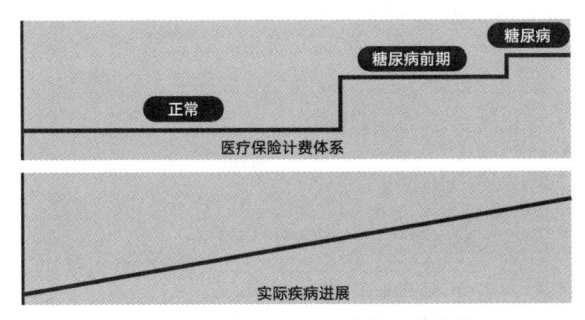

图12-8　疾病二元论与现实情况的比较

但这并不是本书所涵盖的慢性病的实际发病模式。你不会无缘无故一下子患上肥胖症、糖尿病、心血管疾病或阿尔茨海默病。这些疾病在你最终诊断前的几年甚至几十年就开始潜伏了。如果你能及早发现预警信号，就可以在一切难以挽救之前加以逆转。

体检

我们将从评估你的基础健康状况开始。你可以进行的一些基础检查，通过收集基础医疗评估，可以检测到你可能从未怀疑过的异常。即使基础水平一切正常，重复测试也很有价值，这样可以轻松记录出变化。换句话说，即使你不觉得环境中存在毒素或自己有早期认知衰退，这些测试仍然很有价值。

我们将努力实现最佳水平，而不是正常水平。在美国，多达88%的人代谢不健康，因此"正常"不是一个理想的基准。

实验室检查

我被问到的最常见问题之一是我定期进行哪些血液测试。我定期检查的几种生物标志物包括：

- 糖化血红蛋白（HbA1c）
- 胰岛素（Insulin）
- 甘油三酯（Triglycerides, TG）
- 高密度脂蛋白胆固醇（HDL-C）
- 甘油三酯与高密度脂蛋白比值（TG:HDL Ratio）

- 同型半胱氨酸（Homocysteine）
- 高敏 C 反应蛋白（hs-CRP）
- 皮质醇（Cortisol）
- 总胆固醇（Total Cholesterol, TC）
- 低密度脂蛋白胆固醇（LDL-C）
- 总胆固醇与高密度脂蛋白比值（TC:HDL Ratio）
- 载脂蛋白 A1（ApoA1）
- 载脂蛋白 B（ApoB）
- 载脂蛋白 A1 与 B 比值（ApoA1:ApoB Ratio）
- 维生素 D（Vitamin D）
- 铁蛋白（Ferritin）
- 促甲状腺激素（TSH）
- 硫酸脱氢表雄酮（DHEA-s）
- 睾酮（Testosterone）
- 睾酮与皮质醇比值（Testosterone:Cortisol Ratio）
- 卵泡刺激素（FSH）
- 雌二醇（Estradiol）

生物时钟

生物时钟对于评估我们的生物年龄（机体年龄）与实际年龄（证件年龄）非常有用。生物年龄时钟有很多种，评估指标涵盖从表观遗传 DNA 甲基化到心脏或大脑标志物。

表观遗传 DNA 甲基化时钟

我们的实际年龄是证件上列出的年龄，我们的生物年龄是我们体内各个系统的实际年龄。表观遗传 DNA 甲基化已被证明是评估我们生物年龄的最有效方法之一。表观基因组控制着我们基因的表达方式。虽然我们无法真正改变基因组，但生活方式选择可以重塑表观基因组。这些甲基化标志会随着营养、睡眠、压力等因素而改变。通过读取这些标记，我们可以直接从源头了解身体是如何真正走向衰老的。

糖基化时钟

慢性疾病和衰老的最大驱动因素可能是炎症。当我想基于炎症对多系统的影响评估整体生物年龄时，我会使用针对慢性炎症（特别是糖基化）的生物时钟。

PhenoAge 表观遗传生物时钟

PhenoAge 是一种革命性的表观遗传生物标志物测量工具，它可通过检测 9 种生物标志物确定你的表型年龄。这是对生物年龄的衡量，而不仅仅是实际年龄。它在预测各种衰老结局方面的表现远优于以前的指标，包括全因死亡、癌症、健康寿命、身体机能和阿尔茨海默病。[467] 如果你的生物年龄小于实际年龄，那再好不过。但如果不是，那么该行动起来了。

多重症状毒性问卷

毒素无处不在,在现代世界中有铅、汞、烟雾、汽车尾气、霉菌、杀虫剂和各种其他化学物质。这个问卷是一项毒素症状测试,可以确定周围环境中是否隐藏着毒素。一旦了解了这一点,就可以采取必要的措施来清除它们并减轻对生活的影响。

医学症状是诊断许多疾病的基石。这是一个实用的自填症状测试,可以辅助诊断一些最具挑战性和模糊的慢性疾病,尤其是由各种毒素引起的慢性疾病。医学体征是一种客观的、可观察的现象,可以被其他人识别,例如皮肤发红。而症状是一种主观体验,其他人无法识别,例如疼痛。简而言之,体征是客观的,症状是主观的。如果医生有可观察的体征和对患者症状的主观描述,他们通常可以更容易地诊断出疾病。

医学症状有助于检测慢性病的急性并发症,它们相对具体,例如沿左臂向下放射的胸痛提示急性心脏病发作,而剧烈头痛则提示某种脑卒中。但慢性疾病尤其是毒素相关疾病的问题在于,潜在症状往往不具特异性。

医学症状问卷是基于功能医学研究院的多重症状问卷,能有效识别症状特征,从而追溯疾病的根源并实现症状的动态监测。这是一个简单的测试,有助于识别特定健康领域的异常,并帮助确定要集中关注和改善的领域。

如果你的分数表明毒素正在影响健康,或者你觉得它们可能正在影响你的健康,那么寻求专业建议很重要。

自填老年认知检查

自填老年认知检查是一种在家进行的认知基础评估,可以帮助检测痴呆症、记忆或认知障碍以及阿尔茨海默病的早期迹象。

它不是诊断,无法告诉你是否患有任何特定疾病,它能做的是筛查认知障碍。完成测试后,请与你的家庭医生分享。与本章中的其他内容一样,即使结果正常,它也可以作为未来检查的基础值。

药品

当我们为了保持健康的生活方式而需要一些额外的支持时,除了基本的补充剂之外,解决更复杂的需求也是一个至关重要的步骤。在这个复杂的领域,更需要专攻某一专业领域的专家指导,谨慎选择激素替代品以及雷帕霉素、二甲双胍和其他潜在的长寿候选药物。

医学影像测试

有许多医学影像测试,包括放射扫描和结肠镜检查,不过,我推荐一种额外的影像检查。

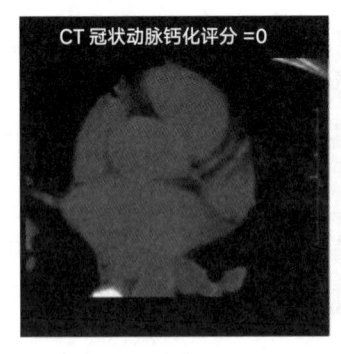

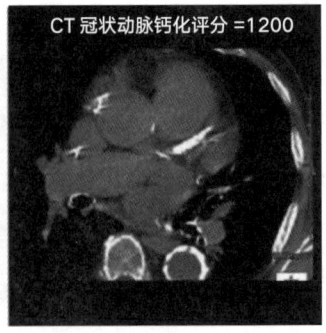

图 12-9 左侧为正常,右侧为评分为 1200

CT冠状动脉钙化评分（CTCAC）与大多数健康测试不同，它不仅会告诉你患心脏病的风险，还会直观地显示疾病本身以及实际内皮损伤（如果有的话）。

冠状动脉钙化是确定冠心病风险的最精确因素。由于所有慢性疾病都具有相同的炎症和代谢因素，因此CT冠状动脉钙化评分还有助于确定痴呆、脑卒中、糖尿病、高血压、髋部骨折、癌症和其他慢性疾病的风险。它甚至被建议在长寿研究中作为生物年龄的时钟。[468]

你可以通过进行CT冠状动脉钙化扫描获得此评分，它会显示心脏供血血管中钙化的程度。

冠状动脉钙化评分分数越高，患心脏病的风险就越高。它在评估心脏病风险方面比评估LDL胆固醇水平更有效，因为LDL胆固醇高的人的冠状动脉钙化评分分数可能为零，而冠状动脉钙化评分分数高的人也可能有看似健康的LDL胆固醇水平。[469]

干预措施

禁食的替代品

几乎所有专家都同意禁食对健康和长寿有很多好处，但禁食对许多人来说并不总是可行的。因此，有一些新颖的策略也可以带来许多禁食的好处，而不用真的完全不吃。

禁食模拟饮食

与每日间歇性禁食相结合，偶尔延长禁食时间到 48 小时以上，可以提供额外的生理益处。正如我们之前说的那样，禁食会关闭 mTOR，从而激活自噬（一种细胞清理机制）。但自噬不会在你停止进食后即刻开启，需要禁食足够长的时间来触发。最佳的自噬益处需要两到三天的禁食后才会真正显现出来。然而，如果没有适当的监督，禁食超过两天可能会很困难，甚至很危险。

禁食模拟饮食（FMD）是瓦尔特·隆哥博士经过数十年的详尽研究后开创的一项突破性解决方案，其使命是找到一种大多数人都能实现的长期禁食解决方案。禁食模拟饮食提供了一种在享受食物的同时体验禁食的方法，还能通过食物获得营养。禁食模拟饮食经过 30 年的细致研究，投入了超过 4,800 万美元的研发资金，包括来自美国国立卫生研究院和欧盟的政府资助，确定了要食用的食物内容和宏量营养素的精确数量与比例。它的目标是提供最佳数量的营养素，同时保持在如 mTOR 等机体的营养感应通路的激活阈值以下。

禁食模拟饮食听起来好得令人难以置信，但无数临床试验已经证明了其惊人的效果。例如，2 型糖尿病患者的胰岛素抵抗得到改善，在某些情况下甚至实现了糖尿病缓解。在一项已发表的临床研究中，接受 6 轮禁食模拟饮食治疗的参与者减少了糖尿病药物的使用，而且两到三个月内平均血糖水平的指标下降了 1.4 毫摩尔每升。接受多轮禁食模拟饮食治疗的小鼠甚至出现产生胰岛素的 β 细胞的再生，从而逆转了 1 型和 2 型糖尿病。

禁食模拟饮食的好处不止于此。遵循这一饮食计划的人在保持肌肉质量的同时，减轻了体重。这意味着他们减掉的脂肪来自体脂，而不是肌肉质量或骨质流失。这种针对性的减肥有助于心脏健康，因为支持了健康血压、LDL 胆固醇和炎症标志物如 C–反应蛋白。[470] 禁食模拟饮食的前沿研究不仅限于代谢结果。事实上，新兴的禁食模拟饮食研究在阿尔茨海默病、癌症、抑郁症甚至皮肤健康方面都显示出令人振奋的结果。该计划对代谢的多维度影响与减缓生物衰老有关，初步研究表明，仅三个周期就可将生物年龄降低两年半。

在最近的一项研究中，将禁食模拟饮食与目前心脏健康营养的黄金标准——地中海饮食进行了比较，发现两者在 4 个月内对心血管健康有同等显著的影响。值得注意的是，禁食模拟饮食维持了肌肉质量，这是地中海饮食无法比拟的。特别令人兴奋的是，虽然两种方案都持续 4 个月，但禁食模拟饮食的参与者只需在 120 天中的 20 天遵循该计划，而地中海饮食的参与者则必须在 120 天中的每一天都改变饮食。因此，禁食模拟饮食只需付出六分之一的努力就能产生相同的结果。

模拟禁食补充剂

在禁食期间，人体会产生某些化合物，将这些化合物分离出来后即可得到模拟禁食补充剂。

糖替代品

虽然有些人可以完全戒掉糖和其他甜味剂（如人造糖、糖醇、甜菊糖、罗汉果糖），但其他人可能还在寻找真正健康的天然糖。

出于健康原因（以及绝佳的口感和完整的功能），我的首选糖是阿洛酮糖，一种罕见的、经过认证的植物性天然糖。

一氧化氮补充剂

一氧化氮对我们健康的价值毋庸置疑。它对我们的血管、脑细胞和免疫系统的益处能够改善几乎所有主要慢性疾病的状况和寿命本身。虽然通过食物选择和避免使用漱口水可以帮助我们提高一氧化氮水平，但大多数人还是可以从额外补充中受益。

骨骼健康

在遵循整体健康和长寿计划时，最容易被忽视的领域之一就是骨骼健康。骨骼健康状态不佳可能表现为骨质疏松症和其他骨骼疾病。对于大多数人来说，骨折虽很不便，但肯定不会危及生命。然而据报道，髋部骨折的老年人中18%～33%的人会在一年内死亡，而且女性患骨质流失和骨质疏松症的风险会更高。

迷走神经刺激器

自主神经失调是本书中提到的炎症、胰岛素抵抗和慢性疾病的主要驱动因素。虽然有很多减轻压力的技术，但直接迷走神经刺激是这个爆炸式增长领域中最令人兴奋的技术之一。

我发生了什么变化?

我曾热爱甜食、烘焙食品和加工食品,但我更爱我的家人,想陪在她们身边。我略微超重,有高血压和糖尿病前期,血脂状况令人担忧,患有痛风。我意识到如果继续这样下去,我就活不了多久了。

我愿意为我的健康和家人做出牺牲,所以我戒掉了糖、加工碳水化合物、加工种籽油和谷物,不吃早餐和午餐。

在开始这种饮食几周后,我注意到我站起来时头很晕,这可能与血压降低有关。这种情况在饮食中精制碳水化合物含量低的患者中并不罕见,尤其是正在服用降压药的人,这通常表明他们的血压正在恢复到正常范围。在咨询了医生后,我停止服用降压药,从此血压恢复了正常。

我的血脂状况也得到了改善,尤其是代谢疾病和心血管风险的指标,包括甘油三酯减少和高密度脂蛋白胆固醇增加。我的CT冠状动脉钙化评分为零。在与医生讨论后,我也停止服用他汀类药物。

我的胰岛素抵抗消失了。我的空腹胰岛素、空腹血糖和糖化血红蛋白水平都恢复到了最佳区间,我停止服用医生推荐的糖尿病药物。我的痛风已经痊愈,尿酸现在处于正常区间内。

这种停止用药的新现象被称为药物精简。如果你用这个计划恢复了代谢健康,医生也可能停止给你开处方药。

通过这个相对简单的生活方式计划逆转了这些疾病之后,我想把这个信息传播出去,以帮助他人。虽然我写了200多篇经过同行评议的科学论文和十几本医学教科书,但它们都是针对相对狭窄的专业医学受众,我意识到了这么做的局限性。由于我从未真正接触过更广大的大众读者群体,我决定一试。所以我加入了各种社交媒体平台,并创建了一个邮件订阅列表。在写这篇文章的时候,我已经有超过25万名粉丝,这个数字还在不断增长。

既然你也在读这本书,那就意味着我至少多接触到了一个人。我写这篇文章的时候,刚从哥斯达黎加回来,我们在那里花了几天拍摄了一部关于健康长寿的纪录片,该系列将在美国公共广播电视网和探索频道上播出。

但我也足够坦诚地意识到,为了真正推动医疗保健的发展并让这些观点得以传播,还需要做更多。因此,我和几个朋友一起在加州创建了一个管理式医疗保健计划项目。它直接覆盖了100,000多名患者(另外间接影响300,000名患者),整合了200名家庭医生和600名专家。这群医生和专家不仅能够给这些患者提供医疗保健服务,还能调取他们所有的医疗保健数据。这一患者群体是一个相对贫困的社会经济群体,往往无法获得最好的医疗保健,更不用说最新的尖端技术了。我们已将改变这一现状作为使命。我们正在创建一个独特的临床创新实验室,让拥有最新和最优秀医疗技术的公司能在我们的患者群体身上进行测试,这样就能立即看到它为患者带来了什么好处。该项目包括一个高科技初创企业孵化器和一个风险投资工作室基金会,为我们发现的最有前途的新企业提供资金。

创新实验室及其患者群体显然是一个前所未有的机会,用以评估医疗保健领域的新战略并实施变革,但我再次坦诚地认识到,为了实现持久的改变，我们必须做更多。

下一步是创建研究生医学培训计划，以教育未来的医生和其他健康专业人士。截至撰写本书时，我们已经建立了经认可的精神病学、家庭医学和过渡实习项目。我们正在完成放射科住院医师培训以及其他培训项目。每一个项目都将获得最新的医疗信息，例如本书中的信息，以及临床创新实验室和管理式医疗计划的前沿信息。我们甚至正在讨论开办一所新的医学院，以将这种培训和理念体系扩展到整个医学教育系统。

结束语

既然你已经读到这里，我非常感谢你付出的努力——以及你可能做出的观念改变。你的世界可能已经天翻地覆。你认为已经定型的营养科学——你认为无可争议、从未被挑战过的范式——已经被不同的观点所取代，有时甚至与你所知道的（包括你的医生告诉你的）完全相反。

现在你可能已经忘记了每个谎言的一些细节，这也没有关系。与我一起回溯我开始写这本书之前发现的东西吧。

大约5年前，当我为这本书做研究时，我震惊地发现，常见疾病同时也是西方世界最常见的死亡原因——都有着共同的病因，糖尿病、癌症、阿尔茨海默病等都与代谢健康和寿命有关。这对你来说可能和对我来说一样新鲜，而我是一名医学院教授。

医学被划分成不同的领域，教营养学的人不研究心脏病。把这一点映射到医学院的背景下，学习与衰老相关的疾病的课程不包括代谢或皮肤健康的课程。通常，专业知识足以覆盖一种疾病的专家教授对另一种疾病可能知之甚少。在我日常的教学工作中，我只有放射学背景的优势。现在我已经揭露了这些谎言，当我作为一名教授遇到错误的想法时，能够在适当的时候加以纠正。在本书的阐述之外，更准确的信息正在成为主流。但是这还远远不够，例如一个典型的心脏病专家可能仍然建议高风险患者吃低脂肪、高糖的食物。

我预料这本书会使我卷入争议，会有权威专家不同意我的主张、我的发现和我引用的文献。这是个好消息——因为科学正是如此。我真正反对的是盲目接受谎言，例如"所有饮食中的胆固醇都对你有害"。时代在变化，并将继续变化。在我看来，对抗衰老相关疾病的最佳方法是预防，而不是治疗。

幸运的是，你不必等待主流医学赶上真相。你可以按照从本书中学到的知识来改善你的健康、你家人的健康，以及那些碰巧与你讨论饮食、营养、健身和整体健康的人的健康。

大多数书的结尾都会以这句作结："如果你忘记了你在这本书中读到的所有其他内容，请一定要记住这一点"——这几乎是所有非虚构类作品中典型的、近似于陈词滥调的结尾。然而，我想不出更好的方式来结束本书。如果你忘记了本书中的其他内容，请一定要记住这一点：

代谢功能障碍是我们罹患的主要慢性疾病的根源,也是衰老和最终的死亡本身的根源。你比任何医生都更有能力应对它们,你可以靠自己预防那些医学上只能加以治疗的疾病。从每一天、每一餐饭开始,你都可以选择过得更好、活得更长。

你会怎么选择?

你的福祉就掌握在你手中——取决于你的嘴、你的胃和你的血液。

参考文献

1 "FastStats: Leading Causes of Death," Centers for Disease Control and Prevention, September 6, 2022, https://www.cdc.gov/nchs/fastats/leading-causes-of-death.htm.

2 Virginia M. Freid et al., "Multiple Chronic Conditions Among Adults Aged 45 and over: Trends over the Past 10 Years," *NCHS Data Brief* no. 100 (July 2012), *https://*www.cdc.gov/nchs/products/databriefs/db100.htm.

3 Jessie Gerteis et al., *Multiple Chronic Conditions Chartbook: 2010 Medical Expenditure Panel Survey Data*, Agency for Health Care Research and Quality, https://www.ahrq. gov/sites/default/files/wysiwyg/professionals/prevention-chronic-care/decision/mcc/mccchartbook.pdf.

4 "Chronic Diseases in America," Centers for Disease Control and Prevention, May 6, 2022, https://www.cdc.gov/chronicdisease/resources/infographic/chronic-diseases. htm.

5 "Life Expectancy and Healthy Life Expectancy," World Health Organization, accessed September 16, 2022, https://www.who.int/data/gho/data/themes/topics/indicator-groups/indicator-group-details/GHO/life-expectancy-and-healthy-life-expectancy.

6 "FastStats: Overweight Prevalence," Centers for Disease Control and Prevention, September 6, 2022, https://www.cdc.gov/nchs/fastats/obesity-overweight.htm.

7 "Adult Obesity Facts," Centers for Disease Control and Prevention, May 17, 2022, https://www.cdc.gov/obesity/data/adult.html.

8 Andrea C. Buchholz and Dale A. Schoeller, "Is a Calorie a Calorie?," *The American Journal of Clinical Nutrition* 79, no. 5 (January 2004), https://doi.org/10.1093/ajcn/79.5.899S.

9 "This child was treated with insulin in 1922 by Frederick Banting and Charles Best, who a year earlier first isolated the insulin hormone for use in diabetic therapy. Only two months separate the 'before' and 'after' pictures," Digital Collections–National Library of Medicine, US National Library of Medicine, National Institutes of Health, accessed September 15, 2022, http://resource.nlm.nih.gov/101437087.

10 Ibid.

11 Sarah Hallberg, "Losing Weight with Type 2 Diabetes: 3 Reasons People Struggle," Virta Health, February 28, 2022, https://www.virtahealth.com/blog/losing-weight-with-type-2-diabetes.

12 Mélissa Mialon et al., "Conflicts of Interest for Members of the US 2020 Dietary Guidelines Advisory Committee," *Public Health Nutrition*, March 21, 2022: 1–28, https://doi.org/10.1017/S1368980022000672.

13 Mark Hyman, "What Went Wrong With the 'Food Pyramid,'" *Thrive*, June 12, 2017, https://thriveglobal.com/stories/what-went-wrong-with-the-food-pyramid.

14 Dariush Mozaffarian, "Perspective: Obesity—an Unexplained Epidemic," OUP Academic, Oxford University Press, April 23, 2022, https://academic.oup.com/ajcn/article/115/6/1445/6572830.

15 David S. Ludwig et al., "The Carbohydrate-Insulin Model: A Physiological Perspective on the Obesity Pandemic," *The American Journal of Clinical Nutrition 114*, no. 6 (December 1, 2021): 1873–1885, https://doi.org/10.1093/ajcn/nqab270.

16 "Prediabetes: Your Chance to Prevent Type 2 Diabetes," Centers for Disease Control and Prevention, December 21, 2021, https://www.cdc.gov/diabetes/basics/prediabetes.html.

17 "Type 2 Diabetes," Centers for Disease Control and Prevention, December 16, 2021, https://www.cdc.gov/diabetes/basics/type2.html.

18 Ibid.

19 *Long-Term Trends in Diabetes*, CDC's Division of Diabetes Translation, United States Diabetes Surveillance System, April 2017, https://www.cdc.gov/diabetes/statistics/slides/long_term_trends.pdf.

20 John Fauber, "The Slippery Slope: A Bittersweet Diabetes Economy," MedpageToday, December 21, 2014, https://www.medpagetoday.com/cardiology/diabetes/49227.

21 "Banting Circle Supporters," American Diabetes Association, accessed September 16, 2022, https://www.diabetes.org/about-us/corporate-support/banting-circle-supporters.

22 "Nutrition Recommendations and Interventions for Diabetes: A Position Statement of the American Diabetes Association," *Diabetes Care 31*, no. Supplement_1 (January 2008), https://doi.org/10.2337/dc08-S061.

23 Igor E. Konstantinov et al., "Nikolai N. Anichkov and His Theory of Atherosclerosis," *Texas Heart Institute Journal* 33, no. 4 (2006): 417–423.

24 Ancel Keys, "Atherosclerosis: A Problem in Newer Public Health," *Journal of the Mount Sinai Hospital, New York* 20, no. 2 (August 1953): 118–139.

25 J. Yerushalmy and H. E. Hilleboe, "Fat in the Diet and Mortality from Heart Disease: A Methodologic Note," *New York State Journal of Medicine 57*, no. 14 (July 15, 1957): 2343–2354.

26 Robert B. McGandy et al., "Dietary Fats, Carbohydrates and Atherosclerotic Vascular Disease," *New England Journal of Medicine 277*, no. 5 (March 1967): 242–247, https://doi.org/10.1056/NEJM196708032770505.

27 Cristin E. Kearns et al., "Sugar Industry and Coronary Heart Disease Research: A Historical Analysis of Internal Industry Documents," *JAMA Internal Medicine*, November 1, 2016, https://www.ncbi.nlm.nih.gov/pmc/articles/PMC5099084/.

28 George A. Mensah et al., "Decline in Cardiovascular Mortality: Possible Causes and Implications," *Circulation Research*, January 20, 2017, https://www.ncbi.nlm.nih.gov/labs/pmc/articles/PMC5268076/.

29 Claire Suddath, "A Brief History of Veganism," *Time*, October 30, 2008, https://time.com/3958070/history-of-veganism/.

30 Aatish Bhatia, "Milk, Meat, and Blood: How Diet Drives Natural Selection in the Maasai," *Wired*, September 30, 2012, https://www.wired.com/2012/09/milk-meat-and-blood-how-diet-drives-natural-selection-in-the-maasai/.

31 John Masson Smith Jr., "Dietary Decadence and Dynastic Decline in the Mongol Empire," *Journal of Asian History 34*, no. 1, 2000, http://afe.easia.columbia.edu/mongols/pastoral/masson_smith.pdf.

32 M. Mialon et al., "Conflicts of Interest for Members of the US 2020 Dietary Guidelines Advisory Committee," *Public Health Nutrition*, 2022: 1–28, doi:10.1017/S1368980022000672.

33 Wajeed Masood et al., "Ketogenic Diet," StatPearls-NCBI Bookshelf, 2002, https://www.ncbi.nlm.nih.gov/books/NBK499830.

34 Ibid.

35 Ibid.

36 "Embden-Meyerhof Pathway," ScienceDirect Topics, accessed September 15, 2022, https://www.sciencedirect.com/topics/engineering/embden-meyerhof-pathway.

37 "Wilson's Disease," Mayo Clinic, March 7, 2018, https://www.mayoclinic.org/diseases-conditions/wilsons-disease/symptoms-causes/syc-20353251.

38 "Homocystinuria: MedlinePlus Genetics," MedlinePlus, accessed September 15, 2022, https://medlineplus.gov/genetics/condition/homocystinuria/.

39 Asier González and Michael N. Hall, "Nutrient Sensing and TOR Signaling in Yeast and Mammals," *The EMBO Journal 36*, no. 4 (2017): 397–408, https://doi.org/10.15252/embj.201696010.

40 Beatrice T. Wang et al., "The Mammalian Target of Rapamycin Regulates Cho-

lesterol Biosynthetic Gene Expression and Exhibits a Rapamycin-Resistant Transcriptional Profile," *Proceedings of the National Academy of Sciences* 108, no. 37 (2011): 15201– 15206, https://www.pnas.org/doi/full/10.1073/pnas.1103746108.

41 Brian Raught et al., "The Target of Rapamycin (TOR) Proteins," *Proceedings of the National Academy of Sciences* 98, no. 13 (2001): 7037–7044, https://www.pnas.org/doi/10.1073/pnas.121145898.

42 "IGF-1 (Insulin-like Growth Factor 1) Test: MedlinePlus Medical Test," MedlinePlus, accessed September 16, 2022, https://medlineplus.gov/lab-tests/igf-1-insulin-like-growth-factor-1-test/.

43 Ramon Martinez, ed., "Pancreas Hormones," Endocrine Society, January 24, 2022, https://www.endocrine.org/patient-engagement/endocrine-library/hormones-and-endocrine-function/pancreas-hormones.

44 "The Nobel Prize in Physiology or Medicine 2016," NobelPrize.org, accessed September 16, 2022, https://www.nobelprize.org/prizes/medicine/2016/ohsumi/biographical/.

45 Y. Wei et al. ERβ promotes Aβ degradation via the modulation of autophagy. *Cell Death Dis 10*, no. 565 (2019). https://doi.org/10.1038/s41419-019-1786-8

46 Sébastien Herzig and Reuben J. Shaw, "AMPK: Guardian of Metabolism and Mitochondrial Homeostasis," *Nature Reviews Molecular Cell Biology*, October 4, 2017, https://www.nature.com/articles/nrm.2017.95.

47 Wioleta Grabowska, Ewa Sikora, and Anna Bielak-Zmijewska, "Sirtuins, a Promising Target in Slowing down the Ageing Process," *Biogerontology*, August 2017, https://www.ncbi.nlm.nih.gov/pmc/articles/PMC5514220/.

48 Jean-Philippe Coppé et al., "The Senescence-Associated Secretory Phenotype: The Dark Side of Tumor Suppression," *Annual Review of Pathology*, 2010, https://www.ncbi.nlm.nih.gov/pmc/articles/PMC4166495/.

49 Jared Diamond, "The Worst Mistake in the History of the Human Race," *Discover*, April 17, 2020, https://www.discovermagazine.com/planet-earth/the-worst-mistake-in-the-history-of-the-human-race.

50 Loren Cordain et al., "Plant-Animal Subsistence Ratios and Macronutrient Energy Estimations in Worldwide Hunter-Gatherer Diets," OUP Academic, Oxford University Press, March 1, 2000, https://academic.oup.com/ajcn/article/71/3/682/4729121.

51 Yuval Noah Harari, *Sapiens: A Brief History of Humankind*. (New York: Harper Perennial, 2018).

52 Cordain et al., "Plant-Animal Subsistence Ratios and Macronutrient Energy Estimations in Worldwide Hunter-Gatherer Diets."

53 Ibid.

54 Stephanie Marciniak et al., "An Integrative Skeletal and Paleogenomic Analysis of Stature Variation Suggests Relatively Reduced Health for Early European Farmers," *Proceedings of the National Academy of Sciences* 119, no. 15 (June 2022), https://www.pnas.org/doi/pdf/10.1073/pnas.2106743119.

55 Ibid.

56 Irial Glynn, "Irish Emigration History," University College Cork, December 2012, https://www.ucc.ie/en/emigre/history/.

57 Tracie White, "Gerald Reaven, Scientist Who Coined 'Syndrome X,' Dies at 89," News Center, Stanford School of Medicine, February 20, 2018, https://med.stanford.edu/news/all-news/2018/02/gerald-reaven-stanford-scientist-who-coined-syndrome-x-dies-at-89.html.

58 Fredric B. Kraemer and Henry N. Ginsberg, "Gerald M. Reaven, MD: Demonstration of the Central Role of Insulin Resistance in Type 2 Diabetes and Cardiovascular Disease," Diabetes Care, American Diabetes Association, April 10, 2014, https://diabetesjournals.org/care/article/37/5/1178/38157/Gerald-M-Reaven-MD-Demonstration-of-the-Central.

59 Joana Araújo et al., "Prevalence of Optimal Metabolic Health in American Adults: National Health and Nutrition Examination Survey 2009–2016," *Metabolic Syndrome and Related Disorders* 17, no. 1 (2019): 46–52, https://www.liebertpub.com/doi/10.1089/met.2018.0105.

60 David S. Ludwig et al., "Carbohydrate-Insulin Model: A Physiological Perspective on the Obesity Pandemic," OUP Academic, Oxford University Press, September 13, 2021, https://academic.oup.com/ajcn/article/114/6/1873/6369073.

61 Ibid.

62 David S. Ludwig and Cara B. Ebbeling, "The Carbohydrate-Insulin Model of Obesity: Beyond 'Calories In, Calories Out,'" *JAMA Internal Medicine*, August 1, 2018, https://www.ncbi.nlm.nih.gov/pmc/articles/PMC6082688/.

63 Richard J. Johnson, *Nature Wants Us to Be Fat: The Surprising Science behind Why We Gain Weight and How We Can Prevent – and Reverse – It* (Dallas: BenBella Books, Inc., 2022).

64 Ibid.

65 Ibid.

66 "The Tale of Angus Barbieri Who Fasted for More than a Year – and Lost 21 Stone," *The Courier*, November 12, 2016, https://www.thecourier.co.uk/fp/news/dundee/2544215/tale-angus-barbieri-fasted-year-lost-21-stone/.

67 W. K. Stewart and Laura W. Fleming, "Features of a Successful Therapeutic Fast of 382 Days' Duration," *Postgraduate Medical Journal*, March 1, 1973, https://pmj.bmj.com/content/49/569/203.

68 Ibid.

69 Richard J. Johnson et al., "Upper Paleolithic Figurines Showing Women with Obesity May Represent Survival Symbols of Climatic Change," *Obesity* 29, no. 1 (2020): 11–15, https://doi.org/10.1002/oby.23028.

70 Alan F. Dixson and Barnaby J. Dixson, "Venus Figurines of the European Paleolithic: Symbols of Fertility or Attractiveness?," *Journal of Anthropology* 2011 (January 3, 2012), https://doi.org/10.1155/2011/569120.

71 Johnson et al., "Upper Paleolithic Figurines."

72 Roy Taylor and Rury R. Holman, "Normal Weight Individuals Who Develop Type 2 Diabetes: The Personal Fat Threshold," *Clinical Science* 128, no. 7 (January 2014): 405–410, https://doi.org/10.1042/CS20140553.

73 *The Surgeon General's Call to Action to Prevent and Decrease Overweight and Obesity* (Office of the Surgeon General [US], 2001), US National Library of Medicine, https://www.ncbi.nlm.nih.gov/books/NBK44206/.

74 James O. Hill et al., "Obesity and the Environment: Where Do We Go from Here?," *Science* 299, no. 5608, July 2003: 853–855, https://www.science.org/doi/10.1126/science.1079857.

75 Ibid.

76 Gary Taubes, in *Good Calories, Bad Calories: Challenging the Conventional Wisdom on Diet, Weight Control, and Disease* (New York: Alfred A. Knopf, 2008): 423.

77 Dan Rahn, "Fat-Free Fat: A Dieters Dream?," CAES Newswire, University of Georgia, February 5, 1996, https://newswire.caes.uga.edu/story/633/a-dieters-dream.html.

78 "Atkins Diet: What's Behind the Claims?," Mayo Clinic, May 12, 2022, https://www.mayoclinic.org/healthy-lifestyle/weight-loss/in-depth/atkins-diet/art-20048485.

79 Chris Gentilviso, "The 50 Worst Inventions: Olestra," *Time*, May 27, 2010, http://content.time.com/time/specials/packages/article/0,28804,1991915_1991909_1991785,00.html.

80 Gary Taubes, *Why We Get Fat and What to Do About It* (New York: Alfred A. Knopf, 2011): 3–4.

81 Jason Fung, *The Obesity Code: Unlocking the Secrets of Weight Loss (Why Intermittent Fasting Is the Key to Controlling Your Weight.* (Vancouver: Greystone Books, 2016): 42.

82 Barbara V. Howard, "Low-Fat Dietary Pattern and Weight Change over 7 Years,"*JAMA*, January 4, 2006, https://jamanetwork.com/journals/jama/fullarticle/202138.

83 Ibid.

84 Fung, *The Obesity Code*, 13.

85 "Aim for a Healthy Weight," US Department of Health and Human Services, National Institutes of Health (August 2005), https://www.nhlbi.nih.gov/files/docs/public/heart/aim_hwt.pdf.

86 I-Min Lee et al., "Physical Activity and Weight Gain Prevention," *JAMA*, March 24, 2010, https://jamanetwork.com/journals/jama/fullarticle/185585.

87 Ibid.

88 Ibid.

89 "Insulin Resistance: Symptoms, Causes, Tests, Treatment, and Prevention," WebMD, June 2021, https://www.webmd.com/diabetes/insulin-resistance-syndrome.

90 Jian Shou et al., "Mechanism of Increased Risk of Insulin Resistance in Aging Skeletal Muscle," *Diabetology &Amp; Metabolic Syndrome* 12, no. 1 (November 2020), https://doi.org/10.1186/s13098-020-0523-x.

91 Robert H. Lustig et al., "Obesity I: Overview and Molecular and Biochemical Mechanisms," *Biochemical Pharmacology* 199 (2022): 115012, https://doi.org/10.1016/j.bcp.2022.115012.

92 Fung, *The Obesity Code*, 172.

93 Jotham Suez et al., "Personalized Microbiome-Driven Effects of Non-Nutritive Sweeteners on Human Glucose Tolerance," *Cell 185*, no. 18 (2022), https://doi.org/10.1016/j.cell.2022.07.016.

94 Ibid.

95 "Acute versus Chronic Conditions: MedlinePlus Medical Encyclopedia Image," MedlinePlus, January 20, 2022, https://medlineplus.gov/ency/imagepages/18126.htm.

96 Stephanie Watson, "Blood Glucose (Blood Sugar): How It's Made, How It's Used, Healthy Levels," WebMD, reviewed August 3, 2022, https://www.webmd.com/diabetes/glucose-diabetes. https://www.webmd.com/diabetes/glucose-diabetes.

97 Omar Mesarwi et al., "Sleep Disorders and the Development of Insulin Resistance and Obesity," *Endocrinology and Metabolism Clinics of North America* 42, no. 3 (2013): 617–634, https://doi.org/10.1016/j.ecl.2013.05.001.

98 Rene Cortese et al., "Epigenetic Age Acceleration in Obstructive Sleep Apnoea Is Reversible with Adherent Treatment," *European Respiratory Journal* 59, no. 4 (2022), https://doi.org/10.1183/13993003.03042-2021.

99 Karine Spiegel et al., "Impact of Sleep Debt on Metabolic and Endocrine Function," *The Lancet* 354, no. 9188 (1999): 1435–1439, https://doi.org/10.1016/

S0140-6736(99)01376-8.

100 Mesarwi et al.

101 Yu-Xiang Yan et al., "Investigation of the Relationship Between Chronic Stress and Insulin Resistance in a Chinese Population," *Journal of Epidemiology* 26, no. 7 (2016): 355–360, https://doi.org/10.2188/jea.je20150183.

102 Ibid.

103 Lustig et al. "Obesity I: Overview and Molecular and Biochemical Mechanisms."

104 Gang Liu et al., "Perfluoroalkyl Substances and Changes in Body Weight and Resting Metabolic Rate in Response to Weight-Loss Diets: A Prospective Study," *PLOS Medicine* 15, no. 2 (February 13, 2018), https://doi.org/10.1371/journal.pmed.1002502.

105 Shehnaz Bano et al., "Prolonged Exposure to Insulin Causes Epigenetic Alteration Leading to Insulin Resistance," *BioRxiv*, 2022, https://doi.org/10.1101/2022.04.28.489884.

106 "Nutrition Recommendations and Interventions for Diabetes," *Diabetes Care* 31, no.Supplement_1 (January 2008), https://doi.org/10.2337/dc08-s061.

107 Ibid.

108 Gemma Sangüesa et al., "mTOR Is a Key Protein Involved in the Metabolic Effects of Simple Sugars," *International Journal of Molecular Sciences* 20, no. 5 (May 2019): 1117, https://doi.org/10.3390/ijms20051117.

109 Adda Bjarnadottir, "The 56 Most Common Names for Sugar," Healthline, June 26, 2020, https://www.healthline.com/nutrition/56-different-names-for-sugar#3852.-Sugars-with-glucose.

110 "Physiology, Carbohydrates-StatPearls-NCBI Bookshelf," National Library of Medicine, July 26, 2021, https://www.ncbi.nlm.nih.gov/books/NBK459280/.

111 Ibid.

112 Center for Food Safety and Applied Nutrition, "High Fructose Corn Syrup Questions and Answers," US Food and Drug Administration, January 4, 2018, https://www.fda.gov/food/food-additives-petitions/high-fructose-corn-syrup-questions-and-answers.

113 Ibid.

114 "Tooth Decay," National Institute of Dental and Craniofacial Research, US Department of Health and Human Services, accessed September 16, 2022, https://www.nidcr.nih.gov/health-info/tooth-decay.

115 Omar E. Cornejo et al., "Evolutionary and Population Genomics of the Cavity Causing Bacteria Streptococcus Mutans," *Molecular Biology and Evolution* 30, no.

4 (October 2012): 881–893, https://doi.org/10.1093/molbev/mss278.
116 Christina J. Adler et al., "Sequencing Ancient Calcified Dental Plaque Shows Changes in Oral Microbiota with Dietary Shifts of the Neolithic and Industrial Revolutions," *Nature Genetics* 45, no. 4 (2013): 450–455, https://doi.org/10.1038/ng.2536.
117 Andy Menke et al., "Prevalence of and Trends in Diabetes among Adults in the United States, 1988–2012," *JAMA 314*, no. 10 (August 2015): 1021, https://doi.org/10.1001/jama.2015.10029.
118 "Tweaking T Cells to Treat Autoimmune Diseases," National Institute of Dental and Craniofacial Research, US Department of Health and Human Services, July 2019, https://www.nidcr.nih.gov/news-events/nidcr-news/2019/tweaking-t-cells-treat-autoimmune-diseases.
119 Lynda De Widt, "Researchers Link Alzheimer's Gene to Type 3 Diabetes—Mayo Clinic News Network," Mayo Clinic, October 25, 2017, https://newsnetwork.mayoclinic.org/discussion/researchers-link-alzheimers-gene-to-type-iii-diabetes/.
120 Paromita King, Ian Peacock, and Richard Donnelly, "The UK Prospective Diabetes Study (UKPDS): Clinical and Therapeutic Implications for Type 2 Diabetes," *British Journal of Clinical Pharmacology* 48, no. 5 (1999): 643–648, https://doi.org/10.1046/j.1365-2125.1999.00092.x.
121 Pam Daniels, "How Diabetes Got Its Name," MSU Extension, Michigan State University, October 31, 2016, https://www.canr.msu.edu/news/how_diabetes_got_its_name.
122 Ibid.
123 "Standards of Medical Care in Diabetes—2022; Abridged for Primary Care Providers," *Clinical Diabetes* 40, no. 1 (January 2022): 10–38, https://doi.org/10.2337/cd22-as01.
124 "The A1C Test & Diabetes," National Institute of Diabetes and Digestive and Kidney Diseases, April 2018, https://www.niddk.nih.gov/health-information/diagnostic-tests/a1c-test.
125 Gerald M. Reaven, "Why Syndrome X? from Harold Himsworth to the Insulin Resistance Syndrome," *Cell Metabolism* 1, no. 1 (2005): 9–14, https://doi.org/10.1016/j.cmet.2004.12.001.
126 Hubert Kolb et al., "Insulin: Too Much of a Good Thing Is Bad," *BMC Medicine* 18, no. 1 (2020), https://doi.org/10.1186/s12916-020-01688-6.
127 Ibid.
128 Ibid.
129 Ibid.

130 Ibid

131 Ibid.

132 Christopher E. Shannon et al., "Effects of Sustained Hyperglycemia on Skeletal Muscle Lipids in Healthy Subjects," *The Journal of Clinical Endocrinology &Amp; Metabolism* 107, no. 8 (2022), https://doi.org/10.1210/clinem/dgac306.

133 "Glucose Tolerance Test," Mayo Clinic, March 24, 2022, https://www.mayoclinic. org/tests-procedures/glucose-tolerance-test/about/pac-20394296.

134 Matthew Hoffman, "Blood Sugar Levels: How Glucose Levels Affect Your Body," WebMD, December 6, 2020, https://www.webmd.com/diabetes/how-sugar-affects-diabetes.

135 "Blood Fats Explained," Heart UK — The Cholesterol Charity, June 2018, https://www.heartuk.org.uk/downloads/health-professionals/publications/blood-fats-explained.pdf.

136 "Hyperosmolar Hyperglycemic Syndrome," Cleveland Clinic, November 13, 2019, https://my.clevelandclinic.org/health/diseases/21147-hyperosmolar-hyperglycemic-syndrome.

137 Sarah J. Hallberg et al., "Effectiveness and Safety of a Novel Care Model for the Management of Type 2 Diabetes at 1 Year: An Open-Label, Non-Randomized, Controlled Study," *Diabetes Therapy* 9, no. 2 (July 2018): 583–612, https://doi. org/10.1007/s13300-018-0373-9.

138 "What Is the Maillard Reaction?," Science of Cooking, accessed September 16, 2022, https://www.scienceofcooking.com/maillard_reaction.htm.

139 "Polyol Pathway," Polyol Pathway—an overview, ScienceDirect Topics, accessed September 16, 2022, https://www.sciencedirect.com/topics/medicine-and-dentistry/polyol-pathway.

140 N. L. Pillinger and P. C. Kam, "Endothelial Glycocalyx: Basic Science and Clinical Implications," *Anaesthesia and Intensive Care 45*, no. 3 (2017): 295–307, https://doi. org/10.1177/0310057x1704500305.

141 "The Effect of Intensive Treatment of Diabetes on the Development and Progression of Long-Term Complications in Insulin-Dependent Diabetes Mellitus," *New England Journal of Medicine* 329, no. 14 (1993): 977–986, https://doi. org/10.1056/nejm199309303291401.

142 "Diabetic Nephropathy (Kidney Disease)," Johns Hopkins Medicine, November 19, 2019, https://www.hopkinsmedicine.org/health/conditions-and-diseases/diabetes/diabetic-nephropathy-kidney-disease.

143 "The Effect of Intensive Treatment of Diabetes," *New England Journal of Medicine*.

144 Ibid.

145 David E. Harrison et al., "Acarbose Improves Health and Lifespan in Aging Het3 Mice," *Aging Cell 18*, no. 2 (2019), https://doi.org/10.1111/acel.12898.

146 Hubert Kolb et al., "Insulin: Too Much of a Good Thing Is Bad," *BMC Medicine 18*, no. 1 (2020), https://doi.org/10.1186/s12916-020-01688-6.

147 "The Effect of Intensive Treatment of Diabetes on the Development and Progression of Long-Term Complications in Insulin-Dependent Diabetes Mellitus," *New England Journal of Medicine 329*, no. 14 (1993): 977–986, https://doi.org/10.1056/nejm199309303291401.

148 "Laser Photocoagulation—Eye: MedlinePlus Medical Encyclopedia," MedlinePlus, accessed September 16, 2022, https://medlineplus.gov/ency/article/007664.htm.

149 "Intensive Blood-Glucose Control with Sulphonylureas or Insulin Compared with Conventional Treatment and Risk of Complications in Patients with Type 2 Diabetes (UKPDS 33)," *The Lancet 352*, no. 9131 (1998): 837–853, https://doi.org/10.1016/s0140-6736(98)07019-6.

150 Ibid.

151 Ibid.

152 "Type 2 Diabetes Remission," Diabetes Australia, October 2021, https://www.diabetesaustralia.com.au/wp-content/uploads/2021_Diabetes-Australia-Position-Statement_Type-2-diabetes-remission_2.pdf.

153 Daniel Ferguson and Brian N. Finck, "Emerging Therapeutic Approaches for the Treatment of NAFLD and Type 2 Diabetes Mellitus," *Nature Reviews Endocrinology 17*, no. 8 (2021): 484–495, https://doi.org/10.1038/s41574-021-00507-z.

154 Kristina M. Utzschneider and Steven E. Kahn, "The Role of Insulin Resistance in Nonalcoholic Fatty Liver Disease," *The Journal of Clinical Endocrinology &Amp; Metabolism 91*, no. 12 (January 2006): 4753–4761, https://doi.org/10.1210/jc.2006-0587.

155 Peter M. Graffy et al., "Automated Liver Fat Quantification at Nonenhanced Abdominal CT for Population-Based Steatosis Assessment," *Radiology 293*, no. 2 (2019): 334–342, https://doi.org/10.1148/radiol.2019190512.

156 "Buying Foie Gras," GourmetFoodStore.com, accessed September 16, 2022, https://www.gourmetfoodstore.com/buying-foie-gras-15159.

157 Carrie Decker, "Confronting the Hidden Epidemic of Fatty Liver Disease," Holistic Primary Care, June 12, 2019, https://holisticprimarycare.net/topics/chronic-disease/confronting-the-hidden-epidemic-of-fatty-liver-disease/.

158 "Liver Function Tests," Mayo Clinic, August 18, 2021, https://www.mayoclinic.org/tests-procedures/liver-function-tests/about/pac-20394595.

159 Ibid.

160 "Liver Biopsy," Mayo Clinic, November 24, 2020, https://www.mayoclinic.org/tests-procedures/liver-biopsy/about/pac-20394576.

161 Peter M. Graffy et al., "Automated Liver Fat Quantification at Nonenhanced Abdominal CT for Population-Based Steatosis Assessment," *Radiology* 293, no. 2 (2019): 334–342, https://doi.org/10.1148/radiol.2019190512.

162 Tami D. DenOtter and Johanna Schubert, "'Hounsfield Unit'," StatPearls, NCBI bookshelf, National Library of Medicine, March 9, 2022, https://www.ncbi.nlm.nih.gov/books/NBK547721/.

163 Graffy et al.

164 Malcolm M. Wells et al., "Computed Tomography Measurement of Hepatic Steatosis: Prevalence of Hepatic Steatosis in a Canadian Population," *Canadian Journal of Gastroenterology and Hepatology* (2016): 1–7, https://doi.org/10.1155/2016/4930987.

165 Ibid.

166 "What Is ETOH?," Landmark Recovery, June 20, 2019, https://landmarkrecovery.com/what-is-etoh.

167 Nikos Pappan and Anis Rehman, "Dyslipidemia," StatPearls, NCBI Bookshelf, National Library of Medicine, July 11, 2022, https://www.ncbi.nlm.nih.gov/books/NBK560891.

168 Ramon Yarza et al., "C-Jun N-Terminal Kinase (JNK) Signaling as a Therapeutic Target for Alzheimer's Disease," *Frontiers in Pharmacology* 6 (December 2016), https://doi.org/10.3389/fphar.2015.00321.

169 Samir Zakhari, "Overview: How Is Alcohol Metabolized by the Body?," *Alcohol Research & Health: The Journal of the National Institute on Alcohol Abuse and Alcoholism* 29, no. 4 (2006): 245–254, https://www.ncbi.nlm.nih.gov/pmc/articles/PMC6527027/.

170 "Fois Gras in the Ancient World, and More," Roman History Books and More, December 26, 2008, https://romanhistorybooks.typepad.com/roman_history_books_and_m/2008/12/fois-gras-in-the-ancient-world-and-more.html.

171 Ibid.

172 Declan Doyle and Simon Herrington, "Atherosclerosis and Atheroma," Pathologia, accessed September 18, 2022, https://pathologia.ed.ac.uk/topic/atherosclerosis-and-atheroma.

173 Sagar J. Dholariya and Josephine A. Orrick, "Biochemistry, Fructose Metabolism," National Center for Biotechnology Information, US National Library of Medicine, October 25, 2021, https://www.ncbi.nlm.nih.gov/books/NBK576428/.

174 Robert H. Lustig, "Fructose: Metabolic, Hedonic, and Societal Parallels with

Ethanol," *Journal of the American Dietetic Association* 110, no. 9 (2010): 1307–1321, https://doi.org/10.1016/j.jada.2010.06.008.

175 "Superoxide," National Center for Biotechnology Information, PubChem Compound Database, US National Library of Medicine, September 16, 2004, https://pubchem.ncbi.nlm.nih.gov/compound/Superoxide.

176 Lustig, "Fructose: Metabolic, Hedonic, and Societal Parallels with Ethanol."

177 Ibid.

178 Ibid.

179 Keri Wiginton, "Leptin Hormone & Supplements: Do They Work for Obesity & Weight Loss?," Nourish by WebMD, May 19, 2022, https://www.webmd.com/diet/obesity/features/the-facts-on-leptin-faq.

180 "Ghrelin Hormone: Function and Definition," Cleveland Clinic, April 21, 2022, https://my.clevelandclinic.org/health/body/22804-ghrelin#function.

181 Cholsoon Jang et al., "The Small Intestine Shields the Liver from Fructose-Induced Steatosis," *Nature Metabolism* 2, no. 7 (2020): 586–593, https://doi.org/10.1038/s42255-020-0222-9.

182 Emily E. Ventura, Jaimie N. Davis, and Michael I. Goran, "Sugar Content of Popular Sweetened Beverages Based on Objective Laboratory Analysis: Focus on Fructose Content," *Obesity* 19 (2012): 868–874, https://doi.org/10.1038/oby.2010.255.

183 Eric Lipton, "Rival Industries Sweet-Talk the Public," *New York Times*, February 12, 2014, https://www.nytimes.com/2014/02/12/business/rival-industries-sweet-talk-the-public.html.

184 Sarah N. Heiss and Benjamin R. Bates, "When a Spoonful of Fallacies Helps the Sweetener Go Down: The Corn Refiner Association's Use of Straw-Person Arguments in Health Debates Surrounding High-Fructose Corn Syrup," *Health Communication* 31, no. 8 (December 2016): 1029–1035, https://doi.org/10.1080/10410236.2015.1027988.

185 Barry M Popkin and Corinna Hawkes, "Sweetening of the Global Diet, Particularly Beverages: Patterns, Trends, and Policy Responses," *The Lancet Diabetes &Amp; Endocrinology* 4, no. 2 (2016): 174–186, https://doi.org/10.1016/s2213-8587(15)00419-2.

186 Miguel A. Lanaspa et al., "High Salt Intake Causes Leptin Resistance and Obesity in Mice by Stimulating Endogenous Fructose Production and Metabolism," *Proceedings of the National Academy of Sciences* 115, no. 12 (May 2018): 3138–3143, https://doi.org/10.1073/pnas.1713837115.

187 Ibid.

188 Ibid.

189 Ibid.

190 Utzschneider and Kahn, "The Role of Insulin Resistance in Nonalcoholic Fatty Liver Disease."

191 Jean-Marc Schwarz et al., "Effects of Dietary Fructose Restriction on Liver Fat, De Novo Lipogenesis, and Insulin Kinetics in Children with Obesity," *Gastroenterology 153*, no. 3 (2017): 743–752, https://doi.org/10.1053/j.gastro.2017.05.043.

192 K. G. Hollingsworth et al., "Low-Carbohydrate Diet Induced Reduction of Hepatic Lipid Content Observed with a Rapid Non-Invasive MRI Technique," *The British Journal of Radiology 79*, no. 945 (2006): 712–715, https://doi.org/10.1259/bjr/23166141.

193 Gemma Sangüesa et al., "MTOR Is a Key Protein Involved in the Metabolic Effects of Simple Sugars," *International Journal of Molecular Sciences* 20, no. 5 (May 2019): 1117, https://doi.org/10.3390/ijms20051117.

194 "How Your Heart Works," Understanding How Your Heart Functions, NHS Inform, February 13, 2020, https://www.nhsinform.scot/illnesses-and-conditions/heart-and-blood-vessels/about-the-heart/understanding-how-your-heart-functions.

195 "Understanding Blood Pressure Readings," American Heart Association, September 9, 2022, https://www.heart.org/en/health-topics/high-blood-pressure/understanding-blood-pressure-readings.

196 Ibid.

197 "High Blood Pressure Symptoms and Causes," Centers for Disease Control and Prevention, May 18, 2021, https://www.cdc.gov/bloodpressure/about.htm.

198 "High Blood Pressure & Kidney Disease," National Institute of Diabetes and Digestive and Kidney Diseases, March 2020, https://www.niddk.nih.gov/health-information/kidney-disease/high-blood-pressure.

199 "Blood Pressure and Alzheimer's Risk: What's the Connection?," Johns Hopkins Medicine, March 10, 2022, https://www.hopkinsmedicine.org/health/conditions-and-diseases/alzheimers-disease/blood-pressure-and-alzheimers-risk-whats-the-connection.

200 "Is There a Cure for Dementia?," Dementia Guide, NHS, April 8, 2021, https://www.nhs.uk/conditions/dementia/cure/.

201 Yi Guan et al. "Association of Diabetes and Hypertension with Brain Structural Integrity and Cognition in the Boston Puerto Rican Health Study Cohort," *Neurology 98*, no. 15 (April 12, 2022), https://doi.org/10.1212/WNL.0000000000200120.

202 "How Does Blood Flow Through Your Body," Heart & Blood Vessels: Blood

Flow, Cleveland Clinic, April 30, 2019, https://my.clevelandclinic.org/health/articles/17059-how-does-blood-flow-through-your-body.

203 "Classification & Structure of Blood Vessels," SEER Training Module, National Cancer Institute, accessed September 18, 2022, https://training.seer.cancer.gov/anatomy/cardiovascular/blood/classification.html.

204 "18.1A: Blood Vessel Structure," LibreTexts Medicine, August 14, 2020, https://med.libretexts.org/Bookshelves/Anatomy_and_Physiology/Book:_Anatomy_and_Physiology_(Boundless)/18:_Cardiovascular_System:_Blood_Vessels/18.1:_Blood_Vessel_Structure_and_Function/18.1A:_Blood_Vessel_Structure.

205 Ibid.

206 Ibid.

207 "High Blood Pressure (Hypertension)," Mayo Clinic, September 15, 2022, https://www.mayoclinic.org/diseases-conditions/high-blood-pressure/symptoms-causes/syc-20373410.

208 Juan V. Esplugues, "NO as a Signaling Molecule in the Nervous System," *British Journal of Pharmacology 135*, no. 5 (2002): 1079–1095, https://doi.org/10.1038/sj.bjp.0704569.

209 P. Tripathi, "Nitric oxide and immune response," *Indian Journal of Biochemistry and Biophysics* 44, no. 5 (October 2007).

210 Kejing Chen et al., "Nitric Oxide in the Vasculature: Where Does It Come From and Where Does It Go? A Quantitative Perspective," *Antioxidants & Redox Signaling* 10, no. 7 (2008): 1185–1198, https://doi.org/10.1089/ars.2007.1959.

211 J. E. Freedman and J. Loscalzo, "Nitric Oxide and Its Relationship to Thrombotic Disorders," *Journal of Thrombosis and Haemostasis 1*, no. 6 (2003): 1183–1188, https://doi.org/10.1046/j.1538-7836.2003.00180.x

212 Jung-Hyun Park et al., "Uric Acid Attenuates Nitric Oxide Production by Decreasing the Interaction Between Endothelial Nitric Oxide Synthase and Calmodulin in Human Umbilical Vein Endothelial Cells: A Mechanism for Uric Acid-Induced Cardiovascular Disease Development," *Nitric Oxide 32* (2013): 36–42, https://doi.org/10.1016/j.niox.2013.04.003.

213 Hubert Kolb et al., "Insulin: Too Much of a Good Thing Is Bad," *BMC Medicine 18*, no. 1 (2020), https://doi.org/10.1186/s12916-020-01688-6.

214 "Can the Foods You Eat Help to Control Gout?," Mayo Clinic, June 25, 2022, https://www.mayoclinic.org/healthy-lifestyle/nutrition-and-healthy-eating/in-depth/gout-diet/art-20048524.

215 Miguel A. Lanaspa et al., "High Salt Intake Causes Leptin Resistance and Obesity in Mice by Stimulating Endogenous Fructose Production and Metabo-

lism," *Proceedings of the National Academy of Sciences 115*, no. 12 (May 2018): 3138–3143, https://www.pnas.org/doi/full/10.1073/pnas.1713837115.

216 Gary Taubes, "Salt, We Misjudged You," *New York Times*, June 2, 2012, https://www.nytimes.com/2012/06/03/opinion/sunday/we-only-think-we-know-the-truth-about-salt.html.

217 Shoko Horita et al., "Insulin Resistance, Obesity, Hypertension, and Renal Sodium Transport," *International Journal of Hypertension* 2011 (2011): 1–8, https://doi. org/10.4061/2011/391762.

218 Michael W. Brands and M. Marlina Manhiani, "Sodium-Retaining Effect of Insulin in Diabetes," *American Journal of Physiology-Regulatory, Integrative and Comparative Physiology* 303, no. 11 (January 2012), https://doi.org/10.1152/ajpregu.00390.2012.

219 Paolo Giorgini et al., "Air Pollution Exposure and Blood Pressure: An Updated Review of the Literature," *Current Pharmaceutical Design* 22, no. 1 (2015): 28–51, https://doi.org/10.2174/1381612822666151109111712.

220 You-Jung Choi et al., "Short-Term Effects of Air Pollution on Blood Pressure-Scientific Reports," *Nature*, December 30, 2019, https://doi.org/10.1038/s41598-019-56413-y.

221 "Pregnancy Hypertension Risk Increased by Traffic-Related Air Pollution," National Institutes of Health, December 18, 2019, https://www.nih.gov/news-events/news-releases/pregnancy-hypertension-risk-increased-traffic-related-air-pollution.

222 Qing Wang et al., "Evidence Linking Air Pollution and Blood Pressure Mediated by Body Weight in China," *Air Quality, Atmosphere & Health 13*, no. 5 (July 2020): 585–592, https://doi.org/10.1007/s11869-020-00821-x.

223 Anne Marie Bartosch et al., "Endothelial Glycocalyx-Mediated Nitric Oxide Production in Response to Selective AFM Pulling," *Biophysical Journal 113*, no. 1 (2017): 101–108, https://doi.org/10.1016/j.bpj.2017.05.033.

224 Turab Mohammed et al., "Etiology and Management of Hypertension in Patients with Cancer," *Cardio-Oncology* 7, no. 1 (June 2021), https://doi.org/10.1186/s40959-021-00101-2.

225 Michael A. Weber, "Treatment of Patients with Hypertension and Arthritis Pain: New Concepts," *The American Journal of Medicine* 122, no. 5 (2009), https://doi. org/10.1016/j.amjmed.2009.03.004.

226 "Metabolic Syndrome," Johns Hopkins Medicine, August 8, 2021, https://www.hopkinsmedicine.org/health/conditions-and-diseases/metabolic-syndrome.

227 "Cardiovascular Diseases," World Health Organization, accessed September 18, 2022, https://www.who.int/health-topics/cardiovascular-diseases.

228 "Arteriosclerosis/Atherosclerosis," Mayo Clinic, July 1, 2022, https://www.mayoclinic.org/diseases-conditions/arteriosclerosis-atherosclerosis/symptoms-causes/syc-20350569.

229 "2021 Heart Disease and Stroke Statistics Update Fact Sheet At-a-Glance," American Heart Association, accessed September 18, 2022, https://www.heart.org/-/media/phd-files-2/science-news/2/2021-heart-and-stroke-stat-update/2021_heart_disease_and_stroke_statistics_update_fact_sheet_at_a_glance.pdf.

230 Sally Fallon and Mary G. Enig, "The Oiling of America," The Weston A. Price Foundation, March 29, 2006, https://www.westonaprice.org/oiling-of-america-in-new-york/.

231 Elaine Watson, "The AHA Defrauds Consumers by Permitting Heart-Check Logo on Foods High in Sodium, Claims Lawsuit vs. Campbell Soup, AHA," Food Navigator, August 16, 2013, https://www.foodnavigator-usa.com/Article/2013/08/16/The-AHA-defrauds-consumers-by-permitting-Heart-check-logo-on-foods-high-in-sodium-claims-lawsuit-vs-Campbell-Soup-AHA.

232 Rosie Squires, "The Tick That Broke Heart of Foundation," *Sunday Telegraph*, September 25, 2011, https://www.dailytelegraph.com.au/the-tick-that-broke-heart-of-foundation/news-story/9f51739ac2646039ff7bd0d736271816.

233 "LDL and HDL: Good & Bad Cholesterol," Centers for Disease Control and Prevention, January 31, 2020, https://www.cdc.gov/cholesterol/ldl_hdl.htm.

234 Ibid.

235 "Preventing High Cholesterol," Centers for Disease Control and Prevention, September 8, 2021, https://www.cdc.gov/cholesterol/prevention.htm.

236 "Cholesterol-Lowering Medication," Centers for Disease Control and Prevention, June 24, 2021, https://www.cdc.gov/cholesterol/treating_cholesterol.htm.

237 Martin Bødtker Mortensen et al., "Association of Coronary Plaque with Low-Density Lipoprotein Cholesterol Levels and Rates of Cardiovascular Disease Events among Symptomatic Adults," *JAMA Network Open 5*, no. 2 (November 2022), doi:10.1001/jamanetworkopen.2021.48139.

238 Ibid.

239 Radiological Society of North America (RSNA) and American College of Radiology (ACR), "Cardiac CT for Calcium Scoring," RadiologyInfo.org for Patients, April 15, 2022, https://www.radiologyinfo.org/en/info/ct_calscoring.

240 Amit Sachdeva et al., "Lipid Levels in Patients Hospitalized with Coronary Artery Disease: An Analysis of 136,905 Hospitalizations in Get with the Guidelines," *American Heart Journal 157*, no. 1 (October 2008), https://doi.org/10.1016/j.ahj.2008.08.010.

241 Connie B. Newman et al., "Statin Safety and Associated Adverse Events:

A Scientific Statement from the American Heart Association," *Arteriosclerosis, Thrombosis, and Vascular Biology* 39, no. 2 (2019), https://www.ahajournals.org/doi/epdf/10.1161/ATV.0000000000000073.

242 David M. Diamond and Uffe Ravnskov, "How Statistical Deception Created the Appearance That Statins Are Safe and Effective in Primary and Secondary Prevention of Cardiovascular Disease." *Expert Review of Clinical Pharmacology* 8, no. 2 (March 4, 2015): 201–10, https://doi.org/10.1586/17512433.2015.101249.

243 G. Gigerenzer et al., "Misleading Communication of Risk," *BMJ 341* (October 12, 2010): p. c4830, https://doi.org/10.1136/bmj.c4830.

244 Diamond and Ravnskov.

245 David M. Diamond, Benjamin T. Bikman, and Paul Mason. "Statin Therapy Is Not Warranted for a Person with High LDL-Cholesterol on a Low-Carbohydrate Diet," *Current Opinion in Endocrinology, Diabetes & Obesity* 29, no. 5 (October 2022): 497–511, https://doi.org/10.1097/MED.0000000000000764.

246 Ibid.

247 Ibid.

248 Aseem Malhotra, *A Statin-Free Life: A Revolutionary Life Plan for Tackling Heart Disease – Without the Use of Statins* (London: Yellow Kite, 2021).

249 Paula Byrne et al., "Evaluating the Association between Low-Density Lipoprotein Cholesterol Reduction and Relative and Absolute Effects of Statin Treatment," *JAMA Internal Medicine 182*, no. 5 (May 1, 2022): 474, https://doi.org/10.1001/jamainternmed.2022.0134.

250 Hiroaki Ikezaki et al., "Small Dense Low-Density Lipoprotein Cholesterol Is the Most Atherogenic Lipoprotein Parameter in the Prospective Framingham Offspring Study," *Journal of the American Heart Association 10*, no. 5 (March 2, 2021), https://doi.org/10.1161/JAHA.120.019140.

251 Jae-Youn Moon et al. "Lipoprotein(a) and LDL Particle Size Are Related to the Severity of Coronary Artery Disease," *Cardiology 108*, no. 4 (2007): 282–89, https://doi.org/10.1159/000099097.

252 Anna Gries, "Lipoprotein (a) – an Overview," *Lipoproteins – Role in Health and Diseases*, March 2012, https://doi.org/10.5772/45986.

253 Byambaa Enkhmaa and Lars Berglund, "Non-Genetic Influences on Lipoprotein(a) Concentrations," *Atherosclerosis* 349 (May 2022): 53–62, https://doi.org/10.1016/j.atherosclerosis.2022.04.006.

254 Byambaa Enkhmaa and Lars Berglund, "Statins and Lp(a): The Plot Thickens," *Atherosclerosis* 289 (October 2019): 173–75. https://doi.org/10.1016/j.atherosclerosis.2019.07.021.

255 "Welcome to the QRISK®3-2018 Risk Calculator," QRISK3 (ClinRisk), accessed

September 18, 2022, https://qrisk.org/three.

256 Timothy David Noakes, "Hiding Unhealthy Heart Outcomes in a Low-Fat Diet Trial: The Women's Health Initiative Randomized Controlled Dietary Modification Trial Finds That Postmenopausal Women with Established Coronary Heart Disease Were at Increased Risk of an Adverse Outcome If They Consumed a Low-Fat 'Heart-Healthy' Diet," *Open Heart 8*, no. 2 (July 2021), https://doi.org/10.1136/openhrt-2021-001680.

257 Sagar B. Dugani et al., "Association of Lipid, Inflammatory, and Metabolic Biomarkers with Age at Onset for Incident Coronary Heart Disease in Women," *JAMA Cardiology 6*, no. 4 (April 1, 2021), 437. https://doi.org/10.1001/jamacardio.2020.7073.

258 A. Malhotra, "Saturated Fat Is Not the Major Issue," *BMJ 347*, October 22, 2013, https://doi.org/10.1136/bmj.f6340.

259 Jiunn-Horng Chen et al., "Serum Uric Acid Level as an Independent Risk Factor for All-Cause, Cardiovascular, and Ischemic Stroke Mortality: A Chinese Cohort Study," *Arthritis & Rheumatism* 61, no. 2 (February 15, 2009): 225–232, https://doi.org/10.1002/art.24164.

260 "Smoking and Cardiovascular Disease," Johns Hopkins Medicine, July 20, 2020, https://www.hopkinsmedicine.org/health/conditions-and-diseases/smoking-and-cardiovascular-disease

261 Ibid.

262 Center for Tobacco Products, "How Smoking Affects Heart Health," US Food and Drug Administration (FDA), accessed September 18, 2022, https://www.fda.gov/tobacco-products/health-effects-tobacco-use/how-smoking-affects-heart-health.

263 Hui Liew et al., "Endothelial Glycocalyx in Health and Kidney Disease: Rising Star or False Dawn?," *Nephrology 22*, no. 12 (2017): 940–946, https://doi.org/10.1111/nep.13161.

264 Ibid.

265 Joanna Moorhead, "Henrietta Lacks: The Mother of Modern Medicine," *Guardian*, June 23, 2010, https://www.theguardian.com/science/2010/jun/23/henrietta-lacks-cells-medical-advances.

266 Sebastien Roblin, "This Top-Secret World War II Incident Killed Hundreds—and Helped Invent Chemotherapy," The National Interest, July 21, 2020, https://nationalinterest.org/blog/reboot/top-secret-world-war-ii-incident-killed-hundreds%E2%80%94and-helped-invent-chemotherapy-165223.

267 "From the Field of Battle, an Early Strike at Cancer," *Yale Medicine Magazine*, Yale School of Medicine, July 15, 2005, https://medicine.yale.edu/news/yale-medicine-magazine/article/from-the-field-of-battle-an-early-strike/.

268 John C. Bailar and Elaine M. Smith, "Progress against Cancer?," *New England Journal of Medicine* 314, no. 19 (August 1986): 1226–1232, https://www.nejm.org/doi/full/10.1056/NEJM198605083141905.

269 Willem H. Koppenol et al., "Otto Warburg's Contributions to Current Concepts of Cancer Metabolism," *Nature Reviews Cancer* (April 14, 2011), https://www.nature.com/articles/nrc3038.

270 O. Warburg, "On the Origin of Cancer Cells," *Science*, 123 (1956.): 309–314.

271 J. D. Watson and F. H. Crick, "Molecular Structure of Nucleic Acids: A Structure for Deoxyribose Nucleic Acid," *Nature 171*, no. 4356 (1953): 737–738, https://doi.org/10.1038/171737a0.

272 "What Is Cancer?," National Cancer Institute, May 5, 2021, https://www.cancer.gov/about-cancer/understanding/what-is-cancer.

273 Zahi Mitri et al., "The HER2 Receptor in Breast Cancer: Pathophysiology, Clinical Use, and New Advances in Therapy," *Chemotherapy Research and Practice* 2012 (2012): 1–7, https://doi.org/10.1155/2012/743193.

274 "Trastuzumab," Cancer Research UK, April 16, 2021, https://www.cancerresearchuk.org/about-cancer/cancer-in-general/treatment/cancer-drugs/drugs/trastuzumab.

275 Casey Kraning-Rush et al., "The Herceptin® Battle Moves into the District Court," Lexology (Fish & Richardson), November 22, 2017, https://www.lexology.com/library/detail.aspx?g=a35e9490-837c-4c6f-8641-eba8b1da357f.

276 "Chronic Myelogenous Leukemia," Mayo Clinic, June 11, 2021, https://www.mayoclinic.org/diseases-conditions/chronic-myelogenous-leukemia/symptoms-causes/syc-20352417.

277 "Leukemia-Chronic Myeloid-CML-Statistics," Cancer.Net, January 2022, https://www.cancer.net/cancer-types/leukemia-chronic-myeloid-cml/statistics.

278 Evan H. Baugh et al., "Why Are There Hotspot Mutations in the TP53 Gene in Human Cancers?," *Cell Death & Differentiation* 25, no. 1 (November 3, 2017):154–160, https://doi.org/10.1038/cdd.2017.180.

279 Daniel Yetman, "Tumor Suppressor Genes: Role in Cancer and Cancer Therapy," Healthline, April 28, 2022, https://www.healthline.com/health/cancer/tumor-suppressor-genes.

280 Catherine Joyce et al., "Tumor-Suppressor Genes," National Center for Biotechnology Information, US National Library of Medicine, September 6, 2021, https://pubmed.ncbi.nlm.nih.gov/30335276/.

281 Mozaffarian, "Perspective—Obesity."

282 Andrei Seluanov et al., "Mechanisms of Cancer Resistance in Long-Lived Mammals," *Nature Reviews Cancer* 18, no. 7 (May 2018): 433–441, https://doi.

org/10.1038/s41568-018-0004-9.
283 Orsolya Vincze et al., "Cancer Risk across Mammals," *Nature 601*, no. 7892 (2021): 263–267, https://doi.org/10.1038/s41586-021-04224-5.
284 Aleah F. Caulin and Carlo C. Maley, "Peto's Paradox: Evolution's Prescription for Cancer Prevention," *Trends in Ecology & Evolution 26*, no. 4 (2011): 175–182, https://doi.org/10.1016/j.tree.2011.01.002.
285 Leonard Nunney, "The Real War on Cancer: The Evolutionary Dynamics of Cancer Suppression," *Evolutionary Applications 6*, no. 1 (October 2012): 11–19, https://doi. org/10.1111/eva.12018.
286 "The Importance of Aging in Cancer Research," *Nature Aging 2*, no. 5 (2022): 365–366, https://doi.org/10.1038/s43587-022-00231-x.
287 John Easton, "'Zombie' Gene Protects Elephants against Cancer," University of Chicago News, August 14, 2018, https://news.uchicago.edu/story/zombie-gene-protects-elephants-against-cancer.
288 Isabella Fernandes-Santinho, "Science for Everyone: Understanding Peto's Paradox," LMS Digital News, December 23, 2020, https://lmsdigitalnews.com/780/science/science-for-everyone-understanding-petos-paradox/.
289 Michael Sulak et al., "TP53 Copy Number Expansion Is Associated with the Evolution of Increased Body Size and an Enhanced DNA Damage Response in Elephants," *ELife 5* (2016), https://doi.org/10.7554/elife.11994.
290 Lisa M. Abegglen et al., "Potential Mechanisms for Cancer Resistance in Elephants and Comparative Cellular Response to DNA Damage in Humans," *JAMA 314*, no. 17 (March 2015): 1850, https://doi.org/10.1001/jama.2015.13134.
291 Michael Keane et al., "Insights into the Evolution of Longevity from the Bowhead Whale Genome," *Cell Reports 10*, no. 1 (2015): 112–122, https://doi.org/10.1016/j. celrep.2014.12.008.
292 "The Human Genome Project," National Human Genome Research Institute, September 2, 2022, https://www.genome.gov/human-genome-project.
293 Frederic Golden and Michael D. Lemonick, "The Race Is Over," *Time*, July 3, 2000, https://content.time.com/time/subscriber/article/0,33009,997342,00.html.
294 The Human Genome Project (archived page), *New York Times*, accessed September 18, 2022, https://archive.nytimes.com/www.nytimes.com/library/national/science/genome-index.html.
295 "The Cancer Genome Atlas Program," National Cancer Institute, accessed September 18, 2022, https://www.cancer.gov/about-nci/organization/ccg/research/structural-genomics/tcga.
296 John G. Tate et al., "Cosmic: The Catalogue of Somatic Mutations in Cancer,"

Nucleic Acids Research 47, no. D1 (2018), https://doi.org/10.1093/nar/gky1015.

297 Kevin B. Jacobs et al., "Detectable Clonal Mosaicism and Its Relationship to Aging and Cancer," *Nature Genetics* 44, no. 6 (June 2012): 651–658, https://doi.org/10.1038/ng.2270.

298 Joan C. Smith and Jason M. Sheltzer, "Genome-Wide Identification and Analysis of Prognostic Features in Human Cancers," *Cell Reports* 38, no. 13 (2022): 110569, https://doi.org/10.1016/j.celrep.2022.110569.

299 K. Y. Yoneda and C. E. Cross, "The Pulmonary Toxicity of Anticancer Agents," *Comprehensive Toxicology* (2010): 477–510, https://doi.org/10.1016/b978-0-08-046884-6.00924-6.

300 Thomas N. Seyfried, "Cancer as a Mitochondrial Metabolic Disease," *Frontiers in Cell and Developmental Biology* 3 (July 2015), https://doi.org/10.3389/fcell.2015.00043.

301 Zeeya Merali, "Physicists' Model Proposes Evolutionary Role for Cancer," *Nature*, February 2014, https://doi.org/10.1038/nature.2014.16068.

302 Lucien Israel, "Tumour Progression: Random Mutations or an Integrated Survival Response to Cellular Stress Conserved from Unicellular Organisms?," *Journal of Theoretical Biology* 178, no. 4 (1996): 375–380, https://doi.org/10.1006/jtbi.1996.0033.

303 P. C. W. Davies and C. H. Lineweaver, Phys. Biol. 8, no. 015001 (2011).

304 Charles H. Lineweaver et al., "Cancer Progression as a Sequence of Atavistic Reversions," *BioEssays* 43, no. 7 (2021): 2000305, https://doi.org/10.1002/bies.202000305.

305 "Alzheimer's Disease Fact Sheet," National Institute on Aging, accessed September 18, 2022, https://www.nia.nih.gov/health/alzheimers-disease-fact-sheet.

306 Nigel Hawkes, "Pfizer Abandons Research into Alzheimer's and Parkinson's Diseases," *BMJ*, September 2018, https://doi.org/10.1136/bmj.k122.

307 Jeffrey Cummings et al., "The 'Rights' of Precision Drug Development for Alzheimer's Disease," *Alzheimer's Research & Therapy* 11, no. 1 (2019), https://doi.org/10.1186/s13195-019-0529-5.

308 "Alzheimer's Stages: How the Disease Progresses," Mayo Clinic, April 29, 2021, https://www.mayoclinic.org/diseases-conditions/alzheimers-disease/in-depth/alzheimers-stages/art-20048448.

309 "What Happens to the Brain in Alzheimer's Disease?," National Institute on Aging, accessed September 18, 2022, https://www.nia.nih.gov/health/what-happens-brain-alzheimers-disease.

310 Joseph L. Price et al., "Neuropathology of Nondemented Aging: Presumptive Evidence for Preclinical Alzheimer Disease," *Neurobiology of Aging* 30, no. 7

(2009): 1026–1036, https://doi.org/10.1016/j.neurobiolaging.2009.04.002.

311 Gaël Chételat, "AβIndependent Processes—Rethinking Preclinical AD," *Nature Reviews Neurology* 9, no. 3 (December 2013): 123–124, https://doi.org/10.1038/nrneurol.2013.21.

312 Francesco Panza et al., "A Critical Appraisal of Amyloid-βTargeting Therapies for Alzheimer Disease," *Nature Reviews Neurology* 15, no. 2 (April 2019): 73–88, https://doi.org/10.1038/s41582-018-0116-6.

313 Ibid.

314 Charles Piller, "Blots on a Field? A Neuroscience Image Sleuth Finds Signs of Fabrication in Scores of Alzheimer's Articles, Threatening a Reigning Theory of the Disease," *Science*, July 21, 2022, https://www.science.org/content/article/potential-fabrication-research-images-threatens-key-theory-alzheimers-disease.

315 Aaron Reuben et al., "Association of Childhood Blood Lead Levels with Cognitive Function and Socioeconomic Status at Age 38 Years and with IQ Change and Socioeconomic Mobility between Childhood and Adulthood," *JAMA 317*, no. 12 (March 28, 2017): 1244, https://doi.org/10.1001/jama.2017.1712.

316 Wayne A. Gordon et al., "Cognitive Impairment Associated with Toxigenic Fungal Exposure: A Replication and Extension of Previous Findings," *Applied Neuropsychology* 11, no. 2 (2004): 65–74, https://doi.org/10.1207/s15324826an1102_1.

317 Marta Sochocka et al., "The Infectious Etiology of Alzheimer's Disease," *Current Neuropharmacology* 15, no. 7 (2017), https://doi.org/10.2174/1570159x15666170313122937.

318 "Infections and Dementia," Alzheimer's Society, December 30, 2021, https://www.alzheimers.org.uk/about-dementia/risk-factors-and-prevention/infections-and-dementia.

319 "Traumatic Brain Injury (TBI)," Alzheimer's Association, accessed September 18, 2022, https://www.alz.org/alzheimers-dementia/what-is-dementia/related_conditions/traumatic-brain-injury.

320 Mario F. Mendez, "What Is the Relationship of Traumatic Brain Injury to Dementia?," *Journal of Alzheimer's Disease 57*, no. 3 (October 2017): 667–681, https://doi.org/10.3233/jad-161002.

321 "Does Living Near Busy Roads Increase Risk of Dementia?," Alzheimer's Society, January 5, 2017, https://www.alzheimers.org.uk/blog/busy-roads-dementia-risk-study-explained.

322 "Air Pollution and Dementia," Alzheimer's Society, December 13, 2021, https://www.alzheimers.org.uk/about-dementia/risk-factors-and-prevention/air-pollution-and-dementia.

323 Ruth Peters et al., "Air Pollution and Dementia: A Systematic Review," *Journal of Alzheimer's Disease* 70, no. s1 (2019), https://doi.org/10.3233/jad-180631.

324 Yang An et al., "Evidence for Brain Glucose Dysregulation in Alzheimer's Disease," *Alzheimer's & Dementia* 14, no. 3 (2018): 318–329, https://doi.org/10.1016/j.jalz.2017.09.011.

325 Lauren Ciccarelli, "Meet Dr. Mary T. Newport: Neonatologist and Advocate for Treating Alzheimer's with Ketones," KETO-MOJO, July 13, 2020, https://keto-mojo.com/article/keto-interview-dr-mary-newport-treating-alzheimers/.

326 Matthew C. Phillips et al., "Randomized Crossover Trial of a Modified Ketogenic Diet in Alzheimer's Disease," *Alzheimer's Research & Therapy* 13, no. 1 (2021), https://doi.org/10.1186/s13195-021-00783-x.

327 Isaac G. Onyango et al., "Mitochondrial Dysfunction in Alzheimer's Disease and the Rationale for Bioenergetics Based Therapies," *Aging and Disease* 7, no. 2 (March 15, 2016): 201, https://doi.org/10.14336/ad.2015.1007.

328 Blossom C. Stephan et al., "Cardiovascular Disease, the Nitric Oxide Pathway and Risk of Cognitive Impairment and Dementia," *Current Cardiology Reports* 19, no. 9 (August 11, 2017), https://doi.org/10.1007/s11886-017-0898-y.

329 Regina F. Nasyrova et al., "Role of Nitric Oxide and Related Molecules in Schizophrenia Pathogenesis: Biochemical, Genetic and Clinical Aspects," *Frontiers in Physiology* 6 (May 11, 2015), doi:10.3389/fphys.2015.00139.

330 Somang Kang et al., "Metabolism-Centric Overview of the Pathogenesis of Alzheimer's Disease," *Yonsei Medical Journal* 58, no. 3 (2017): 479, https://doi.org/10.3349/ymj.2017.58.3.479.

331 George Razay, Anthea Vreugdenhil, and Gordon Wilcock, "The Metabolic Syndrome and Alzheimer Disease," *Archives of Neurology* 64, no. 1 (January 2007): 93, https://doi.org/10.1001/archneur.64.1.93.

332 Zeba Mueed et al., "Tau and mTOR: The Hotspots for Multifarious Diseases in Alzheimer's Development," *Frontiers in Neuroscience* 12 (January 10, 2019), https://doi.org/10.3389/fnins.2018.01017.

333 Patricia Spilman et al., "Inhibition of mTOR by Rapamycin Abolishes Cognitive Deficits and Reduces Amyloid-β Levels in a Mouse Model of Alzheimer's Disease," *PLoS ONE* 5, no. 4 (April 1, 2010), https://doi.org/10.1371/journal.pone.0009979.

334 Candice E. Van Skike et al., "mTOR Drives Cerebrovascular, Synaptic, and Cognitive Dysfunction in Normative Aging," *Aging Cell* 19, no. 1 (June 2019), https://doi.org/10.1111/acel.13057.

335 Dale E. Bredesen, "Reversal of Cognitive Decline: A Novel Therapeutic Program," *Aging* 6, no. 9 (2014): 707–717, https://doi.org/10.18632/aging.100690.

336 Joanna Hellmuth, "Can We Trust the End of Alzheimer's?," *The Lancet Neurology 19*, no. 5 (2020): 389–390, https://doi.org/10.1016/s1474-4422(20)30113-7.

337 Matic Broz, "How Many Photos Are There? (2022) 50+ Photos Statistics," Photutorial, August 27, 2022, https://phototutorial.com/photos-statistics/.

338 "The Philosophy of Health; or, an Exposition of the Physical and Mental Constitution of Man, &c," *Medico-Chirurgical Review*, US National Library of Medicine, accessed September 18, 2022, https://pubmed.ncbi.nlm.nih.gov/29918090/.

339 Jack Lloyd, "How to Recover a Dead Hard Disk: 9 Steps (with Pictures)," wikiHow, August 17, 2022, https://www.wikihow.com/Recover-a-Dead-Hard-Disk.

340 Ronald W. Pies, "Debunking the Two Chemical Imbalance Myths, Again," *Psychiatric Times*, August 2, 2019, https://www.psychiatrictimes.com/view/debunking-two-chemical-imbalance-myths-again.

341 Ibid.

342 Ibid.

343 Diego Novick et al., "Recovery in the Outpatient Setting: 36-Month Results from the Schizophrenia Outpatients Health Outcomes (SOHO) Study," *Schizophrenia Research 108*, no. 1–3 (2009): 223–230, https://doi.org/10.1016/j.schres.2008.11.007.

344 Adam Rogers, "Star Neuroscientist Tom Insel Leaves the Google-Spawned Verily for . . . a Startup?," *Wired*, May 11, 2017, https://www.wired.com/2017/05/star-neuroscientist-tom-insel-leaves-google-spawned-verily-startup.

345 Caleb Gardner and Arthur Kleinman, "Medicine and the Mind—the Consequences of Psychiatry's Identity Crisis," *New England Journal of Medicine 381*, no. 18 (2019): 1697–1699, https://doi.org/10.1056/nejmp1910603.

346 Roger S. McIntyre et al., "Obesity in Bipolar Disorder and Major Depressive Disorder: Results from a National Community Health Survey on Mental Health and Well-Being," *The Canadian Journal of Psychiatry 51*, no. 5 (April 1, 2006): 274–280, https://doi.org/10.1177/070674370605100502.

347 Martin Strassnig et al., "Twenty-Year Progression of Body Mass Index in a County-Wide Cohort of People with Schizophrenia and Bipolar Disorder Identified at Their First Episode of Psychosis," *Bipolar Disorders 19*, no. 5 (February 2017), 336–343, https://doi.org/10.1111/bdi.12505.

348 Andrea Fagiolini et al., "Obesity as a Correlate of Outcome in Patients with Bipolar I Disorder," *American Journal of Psychiatry 160*, no. 1 (January 2003): 112–117, https://doi.org/10.1176/appi.ajp.160.1.112.

349 Gregory E. Simon et al., "Association Between Obesity and Psychiatric Disorders in the US Adult Population," *Archives of General Psychiatry 63*, no. 7

(2006): 824, https://doi.org/10.1001/archpsyc.63.7.824.

350   Camille Lassale et al. "Healthy Dietary Indices and Risk of Depressive Outcomes: A Systematic Review and Meta-Analysis of Observational Studies," *Molecular Psychiatry* 24, no. 7 (2018): 965–986, https://doi.org/10.1038/s41380-018-0237-8.

351   Vincent Chin-Hung Chen et al., "Brain Structural Networks and Connectomes: The Brain-Obesity Interface and Its Impact on Mental Health," *Neuropsychiatric Disease and Treatment* 14 (2018): 3199–3208, https://doi.org/10.2147/ndt.s180569.

352   Anto P. Rajkumar et al., "Endogenous and Antipsychotic-Related Risks for Diabetes Mellitus in Young People with Schizophrenia: A Danish Population-Based Cohort Study," *American Journal of Psychiatry* 174, no. 7 (2017): 686–694, https://doi. org/10.1176/appi.ajp.2016.16040442.

353   C. Kan et al., "Genetic Overlap between Type 2 Diabetes and Depression in Swedish and Danish Twin Registries," *Molecular Psychiatry* 21, no. 7 (2016): 903–909, https://doi.org/10.1038/mp.2016.28.

354   Tony Pillinger et al., "Impaired Glucose Homeostasis in First-Episode Schizophrenia," *JAMA Psychiatry* 74, no. 3 (2017): 261, https://doi.org/10.1001/jamapsychiatry.2016.3803.

355   Heidi Kuang et al., "Lactate in Bipolar Disorder: A Systematic Review and Meta-Analysis," *Psychiatry and Clinical Neurosciences* 72, no. 8 (2018): 546–555, https://doi.org/10.1111/pcn.12671.

356   Terence A. Ketter et al., "Effects of Mood and Subtype on Cerebral Glucose Metabolism in Treatment-Resistant Bipolar Disorder," *Biological Psychiatry* 49, no. 2 (January 15, 2001): 97–109, https://doi.org/10.1016/s0006-3223(00)00975-6.

357   Ibid.

358   Langston Sun et al., "Independence of Diabetes and Obesity in Adults with Serious Mental Illness: Findings from a Large Urban Public Hospital," *Journal of Psychiatric Research* 99 (April 2018): 159–166, https://doi.org/10.1016/j.jpsychires.2018.01.005.

359   Zuoxu Fan et al., "Schizophrenia and the Risk of Cardiovascular Diseases: A Meta-Analysis of Thirteen Cohort Studies," *Journal of Psychiatric Research* 47, no. 11 (November 2013): 1549–1556, https://doi.org/10.1016/j.jpsychires.2013.07.011.

360   Heather S. Lett et al., "Depression as a Risk Factor for Coronary Artery Disease: Evidence, Mechanisms, and Treatment," *Psychosomatic Medicine* 66, no. 3 (2004): 305–315, https://doi.org/10.1097/01.psy.0000126207.43307.c0.

361   Oleguer Plana-Ripoll et al., "A Comprehensive Analysis of Mortality-Related Health Metrics Associated with Mental Disorders: A Nationwide, Regis-

ter-Based Cohort Study," *The Lancet* 394, no. 10211 (November 16, 2019): 1827–1835, https://doi. org/10.1016/s0140-6736(19)32316-5.

362 Ibid.

363 Albert Danan et al., "The Ketogenic Diet for Refractory Mental Illness: A Retrospective Analysis of 31 Inpatients," *Frontiers in Psychiatry* 13 (July 2022): https://doi.org/10.3389/fpsyt.2022.951376.

364 Nattinee Jantaratnotai et al., "The Interface of Depression and Obesity," *Obesity Research & Clinical Practice* 11, no. 1 (2017): 1–10, https://doi.org/10.1016/j.orcp.2016.07.003.

365 Patricia Murphy et al., "The Antidepressant Properties of the Ketogenic Diet," *Biological Psychiatry* 56, no. 12 (2004): 981–983, https://doi.org/10.1016/j.biopsych.2004.09.019.

366 William S. Yancy et al., "Effects of Two Weight-Loss Diets on Health-Related Quality of Life," *Quality of Life Research* 18, no. 3 (April 2009): 281–289, https://doi.org/10.1007/s11136-009-9444-8.

367 Corinde E.Wiers et al., "Ketogenic Diet Reduces Alcohol Withdrawal Symptoms in Humans and Alcohol Intake in Rodents," *Science Advances* 7, no. 15 (April 9, 2021), https://doi.org/10.1126/sciadv.abf6780.

368 Sara J. Solnick and David Hemenway, "The 'Twinkie Defense': The Relationship between Carbonated Non-Diet Soft Drinks and Violence Perpetration among Boston High School Students," *Injury Prevention* 18, no. 4 (August 2012): 259–263, https://doi.org/10.1136/injuryprev-2011-040117.

369 Douglas R. Seals et al., "Physiological Geroscience: Targeting Function to Increase Healthspan and Achieve Optimal Longevity: Translational Physiology of Ageing," *The Journal of Physiology* 594, no. 8 (April 15, 2016): 2001–2024. https://doi. org/10.1113/jphysiol.2014.282665.

370 J. Graham Ruby et al. "Naked Mole-Rat Mortality Rates Defy Gompertzian Laws by Not Increasing with Age," *ELife* 7 (2018), https://doi.org/10.7554/elife.31157.

371 Nicolas Musi and Peter J. Hornsby, *Handbook of the Biology of Aging*, 9th ed. (Amsterdam: Academic Press, 2021).

372 D. Harman, "Aging: A Theory Based on Free Radical and Radiation Chemistry," *Journal of Gerontology* 11, no. 3 (1956): 298–300, https://doi.org/10.1093/geronj/11.3.298.

373 David E. Shore and Gary Ruvkun, "A Cytoprotective Perspective on Longevity Regulation," *Trends in Cell Biology* 23, no. 9 (September 2013): 409–420, https://doi.org/10.1016/j.tcb.2013.04.007.

374 Piotr Zimniak, "Detoxification Reactions: Relevance to Aging." *Ageing Research*

Reviews 7, no. 4 (2008): 281–300, https://doi.org/10.1016/j.arr.2008.04.001.

375 Robin Holliday, "Understanding Ageing," *Philosophical Transactions of the Royal Society of London. Series B: Biological Sciences* 352, no. 1363 (December 1997): 1793–1797, https://doi.org/10.1098/rstb.1997.0163.

376 Suresh I.S. Rattan, "Hormesis in Aging." *Ageing Research Reviews* 7, no. 1 (January 2008): 63–78, https://doi.org/10.1016/j.arr.2007.03.002.

377 Kenneth B. Beckman and Bruce N. Ames, "The Free Radical Theory of Aging Matures," *Physiological Reviews* 78, no. 2 (April 1998): 547–581, https://doi.org/10.1152/physrev.1998.78.2.547.

378 Holliday, "Understanding Ageing."

379 Linda Partridge and David Gems, "Beyond the Evolutionary Theory of Ageing, from Functional Genomics to Evo-Gero," *Trends in Ecology & Evolution* 21, no. 6 (June 2006): 334–340, https://doi.org/10.1016/j.tree.2006.02.008.

380 Susan Elmore, "Apoptosis: A Review of Programmed Cell Death," *Toxicologic Pathology* 35, no. 4 (June 2007): 495–516, https://doi.org/10.1080/01926230701320337.

381 Antoine E. Roux et al., "Th Complete Cell Atlas of an Aging Multicellular Organism," Cold Spring Harbor Laboratory (2022), https://doi.org/10.1101/2022.06.15.496201.

382 Cynthia Kenyon et al., "A C. Elegans Mutant That Lives Twice as Long as Wild Type," *Nature* 366, no. 6454 (December 2, 1993): 461–464, https://doi.org/10.1038/366461a0.

383 Aleksandra Zečić and Bart P. Braeckman, "DAF-16/FoxO in *Caenorhabditis Elegans and* Its Role in Metabolic Remodeling," *Cells* 9, no. 1 (January 2, 2020): 109, https://doi.org/10.3390/cells9010109.

384 Danielle Elliot, "Ming the Clam, World's Oldest Animal, Was Actually 507 Years Old," CBS News, November 15, 2013, https://www.cbsnews.com/news/ming-the-clam-worlds-oldest-animal-was-actually-507-years-old/.

385 Anne Stych, "Why Genes Have Little to Do with Longevity," Bizjournals.com, November 9, 2018, https://www.bizjournals.com/bizwomen/news/latest-news/2018/11/why-genes-have-little-to-do-with-longevity.html?page=all.

386 J. Graham Ruby et al., "Estimates of the Heritability of Human Longevity Are Substantially Inflated Due to Assortative Mating," *Genetics* 210, no. 3 (November 1, 2018): 1109–1124, https://doi.org/10.1534/genetics.118.301613.

387 Andrzej Bartke, "Healthy Aging: Is Smaller Better?," *Gerontology* 58, no. 4 (January 18, 2012): 337–343, https://doi.org/10.1159/000335166.

388 Holly M. Brown-Borg et al., "Long-Living Growth Hormone Receptor Knockout Mice: Potential Mechanisms of Altered Stress Resistance," *Experimental Ger-*

ontology 44, no. 1–2 (2009): 10–19, https://doi.org/10.1016/j.exger.2008.07.002.

389 Leonard Hayflick, "Entropy Explains Aging, Genetic Determinism Explains Longevity, and Undefined Terminology Explains Misunderstanding Both." *PLoS Genetics* 3, no. 12 (2007): e220. https://doi.org/10.1371/journal. pgen.0030220.

390 Ibid.

391 David Gems and João Pedro De Magalhães, "The Hoverfly and the Wasp: A Critique of the Hallmarks of Aging as a Paradigm," *Ageing Research Reviews* 70 (July 2021), https://doi.org/10.1016/j.arr.2021.101407.

392 Mikhail V. Blagosklonny, "The Hyperfunction Theory of Aging: Three Common Misconceptions," *Oncoscience* 8 (September 17, 2021): 103–107, https:// doi. org/10.18632/oncoscience.545.

393 David Gems, "The Hyperfunction Theory: An Emerging Paradigm for the Biology of Aging," *Ageing Research Reviews* 74 (February 2022), https://doi. org/10.1016/j. arr.2021.101557.

394 Ibid.

395 Ibid.

396 Uwe Hoff et al., "The mTOR Inhibitor Rapamycin Protects from Premature Cellular Senescence Early after Experimental Kidney Transplantation," *PLOS ONE* 17, no. 4 (April 21, 2022), https://doi.org/10.1371/journal.pone.0266319.

397 Hayflick, "Entropy Explains Aging."

398 Sukhada Tatke, "Man of Culture," Fifty-Two, May 21, 2022, https://fiftytwo.in/story/man-of-culture/.

399 "The HisTORy Behind the Discovery of Rapamycin," Bio-Rad, March 2020, https://www.bio-rad-antibodies.com/blog/history-of-rapamycin.html.

400 Ibid.

401 Tatke, "Man of Culture."

402 Ibid.

403 "The HisTORy Behind the Discovery of Rapamycin."

404 Jonathan Y. An et al., "Rapamycin Rejuvenates Oral Health in Aging Mice," *ELife* 9 (2020), https://doi.org/10.7554/eLife.54318

405 Jonathan Y. An et al., "Rapamycin Treatment Attenuates Age-Associated Periodontitis in Mice," *GeroScience* 39, no. 4 (August 2017): 457–463, https://doi. org/10.1007/s11357-017-9994-6.

406 Christina Lee Chung et al., "Topical Rapamycin Reduces Markers of Senescence and Aging in Human Skin: An Exploratory, Prospective, Randomized Tri-

al," *GeroScience 41*, no. 6 (December 2019): 861–869, https://doi.org/10.1007/s11357-019-00113-y.

407   Richard A. Altschuler et al., "Rapamycin Added to Diet in Late Mid-Life Delays Age-Related Hearing Loss in UMHET4 Mice," *Frontiers in Cellular Neuroscience* 15 (April 7, 2021), https://doi.org/10.3389/fncel.2021.658972.

408   Driele Garcia et al., "Effect of Caloric Restriction and Rapamycin on Ovarian Aging in Mice," *GeroScience 41*, no. 4 (August 2019): 395–408, https://doi.org/10.1007/s11357-019-00087-x.

409   Silvan R. Urfer et al., "A Randomized Controlled Trial to Establish Effects of Short-Term Rapamycin Treatment in 24 Middle-Aged Companion Dogs," *GeroScience 39*, no. 2 (April 2017): 117–127, https://doi.org/10.1007/s11357-017-9972-z.

410   Z. Cai et al., "Role of Mammalian Target of Rapamycin in Atherosclerosis," *Current Molecular Medicine 18* (2018): 216–232, https://doi.org/10.2174/1566524018666180926163917.

411   B. G. Childs et al., "Senescent Intimal Foam Cells Are Deleterious at All Stages of Atherosclerosis," *Science 354*, no. 6311 (October 2016): 472–477, https://doi.org/10.1126/science.aaf6659.

412   Bai Tan et al., "mTOR Signalling in Head and Neck Cancer: Heads Up." *Cells 8*, no. 4 (April 9, 2019): 333, https://doi.org/10.3390/cells8040333.

413   Rabea Asleh et al., "Incidence of Malignancies in Patients Treated with Sirolimus Following Heart Transplantation," *Journal of the American College of Cardiology* 73, no. 21 (June 2019): 2676–2688, https://doi.org/10.1016/j.jacc.2019.03.499.

414   J. B. Mannick et al., "mTOR Inhibition Improves Immune Function in the Elderly," *Science Translational Medicine 6*, no. 268 (December 24, 2014), https://doi.org/10.1126/scitranslmed.3009892.

415   Matt Kaeberlein and Veronica Galvan, "Rapamycin and Alzheimer's Disease: Time for a Clinical Trial?," *Science Translational Medicine 11*, no. 476 (January 23, 2019), https://doi.org/10.1126/scitranslmed.aar4289.

416   Qian Shi et al., "Microglial mTOR Activation Upregulates trem2 and Enhances βAmyloid Plaque Clearance in the *5xfad* Alzheimer's Disease Model," *The Journal of Neuroscience 42*, no. 27 (July 6, 2022): 5294–5313, https://doi.org/10.1523/jneurosci.2427-21.2022.

417   Apollo Health Ventures, "The Most Promising Longevity Drugs to Date," Medium-Apollo Health Ventures Insights, May 7, 2022, https://medium.com/apollo-ventures-insights/the-most-promising-longevity-drugs-to-date-fb7742177527.

418   Ibid.

419 David E. Harrison et al., "Rapamycin Fed Late in Life Extends Lifespan in Genetically Heterogeneous Mice," *Nature 460*, no. 7253 (July 2009): 392–395, https://doi.org/10.1038/nature08221.

420 Laura Minquini, "The Case for Rapamycin," Longevity Lifestyle with MYKIGAI (April 4, 2022), https://mykigai.substack.com/p/-19-the-case-for-rapamycin.

421 Alessandro Bitto et al., "Transient Rapamycin Treatment Can Increase Lifespan and Healthspan in Middle-Aged Mice," *ELife 5* (August 23, 2016), https://doi.org/10.7554/eLife.16351.

422 Ibid.

423 Kristen Fuller, "Is Rapamycin the New 'Fountain of Youth'?," *Psychology Today*, March 1, 2021, https://www.psychologytoday.com/au/blog/happiness-is-state-mind/202103/is-rapamycin-the-new-fountain-youth.

424 Randy Strong et al., "Longer Lifespan in Male Mice Treated with a Weakly Estrogenic Agonist, an Antioxidant, an α-Glucosidase Inhibitor or a nrf2-Inducer," *Aging Cell 15*, no. 5 (June 16, 2016): 872–884, https://doi.org/10.1111/acel.12496.

425 Carola Rotermund et al., "The Therapeutic Potential of Metformin in Neurodegenerative Diseases," *Frontiers in Endocrinology* 9 (July 19, 2018), https://doi.org/10.3389/fendo.2018.00400.

426 Ibid.

427 Zhou Jiang et al., "Short Term Treatment with a Cocktail of Rapamycin, Acarbose and Phenylbutyrate Delays Aging Phenotypes in Mice," *Scientific Reports 12*, no. 1 (December 2022), https://doi.org/10.1038/s41598-022-11229-1.

428 Apollo Health Ventures, "The Most Promising Longevity Drugs to Date."

429 Ibid.

430 Ibid.

431 Fuller, "Is Rapamycin the New 'Fountain of Youth'?"

432 Minquini, "The Case for Rapamycin."

433 Matthew C. L. Phillips, "Metabolic Strategies in Health Care: A New Era," *Aging and Disease 13*, no. 3 (2022): 655, https://doi.org/10.14336/AD.2021.1018.

434 Ibid.

435 Ibid.

436 Ibid.

437 Ibid.

438 Humaira Jamshed et al., "Effectiveness of Early Time-Restricted Eating for

Weight Loss, Fat Loss, and Cardiometabolic Health in Adults with Obesity: A Randomized Clinical Trial," *JAMA Internal Medicine 182*, no. 9 (2022), https://doi.org/10.1001/jamainternmed.2022.3050.

439 Emily E. Bray et al., "Once-Daily Feeding Is Associated with Better Health in Companion Dogs: Results from the Dog Aging Project," *GeroScience 44*, no. 3 (2022), https://doi.org/10.1007/s11357-022-00575-7.

440 Kelly D. Brownell and Kenneth E. Warner, "The Perils of Ignoring History: Big Tobacco Played Dirty and Millions Died. How Similar Is Big Food?," *Milbank Quarterly 87*, no. 1 (March 2009): 259–294, https://doi.org/10.1111/j.1468-0009.2009.00555.x.

441 Joyce H. Lee et al., "United States Dietary Trends since 1800: Lack of Association Between Saturated Fatty Acid Consumption and Non-Communicable Diseases," *Frontiers in Nutrition 8* (2022), https://doi.org/10.3389/fnut.2021.748847.

442 Down T' Home, "Are You Cooking with Submarine Grease?," *Republican Journal*, March 6, 2019, https://waldo.villagesoup.com/2019/03/06/are-you-cooking-with-submarine-grease-1803821/.

443 Jared Diamond, "The Worst Mistake in the History of the Human Race."

444 Ibid.

445 Emily Dixon, "Common Weed Killer Glyphosate Increases Cancer Risk by 41%, Study Says," CNN, February 15, 2019, https://edition.cnn.com/2019/02/14/health/us-glyphosate-cancer-study-scli-intl/index.html.

446 Jessica R. Biesiekierski, "What Is Gluten?," *Journal of Gastroenterology and Hepatology* 32 (March 2017): 78–81, https://doi.org/10.1111/jgh.13703.

447 B. Niland and B. D. Cash, "Health Benefits and Adverse Effects of a Gluten-Free Diet in Non-Celiac Disease Patients," *Gastroenterol Hepatol 14*, no. 2 (February 2018): 82–91, PMID: 29606920, PMCID: PMC5866307.

448 Biesiekierski, "What Is Gluten?"

449 Sergio Gutiérrez et al., "The Human Digestive Tract Has Proteases Capable of Gluten Hydrolysis," *Molecular Metabolism 6*, no. 7 (2017): 693–702, https//doi.org/10.1016/j.molmet.2017.05.008.

450 David M. Diamond et al., "Statin Therapy Is Not Warranted for a Person with High LDL-Cholesterol on a Low-Carbohydrate Diet," *Current Opinion in Endocrinology, Diabetes, and Obesity* 29, no. 5 (October 2022): 497–511, https://doi.org/10.1097/med.0000000000000764.

451 Phillips, "Metabolic Strategies in Health Care: A New Era."

452 Masood, "Ketogenic Diet."

453 Ibid.
454 Ibid.
455 Ibid.
456 Eun Ran Kim et al., "Short Term Isocaloric Ketogenic Diet Modulates NLRP3 Inflammasome via B-Hydroxybutyrate and Fibroblast Growth Factor 21," *Frontiers in Immunology* 13 (April 2022), https://doi.org/10.3389/fimmu.2022.843520.
457 Ahmad Jayedi et al., "Dose-Dependent Effect of Carbohydrate Restriction for Type 2 Diabetes Management: A Systematic Review and Dose-Response Meta-Analysis of Randomized Controlled Trials," *The American Journal of Clinical Nutrition* 116, no. 1 (July 6, 2022): 40–56, https://doi.org/10.1093/ajcn/nqac066.
458 Tom Philpott, "We Don't Mean to Ruin Smoothies, but . . . ," *Mother Jones*, March 16, 2016, https://www.motherjones.com/food/2016/03/are-smoothies-devil/.
459 Ibid.
460 R. P. Bolton et al., "The Role of Dietary Fiber in Satiety, Glucose, and Insulin: Studies with Fruit and Fruit Juice," *The American Journal of Clinical Nutrition* 34, no. 2 (February 1, 1981): 211–217, https://doi.org/10.1093/ajcn/34.2.211.
461 Agostino Di Ciaula et al., "Liver Steatosis, Gut-Liver Axis, Microbiome and Environmental Factors. A Never-Ending Bidirectional Cross-Talk," *Journal of Clinical Medicine* 9, no. 8 (August 14, 2020), https://doi.org/10.3390/jcm9082648.
462 Young-Eun Cho et al., "Fructose Promotes Leaky Gut, Endotoxemia, and Liver Fibrosis through Ethanol-Inducible Cytochrome P450-2E1–Mediated Oxidative and Nitrative Stress," *Hepatology* 73, no. 6 (June 2021): 2180–2195, https://doi.org/10.1002/hep.30652.
463 Jason Fung, "Why Food Order Matters (2022)," YouTube, May 22, 2022, https://www.youtube.com/watch?v=o8TeVf6rR7k.
464 Matthew D Weaver et al., "National Improvements in Resident Physician-Reported Patient Safety After Limiting First-Year Resident Physicians' Extended Duration Work Shifts: A Pooled Analysis of Prospective Cohort Studies," *BMJ Quality & Safety*, May 10, 2022, https://doi.org/10.1136/bmjqs-2021-014375.
465 Michael Breus, "4 Things to Know about How Sleep Affects Metabolism," The Sleep Doctor, June 14, 2022, https://thesleepdoctor.com/physical-health/sleep-and-weight-loss/.
466 Ibid.
467 Morgan E. Levine et al., "An Epigenetic Biomarker of Aging for Lifespan and Healthspan," *Aging* 10, no. 4 (April 18, 2018): 573–591, https://doi.org/10.18632/aging.101414.

468 Robert Lufkin, "028-Robert Lufkin MD," Robert Lufkin MD, November 19, 2021, https://www.robertlufkinmd.com/028-robert-lufkin-md/.

469 The Biotics Education Team, "Understanding (and Using) the CAC Scan," Biotics Research Blog, accessed September 18, 2022, https://blog.bioticsresearch.com/understanding-and-using-the-cac-scan.

470 Y. Wei et al. ERβ promotes Aβ degradation via the modulation of autophagy. *Cell Death Dis 10*, no. 565 (2019), https://doi.org/10.1038/s41419-019-1786-8

471 Roger Williams and Richard Horton, "Liver Disease in the UK: A Lancet Commission," *The Lancet 382*, no. 9904 (2013): 1537–1538, https://doi.org/10.1016/s0140-6736(13)62152-2.

472 Arlan L. Rosenbloom et al., "The Little Women of Loja—Growth Hormone–Receptor Deficiency in an Inbred Population of Southern Ecuador," *New England Journal of Medicine 323*, no. 20 (1990): 1367–1374, https://www.nejm.org/doi/full/10.1056/nejm199011153232002.

图书在版编目（CIP）数据

我在医学院教过的谎言 /（美）罗伯特·勒夫金著；丁亦译. -- 北京：新星出版社，2025.9. -- ISBN 978-7-5133-5989-4

Ⅰ. R-49

中国国家版本馆CIP数据核字第20251981UF号

我在医学院教过的谎言

[美] 罗伯特·勒夫金 著
丁亦 译

责任编辑	汪　欣
特约编辑	姜一鸣　张　锐
装帧设计	陈慕阳
内文制作	田小波
责任印制	李珊珊　史广宜

出 版 人	马汝军
出　　版	新星出版社
	（北京市西城区车公庄大街丙3号楼8001　100044）
发　　行	新经典发行有限公司
	电话（010）68423599　　邮箱 editor@readinglife.com
网　　址	www.newstarpress.com
法律顾问	北京市岳成律师事务所
印　　刷	山东京沪印刷科技有限公司
开　　本	890mm×1270mm　1/32
印　　张	10.5
字　　数	219千字
版　　次	2025年9月第1版　2025年9月第1次印刷
书　　号	ISBN 978-7-5133-5989-4
定　　价	68.00元

版权专有，侵权必究。如有印装质量问题，请发邮件至 zhiliang@readinglife.com

Copyright © 2024 by Robert Lufkin, MD.
Published by agreement with BenBella Books, Inc.,
Folio Literary Management, LLC,
and The Grayhawk Agency Ltd.
Simplified Chinese edition copyright ©
2025 THINKINGDOM MEDIA GROUP LIMITED
All rights reserved.

著作版权合同登记号：01-2025-1577